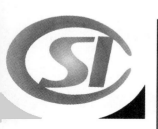

职工工伤劳动能力鉴定政策与实务

ZHIGONG GONGSHANG LAODONG NENGLI JIANDING

ZHENGCE YU SHIWU

人力资源和社会保障部工伤保险司 组织编写

U0348777

中国劳动社会保障出版社

图书在版编目（CIP）数据

职工工伤劳动能力鉴定政策与实务/人力资源和社会保障部工伤保险司组织编写. —北京：中国劳动社会保障出版社，2015

ISBN 978-7-5167-1662-5

Ⅰ.①职…　Ⅱ.①人…　Ⅲ.①职工-工伤事故-劳动能力-鉴定-研究-中国　Ⅳ.①R449

中国版本图书馆 CIP 数据核字(2015)第 016078 号

中国劳动社会保障出版社出版发行

（北京市惠新东街 1 号　邮政编码:100029）

*

北京市白帆印务有限公司印刷装订　新华书店经销

787 毫米×1092 毫米　16 开本　17 印张　356 千字

2015 年 1 月第 1 版　　2022 年 1 月第 6 次印刷

定价: **45.00 元**

读者服务部电话:(010)64929211/84209101/64921644

营销中心电话:(010)64962347

出版社网址: http://www.class.com.cn

前　言

　　2014 年 9 月，历经近三年时间的修订，《劳动能力鉴定　职工工伤与职业病致残等级》（GB/T 16180—2014，以下简称"劳动能力鉴定标准"）终于完成了，这是我国工伤保险制度体系建设中的一件大事。劳动能力鉴定工作是工伤保险制度的重要组成部分，劳动能力鉴定标准是一个科学性、专业性、技术性很强的国家标准，它直接关系到工伤职工的切身利益，影响工伤保险制度的公平公正。

　　劳动能力鉴定工作政策性、实践性很强。为更好地规范劳动能力鉴定工作，为工伤职工提供更加公平公正、方便快捷的服务，2014 年，人力资源和社会保障部会同国家卫生和计划生育委员会联合发布了《工伤职工劳动能力鉴定管理办法》，对劳动能力鉴定的机构设置、职能、程序、法律责任等进行了明确规定，是各地做好劳动能力鉴定工作的重要依据。

　　我国劳动能力鉴定标准 1996 年初次制定，2006 年修订，总体上科学可行，发挥了应有的作用。2006 年版工伤职工劳动能力鉴定标准自 2007 年 5 月 1 日实施以来，全国累计共有 300 多万工伤职工按照该标准进行了劳动能力鉴定，有效地保障了工伤职工的合法权益。但是，随着近年我国社会经济的发展和科学技术的进步，尤其是全民医疗卫生水平的提高，原有劳动能力鉴定标准中部分条款的运用出现了一些新的情况和问题，例如，标准中的部分科目分类对应的分级存在不平衡，部分定级依据的测量方式和定量方法带有一定程度的主观性，需要对原有的定级标准进行调整。新标准的修订，较好地解决了上述问题。《工伤职工劳动能力鉴定管理办法》的颁布，劳动能力鉴定标准的修订，将会促进劳动能力鉴定程序规范化，鉴定人员专业化，鉴定依据标准化。

　　工伤保险司组织编写的《职工工伤劳动能力鉴定政策与实务》，收集了与劳动能力鉴定有关的法律、法规、文件、问答等，可以作为指导规范各地劳动能力鉴定工作的参考用书。我们相信，《职工工伤劳动能力鉴定政策与实务》的编写和应用，对于保障工伤职工合法权益，维护社会公平公正和社会稳定，完善和规范劳动能力鉴定工作都将产生积极的作用。由于编写时间紧迫，书中难免有疏漏不当之处，欢迎读者批评指正。

编者

2015 年 1 月

目　录

第一部分　政策解读与问答

第二部分　相关法律、法规

第一部分　政策解读与问答

中华人民共和国人力资源和社会保障部
中华人民共和国国家卫生和计划生育委员会 令

第 21 号

《工伤职工劳动能力鉴定管理办法》已经人力资源社会保障部部务会、国家卫生计生委委主任会议讨论通过，现予公布，自 2014 年 4 月 1 日起施行。

人力资源社会保障部部长　尹蔚民

国家卫生计生委主任　李　斌

2014 年 2 月 20 日

工伤职工劳动能力鉴定管理办法

第一章　总　　则

第一条　为了加强劳动能力鉴定管理，规范劳动能力鉴定程序，根据《中华人民共和国社会保险法》《中华人民共和国职业病防治法》和《工伤保险条例》，制定本办法。

第二条　劳动能力鉴定委员会依据《劳动能力鉴定　职工工伤与职业病致残等级》国家标准，对工伤职工劳动功能障碍程度和生活自理障碍程度组织进行技术性等级鉴定，适用本办法。

第三条　省、自治区、直辖市劳动能力鉴定委员会和设区的市级（含直辖市的市辖区、县，下同）劳动能力鉴定委员会分别由省、自治区、直辖市和设区的市级人力资源社会保障行政部门、卫生计生行政部门、工会组织、用人单位代表以及社会保险经办机构代表组成。

承担劳动能力鉴定委员会日常工作的机构，其设置方式由各地根据实际情况决定。

第四条　劳动能力鉴定委员会履行下列职责：

（一）选聘医疗卫生专家，组建医疗卫生专家库，对专家进行培训和管理；

（二）组织劳动能力鉴定；

（三）根据专家组的鉴定意见作出劳动能力鉴定结论；

（四）建立完整的鉴定数据库，保管鉴定工作档案 50 年；

（五）法律、法规、规章规定的其他职责。

第五条 设区的市级劳动能力鉴定委员会负责本辖区内的劳动能力初次鉴定、复查鉴定。

省、自治区、直辖市劳动能力鉴定委员会负责对初次鉴定或者复查鉴定结论不服提出的再次鉴定。

第六条 劳动能力鉴定相关政策、工作制度和业务流程应当向社会公开。

第二章　鉴定程序

第七条 职工发生工伤，经治疗伤情相对稳定后存在残疾、影响劳动能力的，或者停工留薪期满（含劳动能力鉴定委员会确认的延长期限），工伤职工或者其用人单位应当及时向设区的市级劳动能力鉴定委员会提出劳动能力鉴定申请。

第八条 申请劳动能力鉴定应当填写劳动能力鉴定申请表，并提交下列材料：

（一）《工伤认定决定书》原件和复印件；

（二）有效的诊断证明、按照医疗机构病历管理有关规定复印或者复制的检查、检验报告等完整病历材料；

（三）工伤职工的居民身份证或者社会保障卡等其他有效身份证明原件和复印件；

（四）劳动能力鉴定委员会规定的其他材料。

第九条 劳动能力鉴定委员会收到劳动能力鉴定申请后，应当及时对申请人提交的材料进行审核；申请人提供材料不完整的，劳动能力鉴定委员会应当自收到劳动能力鉴定申请之日起 5 个工作日内一次性书面告知申请人需要补正的全部材料。

申请人提供材料完整的，劳动能力鉴定委员会应当及时组织鉴定，并在收到劳动能力鉴定申请之日起 60 日内作出劳动能力鉴定结论。伤情复杂、涉及医疗卫生专业较多的，作出劳动能力鉴定结论的期限可以延长 30 日。

第十条 劳动能力鉴定委员会应当视伤情程度等从医疗卫生专家库中随机抽取 3 名或者 5 名与工伤职工伤情相关科别的专家组成专家组进行鉴定。

第十一条 劳动能力鉴定委员会应当提前通知工伤职工进行鉴定的时间、地点以及应当携带的材料。工伤职工应当按照通知的时间、地点参加现场鉴定。对行动不便的工伤职工，劳动能力鉴定委员会可以组织专家上门进行劳动能力鉴定。组织劳动能力鉴定的工作人员应当对工伤职工的身份进行核实。

工伤职工因故不能按时参加鉴定的，经劳动能力鉴定委员会同意，可以调整现场鉴定的时间，作出劳动能力鉴定结论的期限相应顺延。

第十二条　因鉴定工作需要，专家组提出应当进行有关检查和诊断的，劳动能力鉴定委员会可以委托具备资格的医疗机构协助进行有关的检查和诊断。

第十三条　专家组根据工伤职工伤情，结合医疗诊断情况，依据《劳动能力鉴定　职工工伤与职业病致残等级》国家标准提出鉴定意见。参加鉴定的专家都应当签署意见并签名。

专家意见不一致时，按照少数服从多数的原则确定专家组的鉴定意见。

第十四条　劳动能力鉴定委员会根据专家组的鉴定意见作出劳动能力鉴定结论。劳动能力鉴定结论书应当载明下列事项：

（一）工伤职工及其用人单位的基本信息；

（二）伤情介绍，包括伤残部位、器官功能障碍程度、诊断情况等；

（三）作出鉴定的依据；

（四）鉴定结论。

第十五条　劳动能力鉴定委员会应当自作出鉴定结论之日起 20 日内将劳动能力鉴定结论及时送达工伤职工及其用人单位，并抄送社会保险经办机构。

第十六条　工伤职工或者其用人单位对初次鉴定结论不服的，可以在收到该鉴定结论之日起 15 日内向省、自治区、直辖市劳动能力鉴定委员会申请再次鉴定。

申请再次鉴定，除提供本办法第八条规定的材料外，还需提交劳动能力初次鉴定结论原件和复印件。

省、自治区、直辖市劳动能力鉴定委员会作出的劳动能力鉴定结论为最终结论。

第十七条　自劳动能力鉴定结论作出之日起 1 年后，工伤职工、用人单位或者社会保险经办机构认为伤残情况发生变化的，可以向设区的市级劳动能力鉴定委员会申请劳动能力复查鉴定。

对复查鉴定结论不服的，可以按照本办法第十六条规定申请再次鉴定。

第十八条　工伤职工本人因身体等原因无法提出劳动能力初次鉴定、复查鉴定、再次鉴定申请的，可由其近亲属代为提出。

第十九条　再次鉴定和复查鉴定的程序、期限等按照本办法第九条至第十五条的规定执行。

第三章　监　督　管　理

第二十条　劳动能力鉴定委员会应当每 3 年对专家库进行一次调整和补充，实行动态管理。确有需要的，可以根据实际情况适时调整。

第二十一条　劳动能力鉴定委员会选聘医疗卫生专家，聘期一般为 3 年，可以连续聘任。

聘任的专家应当具备下列条件：

（一）具有医疗卫生高级专业技术职务任职资格；

（二）掌握劳动能力鉴定的相关知识；

（三）具有良好的职业品德。

第二十二条 参加劳动能力鉴定的专家应当按照规定的时间、地点进行现场鉴定，严格执行劳动能力鉴定政策和标准，客观、公正地提出鉴定意见。

第二十三条 用人单位、工伤职工或者其近亲属应当如实提供鉴定需要的材料，遵守劳动能力鉴定相关规定，按照要求配合劳动能力鉴定工作。

工伤职工有下列情形之一的，当次鉴定终止：

（一）无正当理由不参加现场鉴定的；

（二）拒不参加劳动能力鉴定委员会安排的检查和诊断的。

第二十四条 医疗机构及其医务人员应当如实出具与劳动能力鉴定有关的各项诊断证明和病历材料。

第二十五条 劳动能力鉴定委员会组成人员、劳动能力鉴定工作人员以及参加鉴定的专家与当事人有利害关系的，应当回避。

第二十六条 任何组织或者个人有权对劳动能力鉴定中的违法行为进行举报、投诉。

第四章 法律责任

第二十七条 劳动能力鉴定委员会和承担劳动能力鉴定委员会日常工作的机构及其工作人员在从事或者组织劳动能力鉴定时，有下列行为之一的，由人力资源社会保障行政部门或者有关部门责令改正，对直接负责的主管人员和其他直接责任人员依法给予相应处分；构成犯罪的，依法追究刑事责任：

（一）未及时审核并书面告知申请人需要补正的全部材料的；

（二）未在规定期限内作出劳动能力鉴定结论的；

（三）未按照规定及时送达劳动能力鉴定结论的；

（四）未按照规定随机抽取相关科别专家进行鉴定的；

（五）擅自篡改劳动能力鉴定委员会作出的鉴定结论的；

（六）利用职务之便非法收受当事人财物的；

（七）有违反法律法规和本办法的其他行为的。

第二十八条 从事劳动能力鉴定的专家有下列行为之一的，劳动能力鉴定委员会应当予以解聘；情节严重的，由卫生计生行政部门依法处理：

（一）提供虚假鉴定意见的；

（二）利用职务之便非法收受当事人财物的；

（三）无正当理由不履行职责的；

（四）有违反法律法规和本办法的其他行为的。

第二十九条　参与工伤救治、检查、诊断等活动的医疗机构及其医务人员有下列情形之一的，由卫生计生行政部门依法处理：

（一）提供与病情不符的虚假诊断证明的；

（二）篡改、伪造、隐匿、销毁病历材料的；

（三）无正当理由不履行职责的。

第三十条　以欺诈、伪造证明材料或者其他手段骗取鉴定结论、领取工伤保险待遇的，按照《中华人民共和国社会保险法》第八十八条的规定，由人力资源社会保障行政部门责令退回骗取的社会保险金，处骗取金额 2 倍以上 5 倍以下的罚款。

第五章　附　　则

第三十一条　未参加工伤保险的公务员和参照公务员法管理的事业单位、社会团体工作人员因工（公）致残的劳动能力鉴定，参照本办法执行。

第三十二条　本办法中的劳动能力鉴定申请表、初次（复查）鉴定结论书、再次鉴定结论书、劳动能力鉴定材料收讫补正告知书等文书基本样式由人力资源社会保障部制定。

第三十三条　本办法自 2014 年 4 月 1 日起施行。

附件：1. 劳动能力鉴定申请表

2. 初次（复查）鉴定结论书

3. 再次鉴定结论书

4. 劳动能力鉴定材料收讫补正告知书

附件 1

劳动能力鉴定申请表

年   月   日

亲爱的朋友：

对您受到的工伤我们致以诚挚的慰问，我们将竭诚为您服务，祝您早日康复！

为使您能够顺利进行劳动能力鉴定，请您仔细阅读以下提示。如遇到困难与问题，请随时与工伤保险服务人员联系。

温馨提示：

提出劳动能力鉴定申请，需提交以下材料：

1.《工伤认定决定书》原件和复印件；

2. 有效的诊断证明，按照医疗机构病历管理有关规定复印或者复制的检查、检验报告等完整有效的病历材料；

3. 工伤职工的居民身份证或者社会保障卡等其他有效身份证明原件和复印件；

4. 申请再次鉴定的，还需提交劳动能力初次（或者复查）鉴定结论的原件和复印件；

5. 劳动能力鉴定委员会要求提供的其他材料。

注意事项：

1. 填表请用钢笔、签字笔，字迹工整；

2. 申请人只需要填写劳动能力鉴定申请表第一页，请准确填写各项信息；

3. 如有疑问，请咨询有关工作人员。

劳动能力鉴定申请表

工伤职工信息栏	工伤职工姓名：	一寸近期免冠彩色照片
	工伤认定决定书编号：	
	证件类型　居民身份证□　其他□ 身份证件号码□□□□□□□□□□□□□□□□□□	
	联系电话（必填一项）：＿＿＿＿＿＿（手机）＿＿＿＿＿＿（固话）	
	联系地址：　　　　　　　　　　　　　　　　邮编□□□□□□	
用人单位信息栏	用人单位名称：	
	用人单位联系人：　　　　　　　　　联系电话：	
	联系地址：　　　　　　　　　　　　　　　邮编□□□□□□	
申报事项确认栏	申请鉴定类型选择（请在□内打√，单项选择） □1.初次鉴定；　□2.再次鉴定；　□3.复查鉴定； □4.配置辅助器具确认，申请配置项目＿＿＿＿＿；　□5.其他	
	申请主体（请在□内打√，单项选择） □1.用人单位；　□2.工伤职工或者其近亲属；　□3.社会保险经办机构。	
	申请人签名或者盖章： 年　月　日	申请单位盖章： 年　月　日

劳动能力鉴定（结论）表

伤情介绍：

鉴定依据：

专家组意见：＿＿＿＿＿＿＿＿＿＿＿＿＿＿＿＿＿＿＿＿＿＿＿＿＿＿。

1. 劳动功能障碍程度　经鉴定符合伤残＿＿＿＿＿＿＿级。

2. 生活自理障碍程度　经鉴定符合＿＿＿＿＿＿护理依赖。

a) 进食　　□　　　　　　　　　　d) 穿衣、洗漱　□

b) 翻身　　□　　　　　　　　　　e) 自主行动　　□

c) 大、小便　□

3. 配置辅助器具确认　经鉴定＿＿＿＿＿＿＿＿＿＿＿＿＿＿＿＿＿。

鉴定专家签名及意见：＿＿＿＿＿＿＿＿＿＿＿＿＿＿＿＿＿＿＿＿＿＿。

专家1：　　　　　　　　　　专家4：

专家2：　　　　　　　　　　专家5：

专家3：

年　月　日

劳动能力鉴定委员会结论：

经审定，符合：

＿＿＿＿＿＿＿＿＿级伤残；

＿＿＿＿＿＿＿＿＿护理依赖；

配置辅助器具确认＿＿＿＿＿＿＿＿＿＿＿＿＿＿＿＿。

审核人签名（印章）：

年　月　日

（注：本页劳动能力鉴定委员会留存）

附件2

初次（复查）鉴定结论书

省（自治区、直辖市）　　市（区）劳鉴　　年　　号

被鉴定人＿＿＿＿＿＿＿＿＿＿＿＿＿＿＿＿＿＿＿＿＿＿＿

身份证号＿＿＿＿＿＿＿＿＿＿＿＿＿＿＿＿＿＿＿＿＿＿＿

居住地址＿＿＿＿＿＿＿＿＿＿＿＿＿＿＿＿＿＿＿＿＿＿＿

用人单位＿＿＿＿＿＿＿＿＿＿＿＿＿＿＿＿＿＿＿＿＿＿＿

伤残情况＿＿＿＿＿＿＿＿＿＿＿＿＿＿＿＿＿＿＿＿＿＿＿

　　根据《劳动能力鉴定　职工工伤与职业病致残等级》国家标准，经劳动能力鉴定专家组鉴定，你目前的伤残情况，符合＿＿＿＿＿＿＿＿＿＿＿＿＿＿＿＿＿＿＿＿＿＿＿。

　　鉴定结论为＿＿＿＿＿＿＿＿＿＿＿＿＿＿＿＿＿＿＿＿＿＿＿＿＿＿＿＿＿。

　　对本鉴定结论不服的，可以自收到本鉴定结论书之日起15日内向　　　省（自治区、直辖市）劳动能力鉴定委员会申请再次鉴定。

×××劳动能力鉴定委员会

年　月　日

　　注：本鉴定结论书一式四份，工伤职工、用人单位、社会保险经办机构、劳动能力鉴定委员会各一份。

附件 3

再次鉴定结论书

省（自治区、直辖市）劳鉴　　年　　号

被鉴定人＿＿＿＿＿＿＿＿＿＿＿＿＿＿＿＿＿＿＿＿＿＿＿＿＿＿＿

身份证号＿＿＿＿＿＿＿＿＿＿＿＿＿＿＿＿＿＿＿＿＿＿＿＿＿＿＿

居住地址＿＿＿＿＿＿＿＿＿＿＿＿＿＿＿＿＿＿＿＿＿＿＿＿＿＿＿

用人单位＿＿＿＿＿＿＿＿＿＿＿＿＿＿＿＿＿＿＿＿＿＿＿＿＿＿＿

伤残情况＿＿＿＿＿＿＿＿＿＿＿＿＿＿＿＿＿＿＿＿＿＿＿＿＿＿＿

　　根据《劳动能力鉴定　职工工伤与职业病致残等级》国家标准，经劳动能力鉴定专家组鉴定，你目前的伤残情况，符合＿＿＿＿＿＿＿＿＿＿＿＿＿＿＿＿＿＿＿＿＿＿＿＿。

　　鉴定结论为＿＿＿＿＿＿＿＿＿＿＿＿＿＿＿＿＿＿＿＿＿＿＿＿＿＿。

　　本鉴定结论为最终结论。

×××劳动能力鉴定委员会
年　月　日

　　注：本鉴定结论书一式四份，工伤职工、用人单位、社会保险经办机构、劳动能力鉴定委员会各一份。

附件 4

编号：

劳动能力鉴定材料收讫补正告知书（存根）

_____：

你（单位）提出的_____劳动能力（初次鉴定/再次鉴定/复查鉴定/配置辅助器具确认）申请已于_____年____月____日收到，经审核，

☐1. 材料完整，予以收讫；

☐2. 材料不完整，尚欠缺；

①

②

③

特此告知，请于_____年____月____日前补正。

×××劳动能力鉴定委员会
年　月　日

编号：

劳动能力鉴定材料收讫补正告知书

_____：

你（单位）提出的_____劳动能力（初次鉴定/再次鉴定/复查鉴定/配置辅助器具确认）申请已于_____年____月____日收到，经审核，

☐1. 材料完整，予以收讫；

☐2. 材料不完整，尚欠缺；

①

②

③

特此告知，请于_____年____月____日前补正。

×××劳动能力鉴定委员会
年　月　日

人力资源和社会保障部工伤保险司主要负责同志就《工伤职工劳动能力鉴定管理办法》有关问题答记者问

日前，人力资源社会保障部、卫生计生委共同发布了《工伤职工劳动能力鉴定管理办法》（以下简称《办法》），这是贯彻《社会保险法》和《工伤保险条例》的一项重要举措，对规范劳动能力鉴定程序，加强劳动能力鉴定管理，为工伤职工提供公平公正、方便快捷的服务具有重要意义。日前，记者就有关问题专门采访了人力资源社会保障部工伤保险司主要负责同志。

问：制定《办法》的背景是什么？

答：劳动能力鉴定是工伤保险的一个重要环节，劳动能力鉴定等级是工伤职工享受工伤保险待遇的重要依据。随着参加工伤保险职工人数的增加，劳动能力鉴定工作的重要地位日益显现。实践中各地劳鉴积累了一些好的做法，但也存在鉴定程序不规范、管理相对粗放等问题。《工伤保险条例》第四章专章规定了劳动能力鉴定的有关事宜，《社会保险法》第三十六条明确要求劳动能力鉴定应当简捷、方便，《职业病防治法》第四十六条规定，职业病伤残等级的鉴定办法由国务院劳动保障行政部门会同国务院卫生行政部门制定。为落实《社会保险法》《职业病防治法》和《工伤保险条例》，指导各地更好地开展劳动能力鉴定工作，有必要对劳鉴工作规定进行细化。在这样的背景下，我们制定了该办法。在起草办法过程中，我们多次组织专家进行研讨，听取地方人社系统和卫生计生系统的意见，并征求了法工委、法制办、全总等单位和社会公众的意见。

问：请您介绍一下《办法》的主要内容。

答：《办法》共5章33条，主要从劳动能力鉴定机构的定位、鉴定程序、管理监督、法律责任等方面做出了具体规定。

关于劳鉴机构的定位，《办法》规定，劳鉴机构是承担劳动能力鉴定委员会日常工作的机构，其设置方式由各地根据实际情况决定。也就是说，各地劳鉴机构"单独设立"还是与行政"合署办公"，其设置方式由各地根据实际情况决定。

关于鉴定程序，《办法》对劳动能力鉴定的申请提出、提交材料、材料审核、组织鉴定、现场鉴定、委托检查、结论送达、再次鉴定、复查鉴定等各个环节的程序、条件和期限均作出了具体规定。

另外,《办法》第三、四章专门规定了管理监督和法律责任,目的是规范劳动能力鉴定管理,加强监督,强化法律责任,对劳动能力鉴定工作中可能侵害职工合法权益的行为加强预防和惩戒。

问:为保证劳鉴工作公平公正,《办法》制定了哪些规定?

公平公正是劳动能力鉴定的生命线。为了保证劳动能力鉴定的公平公正,《办法》明确了四条规定:一是要求公开相关制度,第六条规定,劳动能力鉴定相关政策、工作制度和业务流程应当向社会公开。二是明确专家选择办法,第十条规定,劳动能力鉴定委员会应当视伤情程度从医疗卫生专家库中随机抽取 3 名或者 5 名与工伤职工伤情科别相关科别的专家组成专家组进行鉴定。三是确定了回避制度,第二十五条规定,劳动能力鉴定委员会组成人员、劳动能力鉴定工作人员以及参加鉴定的专家与当事人有利害关系的,应当回避。四是对违规机构人员明确了具体处罚措施。

问:《办法》如何保证为工伤职工提供方便快捷的服务?

一是明确告知申请人补正材料及作出鉴定结论的时限。第九条规定,劳动能力鉴定委员会收到劳动能力鉴定申请后,应当及时对申请人提交的材料进行审核。申请人提供材料不完整的,应当在 5 个工作日内一次性书面告知申请人需要补正的全部材料。申请人提供材料完整的,劳动能力鉴定委员会应当自收到劳动能力鉴定申请后及时组织鉴定,并在 60 日内作出劳动能力鉴定结论。伤情复杂、涉及医疗卫生专业较多的,作出劳动能力鉴定结论的期限可以延长 30 日。二是明确对特殊情况的处理办法。职工因故不能按时参加鉴定的,经劳动能力鉴定委员会同意,可以调整现场鉴定的时间,作出劳动能力鉴定结论的期限相应顺延。对行动不便的工伤职工,劳动能力鉴定委员会可以组织专家上门进行劳动能力鉴定。三是明确送达时限。劳动能力鉴定委员会应当自作出鉴定结论之日起 20 日内将劳动能力鉴定结论及时送达职工及其用人单位,并抄送社会保险经办机构。这些规定,都是为职工提供方便快捷服务的实质性条款,对方便职工有重要意义。

问:《办法》规定工伤职工在劳鉴工作中要注意哪些问题?

首先要及时申请。职工发生工伤,经治疗伤情相对稳定后存在残疾、影响劳动能力的,或者停工留薪期满,工伤职工或者其用人单位应当及时向设区的市级劳动能力鉴定委员会提出劳动能力鉴定申请。其次是全面准确提供相关材料。包括《工伤认定决定书》原件和复印件;有效的诊断证明、按照医疗机构病历管理有关规定复印或者复制的检查、检验报告等完整病历材料;工伤职工的居民身份证或者社会保障卡等其他有效身份证明原件和复印件;劳动能力鉴定委员会规定的其他材料。第三是按时参加现场鉴定。职工应当按照通知的时间、地点参加现场鉴定。工伤职工无正当理由不参加现场鉴定的,或者拒不参加劳鉴委安排的检查和诊断的,当次鉴定终止。

问:做好《办法》的贯彻工作,应注意哪些方面?

答:工伤职工的劳动能力鉴定事关工伤职工的切身利益,是工伤保险制度体系的重要环节。下大力气做好劳鉴工作,是各级人社部门的重要职责。党的十八届三中全会指出,必须切实转变政府职能,深化行政体制改革,创新行政管理方式,增强政府公信力和执行力，建设法治政府和服务型政府。《办法》的颁布实施，正是践行群众路线、转变政府职能、建设法治政府和服务型政府的一个实际行动，各级人社部门要认真学习，深入领会，结合实际，开拓创新，把劳动能力鉴定工作质量提升到一个新水平。目前，一是要抓好《办法》的宣传和培训工作，使广大劳鉴工作者了解和掌握鉴定办法的内容和实质。二是严格按照办法要求，规范劳鉴各项工作，创新工作方法，提升服务质量。三是在实践过程中注意发现新情况、新问题，总结新经验、新措施，以利于不断改进工作，提高服务水平。

三

劳动能力鉴定 职工工伤与职业病致残等级

（GB/T 16180—2014）

目　次

前　言

本标准按照 GB/T 1.1—2009 给出的规则起草。

本标准代替 GB/T 16180—2006《劳动能力鉴定　职工工伤与职业病致残等级》，与 GB/T 16180—2006 相比，主要技术变化如下：

——将总则中的分级原则写入相应等级标准头条；

——对总则中 4.1.4 护理依赖的分级进一步予以明确；

——删除总则 4.1.5 心理障碍的描述；

——将附录中有明确定义的内容直接写进标准条款；

——在具体条款中取消年龄和是否生育的表述；

——附录 B 中增加手、足功能缺损评估参考图表；

——附录 A 中增加视力减弱补偿率的使用说明；

——对附录中外伤性椎间盘突出症的诊断要求做了调整；

——完善了对癫痫和智能障碍的综合评判要求；

——归并胸、腹腔脏器损伤部分条款；

——增加系统治疗的界定；

——增加四肢长管状骨的界定；

——增加了脊椎骨折的分型界定；

——增加了关节功能障碍的量化判定基准；

——增加"髌骨、跟骨、距骨、下颌骨或骨盆骨折内固定术后"条款；

——增加"四肢长管状骨骨折内固定术或外固定支架术后"条款；

——增加"四肢大关节肌腱及韧带撕裂伤术后遗留轻度功能障碍"条款；

——完善、调整或删除了部分不规范、不合理甚至矛盾的条款；

——取消了部分条款后缀中易造成歧义的"无功能障碍"表述；

——伤残条目由 572 条调整为 530 条。

本标准由中华人民共和国人力资源和社会保障部提出。

本标准由中华人民共和国人力资源和社会保障部归口。

本标准起草单位：上海市劳动能力鉴定中心。

本标准主要起草人：陈道莅、张岩、杨庆铭、廖镇江、曹贵松、眭述平、叶纹、周泽深、陶明毅、王国民、程瑜、周安寿、左峰、林景荣、姚树源、王沛、孔翔飞、徐新荣、杨小锋、姜节凯、方晓松、刘声明、章艾武、李怀侠、姚凰。

本标准所代替标准的历次版本发布情况为：

——GB/T 16180—1996、GB/T 16180—2006。

1　范围

本标准规定了职工工伤与职业病致残劳动能力鉴定原则和分级标准。

本标准适用于职工在职业活动中因工负伤和因职业病致残程度的鉴定。

2　规范性引用文件

下列文件对于本文件的应用是必不可少的。凡是注日期的引用文件，仅注日期的版本适用于本文件。凡是不注日期的引用文件，其最新版本（包括所有的修改单）适用于本文件。

GB/T 4854（所有部分）声学　校准测听设备的基准零级

GB/T 7341（所有部分）听力计

GB/T 7582—2004　声学　听阈与年龄关系的统计分布

GB/T 7583　声学　纯音气导听阈测定　保护听力用

GB 11533　标准对数视力表

GBZ 4　职业性慢性二硫化碳中毒诊断标准

GBZ 5　职业性氟及无机化合物中毒的诊断

GBZ 7　职业性手臂振动病诊断标准

GBZ 9　职业性急性电光性眼炎（紫外线角膜结膜炎）诊断标准

GBZ 12　职业性铬鼻病诊断标准

GBZ 24　职业性减压病诊断标准

GBZ 35　职业性白内障诊断标准

GBZ 45　职业性三硝基甲苯白内障诊断标准

GBZ 49　职业性噪声聋诊断标准

GBZ 54　职业性化学性眼灼伤诊断标准

GBZ 57　职业性哮喘诊断标准

GBZ 60　职业性过敏性肺炎诊断标准

GBZ 61　职业性牙酸蚀病诊断标准

GBZ 70　尘肺病诊断标准

GBZ 81　职业性磷中毒诊断标准

GBZ 82　职业性煤矿井下工人滑囊炎诊断标准

GBZ 83　职业性砷中毒诊断标准

GBZ 94　职业性肿瘤诊断标准

GBZ 95　放射性白内障诊断标准

GBZ 96　内照射放射病诊断标准

GBZ 97　放射性肿瘤诊断标准

GBZ 101　放射性甲状腺疾病诊断标准

GBZ 104　外照射急性放射病诊断标准

GBZ 105　外照射慢性放射病诊断标准

GBZ 106　放射性皮肤疾病诊断标准

GBZ 107　放射性性腺疾病的诊断

GBZ 109　放射性膀胱疾病诊断标准

GBZ 110　急性放射性肺炎诊断标准

GBZ/T 238　职业性爆震聋的诊断

3　术语和定义

下列术语和定义适用于本文件。

3.1　劳动能力鉴定　identify work ability

法定机构对劳动者在职业活动中因工负伤或患职业病后，根据国家工伤保险法规规定，在评定伤残等级时通过医学检查对劳动功能障碍程度（伤残程度）和生活自理障碍程度做出的技术性鉴定结论。

3.2　医疗依赖　medical dependence

工伤致残于评定伤残等级技术鉴定后仍不能脱离治疗。

3.3　生活自理障碍　ability of living independence

工伤致残者因生活不能自理，需依赖他人护理。

4　总则

4.1　判断依据

4.1.1　综合判定

依据工伤致残者于评定伤残等级技术鉴定时的器官损伤、功能障碍及其对医疗与日常生活护理的依赖程度，适当考虑了由于伤残引起的社会心理因素影响，对伤残程度进行综合判定分级。

附录 A 为各门类工伤、职业病致残分级判定基准。

附录 B 为正确使用本标准的说明。

4.1.2　器官损伤

器官损伤是工伤的直接后果，但职业病不一定有器官缺损。

4.1.3　功能障碍

工伤后功能障碍的程度与器官缺损的部位及严重程度有关，职业病所致的器官功能障碍与疾病的严重程度相关。对功能障碍的判定，应以评定伤残等级技术鉴定时的医疗检查结果为依据，根据评残对象逐个确定。

4.1.4　医疗依赖

医疗依赖判定分级：

a）特殊医疗依赖：工伤致残后必须终身接受特殊药物、特殊医疗设备或装置进行治疗；

b）一般医疗依赖：工伤致残后仍需接受长期或终身药物治疗。

4.1.5　生活自理障碍

生活自理范围主要包括下列五项：

a）进食：完全不能自主进食，需依赖他人帮助；

b）翻身：不能自主翻身；

c）大、小便：不能自主行动，排大、小便需依靠他人帮助；

d）穿衣、洗漱：不能自己穿衣、洗漱，完全依赖他人帮助；

e）自主行动：不能自主走动。

生活自理障碍程度分三级：

a）完全生活自理障碍：生活完全不能自理，上述五项均需护理；

b）大部分生活自理障碍：生活大部分不能自理，上述五项中三项或四项需要护理；

c）部分生活自理障碍：生活部分不能自理，上述五项中一项或两项需要护理。

4.2　晋级原则

对于同一器官或者系统多处损伤，或一个以上器官不同部位同时受到损伤者，应先对单项伤残程度进行鉴定。如果几项伤残等级不同，以重者定级；如果两项及以上等级相同，最多晋升一级。

4.3　对原有伤残及合并症的处理

在劳动能力鉴定过程中，工伤或职业病后出现合并症，其致残等级的评定以鉴定时实际的致残结局为依据。

如受工伤损害的器官原有伤残或疾病史，即：单个或双器官（如双眼、四肢、肾脏）或系统损伤，本次鉴定时应检查本次伤情是否加重原有伤残，若加重原有伤残，鉴定时按实际的致残结局为依据；若本次伤情轻于原有伤残，鉴定时则按本次工伤伤情致残结局为依据。

对原有伤残的处理适用于初次或再次鉴定，复查鉴定不适用本规则。

4.4　门类划分

按照临床医学分科和各学科间相互关联的原则，对残情的判定划分为 5 个门类：

    a）神经内科、神经外科、精神科门。

    b）骨科、整形外科、烧伤科门。

    c）眼科、耳鼻喉科、口腔科门。

    d）普外科、胸外科、泌尿生殖科门。

    e）职业病内科门。

4.5　条目划分

按照 4.4 中的 5 个门类，以附录 C 中表 C.1～C.5 及一至十级分级系列，根据伤残的类别和残情的程度划分伤残条目，共列出残情 530 条。

4.6　等级划分

根据条目划分原则以及工伤致残程度，综合考虑各门类间的平衡，将残情级别分为一至十级。最重为第一级，最轻为第十级。对未列出的个别伤残情况，参照本标准中相应定级原则进行等级评定。

5　职工工伤与职业病致残等级分级

5.1　一级

5.1.1　定级原则
器官缺失或功能完全丧失，其他器官不能代偿，存在特殊医疗依赖，或完全或大部分或部分生活自理障碍。

5.1.2　一级条款系列
凡符合 5.1.1 或下列条款之一者均为工伤一级。

1）极重度智能损伤；

2）四肢瘫肌力≤3 级或三肢瘫肌力≤2 级；

3）重度非肢体瘫运动障碍；

4）面部重度毁容，同时伴有表 C.2 中二级伤残之一者；

5）全身重度瘢痕形成，占体表面积≥90%，伴有脊柱及四肢大关节活动功能基本丧失；

6）双肘关节以上缺失或功能完全丧失；

7）双下肢膝上缺失及一上肢肘上缺失；

8）双下肢及一上肢瘢痕畸形，功能完全丧失；

9）双眼无光感或仅有光感但光定位不准者；

10）肺功能重度损伤和呼吸困难Ⅳ级，需终生依赖机械通气；

11）双肺或心肺联合移植术；

12）小肠切除≥90%；

13）肝切除后原位肝移植；

14）胆道损伤原位肝移植；

15）全胰切除；

16）双侧肾切除或孤肾切除术后，用透析维持或同种肾移植术后肾功能不全尿毒症期；

17）尘肺叁期伴肺功能重度损伤及（或）重度低氧血症［PO_2 < 5.3 kPa（<40 mmHg）］；

18）其他职业性肺部疾患，伴肺功能重度损伤及（或）重度低氧血症［PO_2 < 5.3 kPa（<40 mmHg）］；

19）放射性肺炎后，两叶以上肺纤维化伴重度低氧血症［PO_2 < 5.3 kPa（<40 mmHg）］；

20）职业性肺癌伴肺功能重度损伤；

21）职业性肝血管肉瘤，重度肝功能损害；

22）肝硬化伴食道静脉破裂出血，肝功能重度损害；

23）肾功能不全尿毒症期，内生肌酐清除率持续<10 mL/min，或血浆肌酐水平持续>707 μmol/L（8 mg/dL）。

5.2　二级

5.2.1　定级原则

器官严重缺损或畸形，有严重功能障碍或并发症，存在特殊医疗依赖，或大部分或部分生活自理障碍。

5.2.2　二级条款系列

凡符合 5.2.1 或下列条款之一者均为工伤二级。

1）重度智能损伤；

2）三肢瘫肌力 3 级；

3）偏瘫肌力≤2 级；

4）截瘫肌力≤2 级；

5）双手全肌瘫肌力≤2 级；

6）完全感觉性或混合性失语；

7）全身重度瘢痕形成，占体表面积≥80%，伴有四肢大关节中 3 个以上活动功能受限；

8）全面部瘢痕或植皮伴有重度毁容；

9）双侧前臂缺失或双手功能完全丧失；

10）双下肢瘢痕畸形，功能完全丧失；

11）双膝以上缺失；

12）双膝、双踝关节功能完全丧失；

13）同侧上、下肢缺失或功能完全丧失；

14）四肢大关节（肩、髋、膝、肘）中 4 个及以上关节功能完全丧失者；

15）一眼有或无光感，另眼矫正视力≤0.02，或视野≤8%（或半径≤5°）；

16）无吞咽功能，完全依赖胃管进食；

17）双侧上颌骨或双侧下颌骨完全缺损；

18）一侧上颌骨及对侧下颌骨完全缺损，并伴有颜面软组织损伤>30 cm²；

19）一侧全肺切除并胸廓成形术，呼吸困难Ⅲ级；

20）心功能不全三级；

21）食管闭锁或损伤后无法行食管重建术，依赖胃造瘘或空肠造瘘进食；

22）小肠切除 3/4，合并短肠综合症；

23）肝切除 3/4，合并肝功能重度损害；

24）肝外伤后发生门脉高压三联症或发生 Budd－chiari 综合征；

25）胆道损伤致肝功能重度损害；

26）胰次全切除，胰腺移植术后；

27）孤肾部分切除后，肾功能不全失代偿期；

28）肺功能重度损伤及（或）重度低氧血症；

29）尘肺叁期伴肺功能中度损伤及（或）中度低氧血症；

30）尘肺贰期伴肺功能重度损伤及（或）重度低氧血症［$PO_2 < 5.3$ kPa（40 mmHg）］；

31）尘肺叁期伴活动性肺结核；

32）职业性肺癌或胸膜间皮瘤；

33）职业性急性白血病；

34）急性重型再生障碍性贫血；

35）慢性重度中毒性肝病；

36）肝血管肉瘤；

37）肾功能不全尿毒症期，内生肌酐清除率持续<25 mL/min，或血浆肌酐水平持续>450 μmol/L（5 mg/dL）；

38）职业性膀胱癌；

39）放射性肿瘤。

5.3 三级

5.3.1 定级原则

器官严重缺损或畸形，有严重功能障碍或并发症，存在特殊医疗依赖，或部分生活自理障碍。

5.3.2 三级条款系列

凡符合 5.3.1 或下列条款之一者均为工伤三级。

1）精神病性症状，经系统治疗 1 年后仍表现为危险或冲动行为者；

2）精神病性症状，经系统治疗 1 年后仍缺乏生活自理能力者；

3）偏瘫肌力 3 级；

4）截瘫肌力 3 级；

5）双足全肌瘫肌力≤2 级；

6）中度非肢体瘫运动障碍；

7）完全性失用、失写、失读、失认等具有两项及两项以上者；

8）全身重度瘢痕形成，占体表面积≥70%，伴有四肢大关节中 2 个以上活动功能受限；

9）面部瘢痕或植皮≥2/3 并有中度毁容；

10）一手缺失，另一手拇指缺失；

11）双手拇、食指缺失或功能完全丧失；

12）一手功能完全丧失，另一手拇指功能完全丧失；

13）双髋、双膝关节中，有一个关节缺失或功能完全丧失及另一关节重度功能障碍；

14）双膝以下缺失或功能完全丧失；

15）一侧髋、膝关节畸形，功能完全丧失；

16）非同侧腕上、踝上缺失；

17）非同侧上、下肢瘢痕畸形，功能完全丧失；

18）一眼有或无光感，另眼矫正视力≤0.05 或视野≤16%（半径≤10°）；

19）双眼矫正视力<0.05 或视野≤16%（半径≤10°）；

20）一侧眼球摘除或眼内容物剜出，另眼矫正视力<0.1 或视野≤24%（或半径≤15°）；

21）呼吸完全依赖气管套管或造口；

22）喉或气管损伤导致静止状态下或仅轻微活动即有呼吸困难；

23）同侧上、下颌骨完全缺损；

24）一侧上颌骨或下颌骨完全缺损，伴颜面部软组织损伤>30 cm²；

25）舌缺损>全舌的 2/3；

26）一侧全肺切除并胸廓成形术；

27）一侧胸廓成形术，肋骨切除 6 根以上；

28）一侧全肺切除并隆凸切除成形术；

29）一侧全肺切除并大血管重建术；

30）Ⅲ度房室传导阻滞；

31）肝切除 2/3，并肝功能中度损害；

32）胰次全切除，胰岛素依赖；

33）一侧肾切除，对侧肾功能不全失代偿期；

34）双侧输尿管狭窄，肾功能不全失代偿期；

35）永久性输尿管腹壁造瘘；

36）膀胱全切除；

37）尘肺叁期；

38）尘肺贰期伴肺功能中度损伤及（或）中度低氧血症；

39）尘肺贰期合并活动性肺结核；

40）放射性肺炎后两叶肺纤维化，伴肺功能中度损伤及（或）中度低氧血症；

41）粒细胞缺乏症；

42）再生障碍性贫血；

43）职业性慢性白血病；

44）中毒性血液病，骨髓增生异常综合征；

45）中毒性血液病，严重出血或血小板含量≤2×10^{10}/L；

46）砷性皮肤癌；

47）放射性皮肤癌。

5.4 四级

5.4.1 定级原则

器官严重缺损或畸形，有严重功能障碍或并发症，存在特殊医疗依赖，或部分生活自理障碍或无生活自理障碍。

5.4.2 四级条款系列

凡符合 5.4.1 或下列条款之一者均为工伤四级。

1）中度智能损伤；

2）重度癫痫；

3）精神病性症状，经系统治疗 1 年后仍缺乏社交能力者；

4）单肢瘫肌力≤2 级；

5）双手部分肌瘫肌力≤2 级；

6）脑脊液漏伴有颅底骨缺损不能修复或反复手术失败；

7）面部中度毁容；

8）全身瘢痕面积≥60%，四肢大关节中 1 个关节活动功能受限；

9）面部瘢痕或植皮≥1/2 并有轻度毁容；

10）双拇指完全缺失或功能完全丧失；

11）一侧手功能完全丧失，另一手部分功能丧失；

12）一侧肘上缺失；

13）一侧膝以下缺失，另一侧前足缺失；

14）一侧膝以上缺失；

15）一侧踝以下缺失，另一足畸形行走困难；

16）一眼有或无光感，另眼矫正视力＜0.2 或视野≤32%（或半径≤20°）；

17）一眼矫正视力＜0.05，另眼矫正视力≤0.1；

18）双眼矫正视力＜0.1 或视野≤32%（或半径≤20°）；

19）双耳听力损失≥91 dB；

20）牙关紧闭或因食管狭窄只能进流食；

21）一侧上颌骨缺损 1/2，伴颜面部软组织损伤＞20 cm²；

22）下颌骨缺损长 6 cm 以上的区段，伴口腔、颜面软组织损伤＞20 cm²；

23）双侧颞下颌关节骨性强直，完全不能张口；

24）面颊部洞穿性缺损＞20 cm²；

25）双侧完全性面瘫；

26）一侧全肺切除术；

27）双侧肺叶切除术；

28）肺叶切除后并胸廓成形术后；

29）肺叶切除并隆凸切除成形术后；

30）一侧肺移植术；

31）心瓣膜置换术后；

32）心功能不全二级；

33）食管重建术后吻合口狭窄，仅能进流食者；

34）全胃切除；

35）胰头、十二指肠切除；

36）小肠切除 3/4；

37）小肠切除 2/3，包括回盲部切除；

38）全结肠、直肠、肛门切除，回肠造瘘；

39）外伤后肛门排便重度障碍或失禁；

40）肝切除 2/3；

41）肝切除 1/2，肝功能轻度损害；

42）胆道损伤致肝功能中度损害；

43）甲状旁腺功能重度损害；

44）肾修补术后，肾功能不全失代偿期；

45）输尿管修补术后，肾功能不全失代偿期；

46）永久性膀胱造瘘；

47）重度排尿障碍；

48）神经源性膀胱，残余尿≥50 mL；

49）双侧肾上腺缺损；

50）尘肺贰期；

51）尘肺壹期伴肺功能中度损伤及（或）中度低氧血症；

52）尘肺壹期伴活动性肺结核；

53）病态窦房结综合征（需安装起搏器者）；

54）放射性损伤致肾上腺皮质功能明显减退；

55）放射性损伤致免疫功能明显减退。

5.5 五级

5.5.1 定级原则

器官大部缺损或明显畸形，有较重功能障碍或并发症，存在一般医疗依赖，无生活自理障碍。

5.5.2 五级条款系列

凡符合 5.5.1 或下列条款之一者均为工伤五级。

1）四肢瘫肌力 4 级；

2）单肢瘫肌力 3 级；

3）双手部分肌瘫肌力 3 级；

4）一手全肌瘫肌力≤2 级；

5）双足全肌瘫肌力 3 级；

6）完全运动性失语；

7）完全性失用、失写、失读、失认等具有一项者；

8）不完全性失用、失写、失读、失认等具有多项者；

9）全身瘢痕占体表面积≥50%，并有关节活动功能受限；

10）面部瘢痕或植皮≥1/3 并有毁容标准中的一项；

11）脊柱骨折后遗 30°以上侧弯或后凸畸形，伴严重根性神经痛；

12）一侧前臂缺失；

13）一手功能完全丧失；

14）肩、肘关节之一功能完全丧失；

15）一手拇指缺失，另一手除拇指外三指缺失；

16）一手拇指功能完全丧失，另一手除拇指外三指功能完全丧失；

17）双前足缺失或双前足瘢痕畸形，功能完全丧失；

18）双跟骨足底软组织缺损瘢痕形成，反复破溃；

19）一髋（或一膝）功能完全丧失；

20）四肢大关节之一人工关节术后遗留重度功能障碍；

21）一侧膝以下缺失；

22）第Ⅲ对脑神经麻痹；

23）双眼外伤性青光眼术后，需用药物控制眼压者；

24）一眼有或无光感，另眼矫正视力≤0.3 或视野≤40%（或半径≤25°）；

25）一眼矫正视力＜0.05，另眼矫正视力≤0.2；

26）一眼矫正视力＜0.1，另眼矫正视力等于 0.1；

27）双眼视野≤40%（或半径≤25°）；

28）双耳听力损失≥81 dB；

29）喉或气管损伤导致一般活动及轻工作时有呼吸困难；

30）吞咽困难，仅能进半流食；

31）双侧喉返神经损伤，喉保护功能丧失致饮食呛咳、误吸；

32）一侧上颌骨缺损＞1/4，但＜1/2，伴软组织损伤＞10 cm²，但＜20 cm²；

33）下颌骨缺损长 4 cm 以上的区段，伴口腔、颜面软组织损伤＞10 cm²；

34）一侧完全面瘫，另一侧不完全面瘫；

35）双肺叶切除术；

36）肺叶切除术并大血管重建术；

37）隆凸切除成形术；

38）食管重建术后吻合口狭窄，仅能进半流食者；

39）食管气管或支气管瘘；

40）食管胸膜瘘；

41）胃切除 3/4；

42）小肠切除 2/3，包括回肠大部；

43）肛门、直肠、结肠部分切除，结肠造瘘；

44）肝切除 1/2；

45）胰切除 2/3；

46）甲状腺功能重度损害；

47）一侧肾切除，对侧肾功能不全代偿期；

48）一侧输尿管狭窄，肾功能不全代偿期；

49）尿道瘘不能修复者；

50）两侧睾丸、附睾缺损；

51）放射性损伤致生殖功能重度损伤；

52）阴茎全缺损；

53）双侧卵巢切除；

54）阴道闭锁；

55）会阴部瘢痕挛缩伴有阴道或尿道或肛门狭窄；

56）肺功能中度损伤或中度低氧血症；

57）莫氏Ⅱ型Ⅱ度房室传导阻滞；

58）病态窦房结综合征（不需安起搏器者）；

59）中毒性血液病，血小板减少（≤4×10¹⁰/L）并有出血倾向；

60）中毒性血液病，白细胞含量持续＜3×10⁹/L（＜3 000/mm³）或粒细胞含量＜1.5×10⁹/L（1 500/mm³）；

61）慢性中度中毒性肝病；

62）肾功能不全失代偿期，内生肌酐清除率持续＜50 mL/min，或血浆肌酐水平持续＞177 μmol/L（2 mg/dL）；

63）放射性损伤致睾丸萎缩；

64）慢性重度磷中毒；

65）重度手臂振动病。

5.6 六级

5.6.1 定级原则

器官大部缺损或明显畸形，有中等功能障碍或并发症，存在一般医疗依赖，无生活自理障碍。

5.6.2 六级条款系列

凡符合 5.6.1 或下列条款之一者均为工伤六级。

1）癫痫中度；

2）轻度智能损伤；

3）精神病性症状，经系统治疗 1 年后仍影响职业劳动能力者；

4）三肢瘫肌力 4 级；

5）截瘫双下肢肌力 4 级伴轻度排尿障碍；

6）双手全肌瘫肌力 4 级；

7）一手全肌瘫肌力 3 级；

8）双足部分肌瘫肌力≤2 级；

9）单足全肌瘫肌力≤2 级；

10）轻度非肢体瘫运动障碍；

11）不完全性感觉性失语；

12）面部重度异物色素沉着或脱失；

13）面部瘢痕或植皮≥1/3；

14）全身瘢痕面积≥40%；

15）撕脱伤后头皮缺失 1/5 以上；

16）一手一拇指完全缺失，连同另一手非拇指二指缺失；

17）一拇指功能完全丧失，另一手除拇指外有二指功能完全丧失；

18）一手三指（含拇指）缺失；

19）除拇指外其余四指缺失或功能完全丧失；

20）一侧踝以下缺失；或踝关节畸形，功能完全丧失；

21）下肢骨折成角畸形＞15°，并有肢体短缩 4 cm 以上；

22）一前足缺失，另一足仅残留拇趾；

23）一前足缺失，另一足除拇趾外，2～5 趾畸形，功能完全丧失；

24）一足功能完全丧失，另一足部分功能丧失；

25）一髋或一膝关节功能重度障碍；

26）单侧跟骨足底软组织缺损瘢痕形成，反复破溃；

27）一侧眼球摘除；或一侧眼球明显萎缩，无光感；

28）一眼有或无光感，另一眼矫正视力≥0.4；

29）一眼矫正视力≤0.05，另一眼矫正视力≥0.3；

30）一眼矫正视力≤0.1，另一眼矫正视力≥0.2；

31）双眼矫正视力≤0.2 或视野≤48%（或半径≤30°）；

32）第Ⅳ或第Ⅵ对脑神经麻痹，或眼外肌损伤致复视的；

33）双耳听力损失≥71 dB；

34）双侧前庭功能丧失，睁眼行走困难，不能并足站立；

35）单侧或双侧颞下颌关节强直，张口困难Ⅲ度；

36）一侧上颌骨缺损 1/4，伴口腔颜面软组织损伤＞10 cm²；

37）面部软组织缺损＞20 cm²，伴发涎瘘；

38）舌缺损＞舌的 1/3，但＜舌的 2/3；

39）双侧颧骨并颧弓骨折，伴有开口困难Ⅱ度以上及颜面部畸形经手术复位者；

40）双侧下颌骨髁状突颈部骨折，伴有开口困难Ⅱ度以上及咬合关系改变，经手术治疗者；

41）一侧完全性面瘫；

42）肺叶切除并肺段或楔形切除术；

43）肺叶切除并支气管成形术后；

44）支气管（或气管）胸膜瘘；

45）冠状动脉旁路移植术；

46）大血管重建术；

47）胃切除 2/3；

48）小肠切除 1/2，包括回盲部；

49）肛门外伤后排便轻度障碍或失禁；

50）肝切除 1/3；

51）胆道损伤致肝功能轻度损伤；

52）腹壁缺损面积≥腹壁的 1/4；

53）胰切除 1/2；

54）甲状腺功能中度损害；

55）甲状旁腺功能中度损害；

56）肾损伤性高血压；

57）尿道狭窄经系统治疗 1 年后仍需定期行扩张术；

58）膀胱部分切除合并轻度排尿障碍；

59）两侧睾丸创伤后萎缩，血睾酮低于正常值；

60）放射性损伤致生殖功能轻度损伤；

61）双侧输精管缺损，不能修复；

62）阴茎部分缺损；

63）女性双侧乳房切除或严重瘢痕畸形；

64）子宫切除；

65）双侧输卵管切除；

66）尘肺壹期伴肺功能轻度损伤及（或）轻度低氧血症；

67）放射性肺炎后肺纤维化（＜两叶），伴肺功能轻度损伤及（或）轻度低氧血症；

68）其他职业性肺部疾患，伴肺功能轻度损伤；

69）白血病完全缓解；

70）中毒性肾病，持续性低分子蛋白尿伴白蛋白尿；

71）中毒性肾病，肾小管浓缩功能减退；

72）放射性损伤致肾上腺皮质功能轻度减退；

73）放射性损伤致甲状腺功能低下；

74）减压性骨坏死Ⅲ期；

75）中度手臂振动病；

76）氟及其无机化合物中毒慢性重度中毒。

5.7 七级

5.7.1 定级原则

器官大部缺损或畸形，有轻度功能障碍或并发症，存在一般医疗依赖，无生活自理障碍。

5.7.2 七级条款系列

凡符合5.7.1或下列条款之一者均为工伤七级。

1）偏瘫肌力4级；

2）截瘫肌力4级；

3）单手部分肌瘫肌力3级；

4）双足部分肌瘫肌力3级；

5）单足全肌瘫肌力3级；

6）中毒性周围神经病致深感觉障碍；

7）人格改变或边缘智能，经系统治疗1年后仍存在明显社会功能受损者；

8）不完全性运动性失语；

9）不完全性失用、失写、失读和失认等具有一项者；

10）符合重度毁容标准中的两项者；

11）烧伤后颅骨全层缺损≥30 cm²，或在硬脑膜上植皮面积≥10 cm²；

12）颈部瘢痕挛缩，影响颈部活动；

13）全身瘢痕面积≥30％；

14）面部瘢痕、异物或植皮伴色素改变占面部的10％以上；

15）骨盆骨折内固定术后，骨盆环不稳定，骶髂关节分离；

16) 一手除拇指外，其他 2～3 指（含食指）近侧指间关节离断；

17) 一手除拇指外，其他 2～3 指（含食指）近侧指间关节功能完全丧失；

18) 肩、肘关节之一损伤后遗留关节重度功能障碍；

19) 一腕关节功能完全丧失；

20) 一足 1～5 趾缺失；

21) 一前足缺失；

22) 四肢大关节之一人工关节术后，基本能生活自理；

23) 四肢大关节之一关节内骨折导致创伤性关节炎，遗留中重度功能障碍；

24) 下肢伤后短缩＞2 cm，但≤4 cm 者；

25) 膝关节韧带损伤术后关节不稳定，伸屈功能正常者；

26) 一眼有或无光感，另眼矫正视力≥0.8；

27) 一眼有或无光感，另一眼各种客观检查正常；

28) 一眼矫正视力≤0.05，另眼矫正视力≥0.6；

29) 一眼矫正视力≤0.1，另眼矫正视力≥0.4；

30) 双眼矫正视力≤0.3 或视野≤64%（或半径≤40°）；

31) 单眼外伤性青光眼术后，需用药物控制眼压者；

32) 双耳听力损失≥56 dB；

33) 咽成形术后，咽下运动不正常；

34) 牙槽骨损伤长度≥8 cm，牙齿脱落 10 个及以上；

35) 单侧颧骨并颧弓骨折，伴有开口困难Ⅱ度以上及颜面部畸形经手术复位者；

36) 双侧不完全性面瘫；

37) 肺叶切除术；

38) 限局性脓胸行部分胸廓成形术；

39) 气管部分切除术；

40) 食管重建术后伴反流性食管炎；

41) 食管外伤或成形术后咽下运动不正常；

42) 胃切除 1/2；

43) 小肠切除 1/2；

44) 结肠大部分切除；

45) 肝切除 1/4；

46) 胆道损伤，胆肠吻合术后；

47) 脾切除；

48) 胰切除 1/3；

49) 女性两侧乳房部分缺损；

50) 一侧肾切除；

51) 膀胱部分切除；

52）轻度排尿障碍；

53）阴道狭窄；

54）尘肺壹期，肺功能正常；

55）放射性肺炎后肺纤维化（＜两叶），肺功能正常；

56）轻度低氧血症；

57）心功能不全一级；

58）再生障碍性贫血完全缓解；

59）白细胞减少症，含量持续＜4×10^9/L（4 000/mm³）；

60）中性粒细胞减少症，含量持续＜2×10^9/L（2 000/mm³）；

61）慢性轻度中毒性肝病；

62）肾功能不全代偿期，内生肌酐清除率＜70 mL/min；

63）三度牙酸蚀病。

5.8 八级

5.8.1 定级原则

器官部分缺损，形态异常，轻度功能障碍，存在一般医疗依赖，无生活自理障碍。

5.8.2 八级条款系列

凡符合 5.8.1 或下列条款之一者均为工伤八级。

1）单肢体瘫肌力 4 级；

2）单手全肌瘫肌力 4 级；

3）双手部分肌瘫肌力 4 级；

4）双足部分肌瘫肌力 4 级；

5）单足部分肌瘫肌力≤3 级；

6）脑叶部分切除术后；

7）符合重度毁容标准中的一项者；

8）面部烧伤植皮≥1/5；

9）面部轻度异物沉着或色素脱失；

10）双侧耳廓部分或一侧耳廓大部分缺损；

11）全身瘢痕面积≥20％；

12）一侧或双侧眼睑明显缺损；

13）脊椎压缩性骨折，椎体前缘高度减少 1/2 以上者或脊椎不稳定性骨折；

14）3 个及以上节段脊柱内固定术；

15）一手除拇、食指外，有两指近侧指间关节离断；

16）一手除拇、食指外，有两指近侧指间关节功能完全丧失；

17）一拇指指间关节离断；

18）一拇指指间关节畸形，功能完全丧失；

19) 一足拇趾缺失，另一足非拇趾一趾缺失；

20) 一足拇趾畸形，功能完全丧失，另一足非拇趾一趾畸形；

21) 一足除拇趾外，其他三趾缺失；

22) 一足除拇趾外，其他四趾瘢痕畸形，功能完全丧失；

23) 因开放骨折感染形成慢性骨髓炎，反复发作者；

24) 四肢大关节之一关节内骨折导致创伤性关节炎，遗留轻度功能障碍；

25) 急性放射皮肤损伤Ⅳ度及慢性放射性皮肤损伤手术治疗后影响肢体功能；

26) 放射性皮肤溃疡经久不愈者；

27) 一眼矫正视力≤0.2，另眼矫正视力≥0.5；

28) 双眼矫正视力等于0.4；

29) 双眼视野≤80%（或半径≤50°）；

30) 一侧或双侧睑外翻或睑闭合不全者；

31) 上睑下垂盖及瞳孔1/3者；

32) 睑球粘连影响眼球转动者；

33) 外伤性青光眼行抗青光眼手术后眼压控制正常者；

34) 双耳听力损失≥41 dB或一耳≥91 dB；

35) 喉或气管损伤导致体力劳动时有呼吸困难；

36) 喉源性损伤导致发声及言语困难；

37) 牙槽骨损伤长度≥6 cm，牙齿脱落8个及以上者；

38) 舌缺损＜舌的1/3；

39) 双侧鼻腔或鼻咽部闭锁；

40) 双侧颞下颌关节强直，张口困难Ⅱ度；

41) 上、下颌骨骨折，经牵引、固定治疗后有功能障碍者；

42) 双侧颧骨并颧弓骨折，无开口困难，颜面部凹陷畸形不明显，不需手术复位；

43) 肺段切除术；

44) 支气管成形术；

45) 双侧≥3根肋骨骨折致胸廓畸形；

46) 膈肌破裂修补术后，伴膈神经麻痹；

47) 心脏、大血管修补术；

48) 心脏异物滞留或异物摘除术；

49) 肺功能轻度损伤；

50) 食管重建术后，进食正常者；

51) 胃部分切除；

52) 小肠部分切除；

53) 结肠部分切除；

54) 肝部分切除；

55）腹壁缺损面积＜腹壁的 1/4；

56）脾部分切除；

57）胰部分切除；

58）甲状腺功能轻度损害；

59）甲状旁腺功能轻度损害；

60）尿道修补术；

61）一侧睾丸、附睾切除；

62）一侧输精管缺损，不能修复；

63）脊髓神经周围神经损伤，或盆腔、会阴手术后遗留性功能障碍；

64）一侧肾上腺缺损；

65）单侧输卵管切除；

66）单侧卵巢切除；

67）女性单侧乳房切除或严重瘢痕畸形；

68）其他职业性肺疾患，肺功能正常；

69）中毒性肾病，持续低分子蛋白尿；

70）慢性中度磷中毒；

71）氟及其无机化合物中毒慢性中度中毒；

72）减压性骨坏死Ⅱ期；

73）轻度手臂振动病；

74）二度牙酸蚀。

5.9 九级

5.9.1 定级原则

器官部分缺损，形态异常，轻度功能障碍，无医疗依赖或者存在一般医疗依赖，无生活自理障碍。

5.9.2 九级条款系列

凡符合 5.9.1 或下列条款之一者均为工伤九级。

1）癫痫轻度；

2）中毒性周围神经病致浅感觉障碍；

3）脑挫裂伤无功能障碍；

4）开颅手术后无功能障碍；

5）颅内异物无功能障碍；

6）颈部外伤致颈总、颈内动脉狭窄，支架置入或血管搭桥手术后无功能障碍；

7）符合中度毁容标准中的二项或轻度毁容者；

8）发际边缘瘢痕性秃发或其他部位秃发，需戴假发者；

9）全身瘢痕占体表面积≥5％；

10) 面部有≥8 cm²或 3 处以上≥1 cm²的瘢痕；

11) 两个以上横突骨折；

12) 脊椎压缩骨折，椎体前缘高度减少小于 1/2 者；

13) 椎间盘髓核切除术后；

14) 1～2 节脊柱内固定术；

15) 一拇指末节部分 1/2 缺失；

16) 一手食指 2～3 节缺失；

17) 一拇指指间关节僵直于功能位；

18) 除拇指外，余 3～4 指末节缺失；

19) 一足拇趾末节缺失；

20) 除拇趾外其他二趾缺失或瘢痕畸形，功能不全；

21) 跖骨或跗骨骨折影响足弓者；

22) 外伤后膝关节半月板切除、髌骨切除、膝关节交叉韧带修补术后；

23) 四肢长管状骨骨折内固定或外固定支架术后；

24) 髌骨、跟骨、距骨、下颌骨或骨盆骨折内固定术后；

25) 第Ⅴ对脑神经眼支麻痹；

26) 眶壁骨折致眼球内陷、两眼球突出度相差＞2 mm 或错位变形影响外观者；

27) 一眼矫正视力≤0.3，另眼矫正视力＞0.6；

28) 双眼矫正视力等于 0.5；

29) 泪器损伤，手术无法改进溢泪者；

30) 双耳听力损失≥31 dB 或一耳损失≥71 dB；

31) 喉源性损伤导致发声及言语不畅；

32) 铬鼻病有医疗依赖；

33) 牙槽骨损伤长度＞4 cm，牙脱落 4 个及以上；

34) 上、下颌骨骨折，经牵引、固定治疗后无功能障碍者；

35) 一侧下颌骨髁状突颈部骨折；

36) 一侧颧骨并颧弓骨折；

37) 肺内异物滞留或异物摘除术；

38) 限局性脓胸行胸膜剥脱术；

39) 胆囊切除；

40) 一侧卵巢部分切除；

41) 乳腺成形术；

42) 胸、腹腔脏器探查术或修补术后。

5.10 十级

5.10.1 定级原则

器官部分缺损，形态异常，无功能障碍或轻度功能障碍，无医疗依赖或者存在一般医疗依赖，无生活自理障碍。

5.10.2　十级条款系列

凡符合 5.10.1 或下列条款之一者均为工伤十级。

1) 符合中度毁容标准之一项者；

2) 面部有瘢痕，植皮，异物色素沉着或脱失＞2 cm²；

3) 全身瘢痕面积＜5％，但≥1％；

4) 急性外伤导致椎间盘髓核突出，并伴神经刺激征者；

5) 一手指除拇指外，任何一指远侧指间关节离断或功能丧失；

6) 指端植皮术后（增生性瘢痕 1 cm² 以上）；

7) 手背植皮面积＞50 cm²，并有明显瘢痕；

8) 手掌、足掌植皮面积＞30％者；

9) 除拇趾外，任何一趾末节缺失；

10) 足背植皮面积＞100 cm²；

11) 膝关节半月板损伤、膝关节交叉韧带损伤未做手术者；

12) 身体各部位骨折愈合后无功能障碍或轻度功能障碍；

13) 四肢大关节肌腱及韧带撕裂伤术后遗留轻度功能障碍；

14) 一手或两手慢性放射性皮肤损伤Ⅱ度及Ⅱ度以上者；

15) 一眼矫正视力≤0.5，另一眼矫正视力≥0.8；

16) 双眼矫正视力≤0.8；

17) 一侧或双侧睑外翻或睑闭合不全行成形手术后矫正者；

18) 上睑下垂盖及瞳孔 1/3 行成形手术后矫正者；

19) 睑球粘连影响眼球转动行成形手术后矫正者；

20) 职业性及外伤性白内障术后人工晶状体眼，矫正视力正常者；

21) 职业性及外伤性白内障Ⅰ度～Ⅱ度（或轻度、中度），矫正视力正常者；

22) 晶状体部分脱位；

23) 眶内异物未取出者；

24) 眼球内异物未取出者；

25) 外伤性瞳孔放大；

26) 角巩膜穿通伤治愈者；

27) 双耳听力损失≥26 dB，或一耳≥56 dB；

28) 双侧前庭功能丧失，闭眼不能并足站立；

29) 铬鼻病（无症状者）；

30) 嗅觉丧失；

31) 牙齿除智齿以外，切牙脱落 1 个以上或其他牙脱落 2 个以上；

32) 一侧颞下颌关节强直，张口困难Ⅰ度；

33) 鼻窦或面颊部有异物未取出；

34）单侧鼻腔或鼻孔闭锁；

35）鼻中隔穿孔；

36）一侧不完全性面瘫；

37）血、气胸行单纯闭式引流术后，胸膜粘连增厚；

38）腹腔脏器挫裂伤保守治疗后；

39）乳腺修补术后；

40）放射性损伤致免疫功能轻度减退；

41）慢性轻度磷中毒；

42）氟及其无机化合物中毒慢性轻度中毒；

43）井下工人滑囊炎；

44）减压性骨坏死Ⅰ期；

45）一度牙酸蚀病；

46）职业性皮肤病久治不愈。

附　录　A
（规范性附录）
各门类工伤、职业病致残分级判定基准

A.1　神经内科、神经外科、精神科门

A.1.1　智能损伤

A.1.1.1　智能损伤的症状

智能损伤具体症状表现为：

a）记忆减退，最明显的是学习新事物的能力受损；

b）以思维和信息处理过程减退为特征的智能损害，如抽象概括能力减退，难以解释成语、谚语，掌握词汇量减少，不能理解抽象意义的词汇，难以概括同类事物的共同特征，或判断力减退；

c）情感障碍，如抑郁、淡漠，或敌意增加等；

d）意志减退，如懒散、主动性降低；

e）其他高级皮层功能受损，如失语、失认、失用，或人格改变等；

f）无意识障碍。

符合症状标准至少已6个月方可诊断。

A.1.1.2　智能损伤的级别

智能损伤分5级：

a）极重度智能损伤

1）记忆损伤，记忆商（MQ）0～19；

2）智商（IQ）＜20；

3）生活完全不能自理。

b）重度智能损伤

1）记忆损伤，MQ 20～34；

2）IQ 20～34；

3）生活大部不能自理。

c）中度智能损伤

1）记忆损伤，MQ 35～49；

2）IQ 35～49；

3）生活能部分自理。

d）轻度智能损伤

1）记忆损伤，MQ 50～69；

2）IQ 50～69；

3）生活勉强能自理，能做一般简单的非技术性工作。

e）边缘智能

1）记忆损伤，MQ 70～79；

2）IQ 70～79；

3）生活基本自理，能做一般简单的非技术性工作。

A.1.2 精神障碍

A.1.2.1 精神病性症状

有下列表现之一者：

a）突出的妄想；

b）持久或反复出现的幻觉；

c）病理性思维联想障碍；

d）紧张综合征，包括紧张性兴奋与紧张性木僵；

e）情感障碍显著，且妨碍社会功能（包括生活自理功能、社交功能及职业和角色功能）。

A.1.2.2 与工伤、职业病相关的精神障碍的认定

认定需具备以下条件：

a）精神障碍的发病基础需有工伤、职业病的存在；

b）精神障碍的起病时间需与工伤、职业病的发生相一致；

c）精神障碍应随着工伤、职业病的改善和缓解而恢复正常；

d）无证据提示精神障碍的发病有其他原因（如强阳性家族病史）。

A.1.3 人格改变

个体原来特有的人格模式发生了改变，人格改变需有两种或两种以上的下列特征，至

少持续 6 个月方可诊断：

　　a）语速和语流明显改变，如以赘述或黏滞为特征；

　　b）目的性活动能力降低，尤以耗时较久才能得到满足的活动更明显；

　　c）认知障碍，如偏执观念，过于沉湎于某一主题（如宗教），或单纯以对或错来对他人进行僵化的分类；

　　d）情感障碍，如情绪不稳、欣快、肤浅、情感流露不协调、易激惹，或淡漠；

　　e）不可抑制的需要和冲动（不顾后果和社会规范要求）。

A.1.4　癫痫的诊断

癫痫诊断的分级包括：

　　a）轻度：经系统服药治疗方能控制的各种类型癫痫发作者；

　　b）中度：各种类型的癫痫发作，经系统服药治疗一年后，全身性强直—阵挛发作、单纯或复杂部分发作，伴自动症或精神症状（相当于大发作、精神运动性发作）平均每月 1 次或 1 次以下，失神发作和其他类型发作平均每周 1 次以下；

　　c）重度：各种类型的癫痫发作，经系统服药治疗一年后，全身性强直—阵挛发作、单纯或复杂部分发作，伴自动症或精神症状（相当于大发作、精神运动性发作）平均每月 1 次以上，失神发作和其他类型发作平均每周 1 次以上者。

A.1.5　面神经损伤的评定

面神经损伤分中枢性（核上性）和外周性（核下性）损伤。本标准所涉及的面神经损伤主要指外周性病变。

一侧完全性面神经损伤系指面神经的 5 个分支支配的全部颜面肌肉瘫痪，表现为：

a）额纹消失，不能皱眉；

b）眼睑不能充分闭合，鼻唇沟变浅；

c）口角下垂，不能示齿、鼓腮、吹口哨，饮食时汤水流溢。

不完全性面神经损伤系指面神经颧枝损伤或下颌枝损伤或颞枝和颊枝损伤者。

A.1.6　运动障碍

A.1.6.1　肢体瘫

肢体瘫痪程度以肌力作为分级标准，具体级别包括：

a）0 级：肌肉完全瘫痪，毫无收缩；

b）1 级：可看到或触及肌肉轻微收缩，但不能产生动作；

c）2 级：肌肉在不受重力影响下，可进行运动，即肢体能在床面上移动，但不能抬高；

d）3 级：在和地心引力相反的方向中尚能完成其动作，但不能对抗外加的阻力；

e）4 级：能对抗一定的阻力，但较正常人低；

f）5 级：正常肌力。

A.1.6.2 非肢体瘫痪的运动障碍

包括肌张力增高、深感觉障碍和（或）小脑性共济失调、不自主运动或震颤等。根据其对生活自理的影响程度划分为轻度、中度、重度。

a) 重度：不能自行进食，大小便、洗漱、翻身和穿衣需由他人护理。

b) 中度：上述动作困难，但在他人帮助下可以完成。

c) 轻度：完成上述运动虽有一些困难，但基本可以自理。

A.2 骨科、整形外科、烧伤科门

A.2.1 颜面毁容

A.2.1.1 重度

面部瘢痕畸形，并有以下六项中任意四项者：

a) 眉毛缺失；

b) 双睑外翻或缺失；

c) 外耳缺失；

d) 鼻缺失；

e) 上下唇外翻、缺失或小口畸形；

f) 颈颏粘连。

A.2.1.2 中度

具有下述六项中三项者：

a) 眉毛部分缺失；

b) 眼睑外翻或部分缺失；

c) 耳廓部分缺失；

d) 鼻部分缺失；

e) 唇外翻或小口畸形；

f) 颈部瘢痕畸形。

A.2.1.3 轻度

含中度畸形六项中两项者。

A.2.2 瘢痕诊断界定

指创面愈合后的增生性瘢痕，不包括皮肤平整、无明显质地改变的萎缩性瘢痕或疤痕。

A.2.3 面部异物色素沉着或脱失

A.2.3.1 轻度

异物色素沉着或脱失超过颜面总面积的 1/4。

A.2.3.2　重度

异物色素沉着或脱失超过颜面总面积的 1/2。

A.2.4　高位截肢

指肱骨或股骨缺失 2/3 以上。

A.2.5　关节功能障碍

A.2.5.1　关节功能完全丧失

非功能位关节僵直、固定或关节周围其他原因导致关节连枷状或严重不稳，以致无法完成其功能活动。

A.2.5.2　关节功能重度障碍

关节僵直于功能位，或残留关节活动范围约占正常的 1/3，较难完成原有劳动并对日常生活有明显影响。

A.2.5.3　关节功能中度障碍

残留关节活动范围约占正常的 2/3，能基本完成原有劳动，对日常生活有一定影响。

A.2.5.4　关节功能轻度障碍

残留关节活动范围约占正常的 2/3 以上，对日常生活无明显影响。

A.2.6　四肢长管状骨

指肱骨、尺骨、桡骨、股骨、胫骨和腓骨。

A.2.7　脊椎骨折的类型

在评估脊椎损伤严重程度时，应根据暴力损伤机制、临床症状与体征，尤其是神经功能损伤情况以及影像等资料进行客观评估，出现以下情形之一时可判断为脊椎不稳定性骨折：

a) 脊椎有明显骨折移位，椎体前缘高度压缩大于 50%，后凸或侧向成角大于 30°；
b) 后缘骨折，且有骨块突入椎管内，椎管残留管腔小于 40%；
c) 脊椎弓根、关节突、椎板骨折等影像学表现。

上述情形外的其他情形可判断为脊椎稳定性骨折。

A.2.8　放射性皮肤损伤

A.2.8.1　急性放射性皮肤损伤Ⅳ度

初期反应为红斑、麻木、瘙痒、水肿、刺痛，经过数小时至 10 天假愈期后出现第二次红斑、水疱、坏死、溃疡，所受剂量可能≥20 Gy。

A.2.8.2　慢性放射性皮肤损伤Ⅱ度

临床表现为角化过度、皲裂或皮肤萎缩变薄，毛细血管扩张，指甲增厚变形。

A.2.8.3 慢性放射性皮肤损伤Ⅲ度

临床表现为坏死、溃疡，角质突起，指端角化与融合，肌腱挛缩，关节变形及功能障碍（具备其中一项即可）。

A.3 眼科、耳鼻喉科、口腔科门

A.3.1 视力的评定

A.3.1.1 视力检查

按照 GB 11533 的规定检查视力。视力记录可采用 5 分记录（对数视力表）或小数记录两种方式（详见表 A.1）。

表 A.1　　　　　　　　　　　小数记录折算 5 分记录参考表

旧法记录	0（无光感）				1/∞（光感）				0.001（光感）			
5分记录	0				1				2			
旧法记录，cm（手指/cm）	6	8	10	12	15	20	25	30	35	40	45	
5分记录	2.1	2.2	2.3	2.4	2.5	2.6	2.7	2.8	2.85	2.9	2.95	
走近距离	50 cm	60 cm	80 cm	1 m	1.2 m	1.5 m	2 m	2.5 m	3 m	3.5 m	4 m	4.5 m
小数记录	0.01	0.012	0.015	0.02	0.025	0.03	0.04	0.05	0.06	0.07	0.08	0.09
5分记录	3.0	3.1	3.2	3.3	3.4	3.5	3.6	3.7	3.8	3.85	3.9	3.95
小数记录	0.1	0.12	0.15	0.2	0.25	0.3	0.4	0.5	0.6	0.7	0.8	0.9
5分记录	4.0	4.1	4.2	4.3	4.4	4.5	4.6	4.7	4.8	4.85	4.9	4.95
小数记录	1.0	1.2	1.5	2.0	2.5	3.0	4.0	5.0	6.0	8.0	10.0	
5分记录	5.0	5.1	5.2	5.3	5.4	5.5	5.6	5.7	5.8	5.9	6.0	

A.3.1.2 盲及低视力分级

盲及低视力分级见表 A.2。

表 A.2　　　　　　　　　　　盲及低视力分级

类别	级别	最佳矫正视力
盲	一级盲	＜0.02～无光感，或视野半径＜5°
	二级盲	＜0.05～0.02，或视野半径＜10°
低视力	一级低视力	＜0.1～0.05
	二级低视力	＜0.3～0.1

A.3.2 周边视野

A.3.2.1 视野检查的要求

视野检查的具体要求：

a) 视标颜色：白色；

b) 视标大小：3 mm；

c) 检查距离：330 mm；

d) 视野背景亮度：31.5 asb。

A.3.2.2　视野缩小的计算

视野有效值计算方法为：

$$实测视野有效值 = \frac{8\,条子午线实测视野值}{500} \times 100\%$$

A.3.3　伪盲鉴定方法

A.3.3.1　单眼全盲检查法

全盲检查方法如下：

a) 视野检查法：在不遮盖眼的情况下，检查健眼的视野，鼻侧视野＞60°者，可疑为伪盲。

b) 加镜检查法：将准备好的试镜架上（好眼之前）放一个屈光度为＋6.00D的球镜片，在所谓盲眼前放上一个屈光度为＋0.25D的球镜片，戴在患者眼前以后，如果仍能看清5 m处的远距离视力表时，即为伪盲。或嘱患者两眼注视眼前一点，将一个三棱镜度为6的三棱镜放于所谓盲眼之前，不拘底向外或向内，注意该眼球必向内或向外转动，以避免发生复视。

A.3.3.2　单眼视力减退检查法

视力减退检查方法如下：

a) 加镜检查法：先记录两眼单独视力，然后将平面镜或不影响视力的低度球镜片放于所谓患眼之前，并将一个屈光度为＋12.00D的凸球镜片同时放于好眼之前，再检查两眼同时看的视力，如果所得的视力较所谓患眼的单独视力更好时，则可证明患眼为伪装视力减退。

b) 视觉诱发电位（VEP）检查法（略）。

A.3.4　视力减弱补偿率

视力减弱补偿率是眼科致残评级依据之一。从表 A.3 中提示，如左眼检查视力 0.15，右眼检查视力 0.3，对照视力减弱补偿率，行是 9，列是 7，交汇点是 38，即视力减弱补偿率为 38，对应致残等级是七级。余可类推。

表 A.3　　　　　　　　　　　　视力减弱补偿率表

左眼		右眼												
		6/6	5/6	6/9	5/9	6/12	6/18	6/24	6/36		6/60	4/60	3/60	
		1～0.9	0.8	0.6	0.6	0.5	0.4	0.3	0.2	0.15	0.1	1/15	1/20	＜1/20
6/6	1～0.9	0	0	2	3	4	6	9	12	16	20	23	25	27
5/6	0.8	0	0	3	4	5	7	10	14	18	22	24	26	28
6/9	0.7	2	3	4	5	6	8	12	16	20	24	26	28	30

左眼		右眼												
		6/6	5/6	6/9	5/9	6/12	6/18	6/24	6/36		6/60	4/60	3/60	
		1～0.9	0.8	0.6	0.6	0.5	0.4	0.3	0.2	0.15	0.1	1/15	1/20	<1/20
5/9	0.6	3	4	5	6	7	10	14	19	22	26	29	32	35
6/12	0.5	4	5	6	7	8	12	17	22	25	28	32	36	40
6/18	0.4	6	7	8	10	12	16	20	25	28	31	35	40	45
6/24	0.3	9	10	12	14	17	20	25	33	38	42	47	52	60
6/36	0.2	12	14	16	19	22	25	33	47	55	60	67	75	80
	0.15	16	18	20	22	25	28	38	55	63	70	78	83	83
6/60	0.1	20	22	24	26	28	31	42	60	70	80	80	90	95
4/60	1/15	23	24	26	29	32	35	47	67	78	85	92	95	98
3/60	1/20	25	26	28	32	36	40	52	75	83	90	95	98	100
	<1/20	27	28	30	35	40	45	60	80	88	95	98	100	100

表 A.4 视力减弱补偿率与工伤等级对应表

致残等级	视力减弱补偿率（%）
一级	—
二级	—
三级	100
四级	86～99
五级	76～85
六级	41～75
七级	25～40
八级	16～24
九级	8～15
十级	0～7

注：1. 视力减弱补偿率不能代替《工伤鉴定标准》，只有现条款不能得出确定结论时，才可对照视力减弱补偿率表得出相应的视力减弱补偿率，并给出相对应的致残等级。

2. 视力减弱补偿率及其等级分布不适用于一、二级的评定和眼球摘除者的致残等级。

A.3.5 无晶体眼的视觉损伤程度评价

因工伤或职业病导致眼晶状体摘除，除了导致视力障碍外，还分别影响到患者视野及立体视觉功能，因此，对无晶状体眼中心视力（矫正后）的有效值的计算要低于正常晶状体眼。计算办法可根据无晶状体眼的只数和无晶状体眼分别进行视力最佳矫正（包括戴眼镜或接触镜和植入人工晶状体）后，与正常晶状体眼，依视力递减受损程度百分比进行比较，来确定无晶状体眼视觉障碍的程度，见表 A.5。

表 A.5 无晶状体眼视觉损伤程度评价参考表

| 视力 | 无晶状体眼中心视力有效值百分比/% | | |
	晶状体眼	单眼无晶状体	双眼无晶状体
1.2	100	50	75
1.0	100	50	75
0.8	95	47	71
0.6	90	45	67
0.5	85	42	64
0.4	75	37	56
0.3	65	32	49
0.25	60	30	45
0.20	50	25	37
0.15	40	20	30
0.12	30	—	22
0.1	20	—	—

A.3.6 听力损伤计算法

A.3.6.1 听阈值计算

30 岁以上受检者在计算其听阈值时，应从实测值中扣除其年龄修正值（见表 A.6）后，取 GB/T 7582—2004 附录 B 中数值。

表 A.6 纯音气导阈的年龄修正值

| 年龄/岁 | 频率/Hz | | | | | |
| | 男 | | | 女 | | |
	500	1 000	2 000	500	1 000	2 000
30	1	1	1	1	1	1
40	2	2	3	2	2	3
50	4	4	7	4	4	6
60	6	7	12	6	7	11
70	10	11	19	10	11	16

A.3.6.2 单耳听力损失计算法

取该耳语频 500 Hz、1 000 Hz 及 2 000 Hz 纯音气导听阈值相加取其均值，若听阈超过 100 dB，仍按 100 dB 计算。如所得均值不是整数，则小数点后之尾数采用四舍五入法进为整数。

A.3.6.3 双耳听力损失计算法

听力较好一耳的语频纯音气导听阈均值（PTA）乘以 4 加听力较差耳的均值，其和除以 5。如听力较差耳的致聋原因与工伤或职业无关，则不予计入，直接以较好一耳的语频听阈均值为准。在标定听阈均值时，小数点后之尾数采取四舍五入法进为整数。

A.3.7 张口度判定及测量方法

以患者自身的食指、中指、无名指并列垂直置入上、下中切牙切缘间测量。

a) 正常张口度：张口时上述三指可垂直置入上、下切牙切缘间（相当于 4.5 cm 左右）。

b) 张口困难Ⅰ度：大张口时，只能垂直置入食指和中指（相当于 3 cm 左右）。

c) 张口困难Ⅱ度：大张口时，只能垂直置入食指（相当于 1.7 cm 左右）。

d) 张口困难Ⅲ度：大张口时，上、下切牙间距小于食指之横径。

e) 完全不能张口。

A.4 普外科、胸外科、泌尿生殖科门

A.4.1 肝功能损害

以血清白蛋白、血清胆红素、腹水、脑病和凝血酶原时间五项指标在肝功能损害中所占积分的多少作为其损害程度的判定（见表 A.7）。

表 A.7　　　　　　　　　　　　　肝功能损害的判定

项目	分数		
	1分	2分	3分
血清白蛋白	3.0 g/dL～3.5 g/dL	2.5 g/dL～3.0 g/dL	<2.5 g/dL
血清胆红素	1.5 mg/dL～2.0 mg/dL	2.0 mg/dL～3.0 mg/dL	>3.0 mg/dL
腹水	无	少量腹水，易控制	腹水多，难于控制
脑病	无	轻度	重度
凝血酶原时间	延长>3 s	延长>6 s	延长>9 s

肝功能损害级别包括：

a) 肝功能重度损害：10～15 分。

b) 肝功能中度损害：7～9 分。

c) 肝功能轻度损害：5～6 分。

A.4.2 肺、肾、心功能损害

参见 A.5。

A.4.3 肾损伤性高血压判定

肾损伤所致高血压系指血压的两项指标（收缩压≥21.3 kPa，舒张压≥12.7 kPa）只需具备一项即可成立。

A.4.4 甲状腺功能低下分级

A.4.4.1 重度

重度表现为：

a) 临床症状严重；

b) T3、T4 或 FT3、FT4 低于正常值，TSH>50 μU/L。

A.4.4.2 中度

中度表现为：

a) 临床症状较重；

b) T3、T4 或 FT3、FT4 正常，TSH>50 μU/L。

A.4.4.3 轻度

轻度表现为：

a) 临床症状较轻；

b) T3、T4 或 FT3、FT4 正常，TSH 轻度增高但<50 μU/L。

A.4.5 甲状旁腺功能低下分级

甲状旁腺功能低下分级：

a) 重度：空腹血钙质量浓度<6 mg/dL；

b) 中度：空腹血钙质量浓度 6 mg/dL～7 mg/dL；

c) 轻度：空腹血钙质量浓度 7 mg/dL～8 mg/dL。

注：以上分级均需结合临床症状分析。

A.4.6 肛门失禁

A.4.6.1 重度

重度表现为：

a) 大便不能控制；

b) 肛门括约肌收缩力很弱或丧失；

c) 肛门括约肌收缩反射很弱或消失；

d) 直肠内压测定：采用肛门注水法测定时直肠内压应小于 1 961 Pa（20 cm H_2O）。

A.4.6.2 轻度

轻度表现为：

a) 稀便不能控制；

b) 肛门括约肌收缩力较弱；

c) 肛门括约肌收缩反射较弱；

d) 直肠内压测定：采用肛门注水法测定时直肠内压应为 1 961 Pa～2 942 Pa（20～30 cm H_2O）。

A.4.7 排尿障碍

排尿障碍分级：

a）重度：系出现真性重度尿失禁或尿潴留残余尿体积≥50 mL 者。

b）轻度：系出现真性轻度尿失禁或残余尿体积<50 mL 者。

A.4.8 生殖功能损害

生殖功能损害分级：

a）重度：精液中精子缺如。

b）轻度：精液中精子数<500 万/mL 或异常精子>30％或死精子或运动能力很弱的精子>30％。

A.4.9 血睾酮正常值

血睾酮正常值为 14.4 nmol/L～41.5 nmol/L（<60 ng/dL）。

A.4.10 左侧肺叶计算

本标准按三叶划分，即顶区、舌叶和下叶。

A.4.11 大血管界定

本标准所称大血管是指主动脉、上腔静脉、下腔静脉、肺动脉和肺静脉。

A.4.12 呼吸困难

参见 A.5.1。

A.5 职业病内科门

A.5.1 呼吸困难及呼吸功能损害

A.5.1.1 呼吸困难分级

Ⅰ级：与同龄健康者在平地一同步行无气短，但登山或上楼时呈现气短。

Ⅱ级：平路步行 1 000 m 无气短，但不能与同龄健康者保持同样速度，平路快步行走呈现气短，登山或上楼时气短明显。

Ⅲ级：平路步行 100 m 即有气短。

Ⅳ级：稍活动（如穿衣、谈话）即气短。

A.5.1.2 肺功能损伤分级

肺功能损伤分级见表 A.8。

表 A.8　　　　　　　　　　　　　肺功能损伤分级　　　　　　　　　　　　　　%

损伤级别	FVC	FEV1	MVV	FEV1/FVC	RV/TLC	DLco
正常	＞80	＞80	＞80	＞70	＜35	＞80
轻度损伤	60～79	60～79	60～79	55～69	36～45	60～79
中度损伤	40～59	40～59	40～59	35～54	46～55	45～59
重度损伤	＜40	＜40	＜40	＜35	＞55	＜45

注：FVC、FEV1、MVV、DLco 为占预计值百分数。

A.5.1.3　低氧血症分级

低氧血症分级如下：

a) 正常：PO_2 为 13.3 kPa～10.6 kPa（100 mmHg～80 mmHg）；

b) 轻度：PO_2 为 10.5 kPa～8.0 kPa（79 mmHg～60 mmHg）；

c) 中度：PO_2 为 7.9 kPa～5.3 kPa（59 mmHg～40 mmHg）；

d) 重度：PO_2＜5.3 kPa（＜40 mmHg）。

A.5.2　活动性肺结核病诊断

A.5.2.1　诊断要点

尘肺合并活动性肺结核，应根据胸部 X 射线片、痰涂片、痰结核杆菌培养和相关临床表现做出判断。

A.5.2.2　涂阳肺结核诊断

符合以下三项之一者：

a) 直接痰涂片镜检抗酸杆菌阳性 2 次；

b) 直接痰涂片镜检抗酸杆菌 1 次阳性，且胸片显示有活动性肺结核病变；

c) 直接痰涂片镜检抗酸杆菌 1 次阳性加结核分枝杆菌培养阳性 1 次。

A.5.2.3　涂阴肺结核的判定

直接痰涂片检查 3 次均阴性者，应从以下几方面进行分析和判断：

a) 有典型肺结核临床症状和胸部 X 线表现；

b) 支气管或肺部组织病理检查证实结核性改变。

此外，结核菌素（PPD 5 IU）皮肤试验反应≥15 mm 或有丘疹水疱；血清抗结核抗体阳性；痰结核分枝杆菌 PCR 加探针检测阳性以及肺外组织病理检查证实结核病变等可作为参考指标。

A.5.3　心功能不全

心功能不全分级：

a) 一级心功能不全：能胜任一般日常劳动，但稍重体力劳动即有心悸、气急等症状。

b) 二级心功能不全：普通日常活动即有心悸、气急等症状，休息时消失。

c) 三级心功能不全：任何活动均可引起明显心悸、气急等症状，甚至卧床休息仍有症状。

A.5.4 中毒性肾病

A.5.4.1 特征性表现

肾小管功能障碍为中毒性肾病的特征性表现。

A.5.4.2 轻度中毒性肾病

轻度表现为：

a）近曲小管损伤：尿 β_2 微球蛋白持续＞1 000 $\mu g/g$ 肌酐，可见葡萄糖尿和氨基酸尿，尿钠排出增加，临床症状不明显；

b）远曲小管损伤：肾脏浓缩功能降低，尿液稀释（尿渗透压持续＜350 $mOsm/kg$ H_2O），尿液碱化（尿液 pH 持续＞6.2）。

A.5.4.3 重度中毒性肾病

除上述表现外，尚可波及肾小球，引起白蛋白尿（持续＞150 $mg/24\ h$），甚至肾功能不全。

A.5.5 肾功能不全

肾功能不全分级：

a）肾功能不全尿毒症期：内生肌酐清除率＜25 mL/min，血肌酐浓度为 450 $\mu mol/L$～707 $\mu mol/L$（5 mg/dL～8 mg/dL），血尿素氮浓度＞21.4 $mmol/L$（60 mg/dL），常伴有酸中毒及严重尿毒症临床症象。

b）肾功能不全失代偿期：内生肌酐清除率 25 mL/min～49 mL/min，血肌酐浓度＞177 $\mu mol/L$（2 mg/dL），但＜450 $\mu mol/L$（5 mg/dL），无明显临床症状，可有轻度贫血、夜尿、多尿。

c）肾功能不全代偿期：内生肌酐清除率降低至正常的 50％（50 mL/min～70 mL/min），血肌酐及血尿素氮水平正常，通常无明显临床症状。

A.5.6 中毒性血液病诊断分级

A.5.6.1 重型再生障碍性贫血

重型再生障碍性贫血指急性再生障碍性贫血及慢性再生障碍性贫血病情恶化期，具有以下表现：

a）临床：发病急，贫血呈进行性加剧，常伴严重感染，内脏出血。

b）血象：除血红蛋白下降较快外，须具备下列三项中的两项：

1）网织红细胞＜1％，含量＜15×10⁹/L；

2）白细胞明显减少，中性粒细胞绝对值＜0.5×10⁹/L；

3）血小板＜20×10⁹/L。

c）骨髓象：

1）多部位增生减低，三系造血细胞明显减少，非造血细胞增多。如增生活跃须有淋巴细胞增多。

2）骨髓小粒中非造血细胞及脂肪细胞增多。

A.5.6.2　慢性再生障碍性贫血

慢性再生障碍性贫血病情恶化期：

a）临床：发病慢，贫血，感染，出血均较轻。

b）血象：血红蛋白下降速度较慢，网织红细胞、白细胞、中性粒细胞及血小板值常较急性再生障碍性贫血为高。

c）骨髓象：

1）三系或二系减少，至少一个部位增生不良，如增生良好，红系中常有晚幼红（炭核）比例增多，巨核细胞明显减少。

2）骨髓小粒中非造血细胞及脂肪细胞增多。

A.5.6.3　骨髓增生异常综合征

须具备以下条件：

a）骨髓至少两系呈病态造血；

b）外周血一系、二系或全血细胞减少，偶可见白细胞增多，可见有核红细胞或巨大红细胞或其他病态造血现象；

c）除外其他引起病态造血的疾病。

A.5.6.4　贫血

重度贫血：血红蛋白含量（Hb）<60 g/L，红细胞含量（RBC）$<2.5\times10^{12}$/L；

轻度贫血：成年男性 Hb<120 g/L，RBC$<4.5\times10^{12}$/L 及红细胞比积（HCT）<0.42，成年女性 Hb<11 g/L，RBC：$<4.0\times10^{12}$/L 及 HCT<0.37。

A.5.6.5　粒细胞缺乏症

外周血中性粒细胞含量低于 0.5×10^{9}/L。

A.5.6.6　中性粒细胞减少症

外周血中性粒细胞含量低于 2.0×10^{9}/L。

A.5.6.7　白细胞减少症

外周血白细胞含量低于 4.0×10^{9}/L。

A.5.6.8　血小板减少症

外周血液血小板计数$<8\times10^{10}$/L，称血小板减少症；当$<4\times10^{10}$/L 以下时，则有出血危险。

A.5.7　再生障碍性贫血完全缓解

贫血和出血症状消失，血红蛋白含量：男不低于 120 g/L，女不低于 100 g/L；白细胞含量 4×10^{9}/L 左右；血小板含量达 8×10^{10}/L；3 个月内不输血，随访 1 年以上无复发者。

A.5.8　急性白血病完全缓解

症状完全缓解表现为：

a）骨髓象：原粒细胞Ⅰ型＋Ⅱ型（原单＋幼稚单核细胞或原淋＋幼稚淋巴细胞）≤5％，红细胞及巨核细胞系正常。

M2b 型：原粒Ⅰ型＋Ⅱ型≤5％，中性中幼粒细胞比例在正常范围。

M3 型：原粒＋早幼粒≤5％。

M4 型：原粒Ⅰ、Ⅱ型＋原红及幼单细胞≤5％。

M6 型：原粒Ⅰ、Ⅱ型≤5％，原红＋幼红以及红细胞比例基本正常。

M7 型：粒、红二系比例正常，原巨＋幼稚巨核细胞基本消失。

b）血象：男 Hb 含量≥100 g/L 或女 Hb 含量≥90 g/L；中性粒细胞含量≥$1.5×10^9$/L；血小板含量≥$10×10^{10}$/L；外周血分类无白血病细胞。

c）临床无白血病浸润所致的症状和体征，生活正常或接近正常。

A.5.9　慢性粒细胞白血病完全缓解

症状完全缓解表现为：

a）临床：无贫血、出血、感染及白血病细胞浸润表现。

b）血象：Hb 含量＞100 g/L，白细胞总数（WBC）＜$10×10^9$/L，分类无幼稚细胞，血小板含量 $10×10^{10}$/L～$40×10^{10}$/L。

c）骨髓象：正常。

A.5.10　慢性淋巴细胞白血病完全缓解

外周血白细胞含量≤$10×10^9$/L，淋巴细胞比例正常（或＜40％），骨髓淋巴细胞比例正常（或＜30％）临床症状消失，受累淋巴结和肝脾回缩至正常。

A.5.11　慢性中毒性肝病诊断分级

A.5.11.1　慢性轻度中毒性肝病

出现乏力、食欲减退、恶心、上腹饱胀或肝区疼痛等症状，肝脏肿大，质软或柔韧，有压痛；常规肝功能试验或复筛肝功能试验异常。

A.5.11.2　慢性中度中毒性肝病

有下述表现者：

a）A.5.11.1 所述症状较严重，肝脏有逐步缓慢性肿大或质地有变硬趋向，伴有明显压痛。

b）乏力及胃肠道症状较明显，血清转氨酶活性、γ-谷氨酰转肽酶或 γ-球蛋白等反复异常或持续升高。

c）具有慢性轻度中毒性肝病的临床表现，伴有脾脏肿大。

A.5.11.3　慢性重度中毒性肝病

有下述表现之一者：

a）肝硬化；

　　b）伴有较明显的肾脏损害；

　　c）在慢性中度中毒性肝病的基础上，出现白蛋白持续降低及凝血机制紊乱。

A.5.12　慢性肾上腺皮质功能减退

A.5.12.1　功能明显减退

有下述表现：

　　a）乏力，消瘦，皮肤、黏膜色素沉着，白癜，血压降低，食欲不振；

　　b）24 h 尿中 17-羟类固醇＜4 mg，17-酮类固醇＜10 mg；

　　c）血浆皮质醇含量：早上 8 时，＜9 mg/100 mL，下午 4 时，＜3 mg/100 mL；

　　d）尿中皮质醇＜5 mg/24 h。

A.5.12.2　功能轻度减退

功能轻度减退表现为：

　　a）具有 A.5.12.1b）、c）两项症状；

　　b）无典型临床症状。

A.5.13　免疫功能减低

A.5.13.1　功能明显减低

具体表现为：

　　a）易于感染，全身抵抗力下降；

　　b）体液免疫（各类免疫球蛋白）及细胞免疫（淋巴细胞亚群测定及周围血白细胞总数和分类）功能减退。

A.5.13.2　功能轻度减低

具体表现为：

　　a）具有 A.5.13.1b）项；

　　b）无典型临床症状。

A.6　非职业病内科疾病的评残

　　由职业因素所致内科以外的，且属于国家卫生计生委等四部委联合颁布的职业病分类和目录中的病伤，在经治疗于停工留薪期满时其致残等级皆根据 4.5 中相应的残情进行鉴定，其中因职业肿瘤手术所致的残情，参照主要受损器官的相应条目进行评定。

A.7　系统治疗的界定

　　本标准中所指的"系统治疗"是指经住院治疗，或每月平均一次到医院门诊治疗并坚持服药或其他专科治疗等。

A.8　等级相应原则

在实际应用中，如果仍有某些损伤类型未在本标准中提及者，可按其对劳动、生活能力影响程度列入相应等级。

附　录　B
（资料性附录）
正确使用本标准的说明

B.1　神经内科、神经外科、精神科门

B.1.1　意识障碍是急性器质性脑功能障碍的临床表现。如持续性植物状态、去皮层状态、动作不能性缄默等常常长期存在，久治不愈。遇到这类意识障碍，因患者生活完全不能自理，一切需别人照料，应评为最重级。

反复发作性的意识障碍，作为癫痫的一组症状或癫痫发作的一种形式时，不单独评定其致残等级。

B.1.2　精神分裂症和躁郁症均为内源性精神病，发病主要决定于病人自身的生物学素质。在工伤或职业病过程中伴发的内源性精神病不应与工伤或职业病直接所致的精神病相混淆。精神分裂症和躁郁症不属于工伤或职业病性精神病。

B.1.3　智能损伤说明：

a）智能损伤的总体严重性以记忆或智能损伤程度予以考虑，按"就重原则"其中哪项重，就以哪项表示；

b）记忆商（MQ）、智商（IQ）的测查结果仅供参考，鉴定时需结合病理基础、日常就诊记录等多方综合评判。

B.1.4　神经心理学障碍指局灶性皮层功能障碍，内容包括失语、失用、失写、失读、失认等。临床上以失语为最常见，其他较少单独出现。

B.1.5　鉴于手、足部肌肉由多条神经支配，可出现完全瘫，亦可表现不完全瘫，在评定手、足瘫致残程度时，应区分完全性瘫与不完全性瘫，再根据肌力分级判定基准，对肢体瘫痪致残程度详细分级。

B.1.6　神经系统多部位损伤或合并其他器官的伤残时，其致残程度的鉴定依照本标准第4章的有关规定处理。

B.1.7　癫痫是一种以反复发作性抽搐或以感觉、行为、意识等发作性障碍为特征的临床症候群，属于慢性病之一。因为它的临床体征较少，若无明显颅脑器质性损害则难于定性。为了科学、合理地进行劳动能力鉴定，在进行致残程度评定时，应根据以下信息资料综合评判：

a）工伤和职业病所致癫痫的诊断前提应有严重颅脑外伤或中毒性脑病的病史；

b）一年来系统治疗病历资料；

c）脑电图资料；

d）其他有效资料，如血药浓度测定。

B.1.8　各种颅脑损伤出现功能障碍参照有关功能障碍评级。

B.1.9　为便于分类分级，将运动障碍按损伤部位不同分为脑、脊髓、周围神经损伤三类。鉴定中首先分清损伤部位，再给予评级。

B.1.10　考虑到颅骨缺损多可修补后按开颅术定级，且颅骨缺损的大小与功能障碍程度无必然联系，故不再以颅骨缺损大小作为评级标准。

B.1.11　脑挫裂伤应具有相应病史、临床治疗经过，经 CT 及（或）MRI 等辅助检查证实有脑实质损害征象。

B.1.12　开颅手术包括开颅探查、去骨瓣减压术、颅骨整复、各种颅内血肿清除、慢性硬膜下血肿引流、脑室外引流、脑室—腹腔分流等。

B.1.13　脑脊液漏手术修补成功无功能障碍按开颅手术定级；脑脊液漏伴颅底骨缺损反复修补失败或无法修补者定为四级。

B.1.14　中毒性周围神经病表现为四肢对称性感觉减退或消失，肌力减退，肌肉萎缩，四肢腱反射（特别是跟腱反射）减退或消失。神经肌电图显示神经源性损害。如仅表现以感觉障碍为主的周围神经病，有深感觉障碍的定为七级，只有浅感觉障碍的定为九级，出现运动障碍者可参见神经科部分"运动障碍"定级。

外伤或职业中毒引起的周围神经损害，如出现肌萎缩者，可按肌力予以定级。

B.1.15　外伤或职业中毒引起的同向偏盲或象限性偏盲，其视野缺损程度可参见眼科标准予以定级。

B.2　骨科、整形外科、烧伤科门

B.2.1　本标准只适用于因工负伤或职业病所致脊柱、四肢损伤的致残程度鉴定之用，其他先天畸形，或随年龄增长出现的退行性改变，如骨性关节炎等，不适用本标准。

B.2.2　有关节内骨折史的骨性关节炎或创伤后关节骨坏死，按该关节功能损害程度，列入相应评残等级处理。

B.2.3　创伤性滑膜炎，滑膜切除术后留有关节功能损害或人工关节术后残留有功能不全者，按关节功能损害程度，列入相应等级处理。

B.2.4　脊柱骨折合并有神经系统症状，骨折治疗后仍残留不同程度的脊髓和神经功能障碍者，参照 4.5 相应条款进行处理。

B.2.5　外伤后（一周内）发生的椎间盘突出症，经人力资源与社会保障部门认定为工伤的，按本标准相应条款进行伤残等级评定，若手术后残留有神经系统症状者，参照 4.5 相应条款进行处理。

B.2.6　职业性损害如氟中毒或减压病等所致骨与关节损害，按损害部位功能障碍情况列入相应评残等级处理。

B.2.7　神经根性疼痛的诊断需根据临床症状，同时结合必要的相关检查综合评判。

B.2.8　烧伤面积、深度不作为评残标准，需等治疗停工留薪期满后，依据造成的功能障碍程度、颜面瘢痕畸形程度和瘢痕面积（包括供皮区明显瘢痕）大小进行评级。

B.2.9　面部异物色素沉着是指由于工伤如爆炸伤所致颜面部各种异物（包括石子、铁粒等）的存留，或经取异物后仍有不同程度的色素沉着。但临床上很难对面部异物色素沉着量及面积作出准确的划分，考虑到实际工作中可能遇见多种复杂情况，故本标准将面部异物色素沉着分为轻度及重度两个级别，分别以超过颜面总面积的 1/4 及 1/2 作为判定轻、重的基准。

B.2.10　以外伤为主导诱因引发的急性腰椎间盘突出症，应按下列要求确定诊断：

a）急性外伤史并发坐骨神经刺激征；

b）有早期 MRI（一个月内）影像学依据提示为急性损伤；

c）无法提供早期 MRI 资料的，仅提供早期 CT 依据者应继续 3～6 个月治疗与观察后申请鉴定，鉴定时根据遗留症状与体征，如相应受损神经支配肌肉萎缩、肌力减退、异常神经反射等损害程度作出等级评定。

B.2.11　膝关节损伤的诊断应从以下几方面考虑：明确的外伤史；相应的体征；结合影像学资料。如果还不能确诊者，可行关节镜检查确定。

B.2.12　手、足功能缺损评估参考图表

考虑到手、足外伤复杂多样性，在现标准没有可对应条款情况下，可参照图 B.1、图 B.2、表 B.1 和表 B.2。

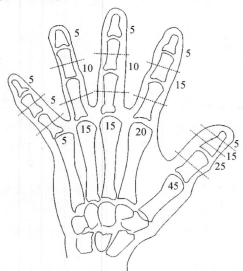

图 B.1　手功能缺损评估参考图

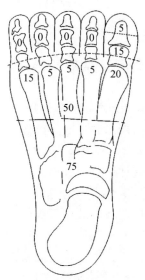

图 B.2　足功能缺损评估参考图

表 B.1　　　　　　　手、足功能缺损分值定级区间参考表（仅用于单肢体）

级别	分值
一级	—
二级	—
三级	—
四级	—
五级	81～100 分
六级	51～80 分
七级	31～50 分
八级	21～30 分
九级	11～20 分
十级	≤10 分

表 B.2　　　　　　　手、腕部功能障碍评估参考表

受累部位		功能障碍程度与分值定级		
		僵直于非功能位	僵直于功能位或 ＜1/2 关节活动度	轻度功能障碍 或＞1/2 关节活动度
拇指	第一掌腕/掌指/指间关节均受累	40	25	15
	掌指、指间关节同时受累	30	20	10
	掌指、指间单一关节受累	20	15	5
食指	掌指、指间关节均受累	20	15	5
	掌指或近侧指间关节受累	15	10	0
	远侧指间关节受累	5	5	0
中指	掌指、指间关节均受累	15	5	5
	掌指或近侧指间关节受累	10	5	0
	远侧指间关节受累	5	0	0
环指	掌指、指间关节均受累	10	5	5
	掌指或近侧指间关节受累	5	5	0
	远侧指间关节受累	5	0	0
小指	掌指、指间关节均受累	5	5	0
	掌指或近侧指间关节受累	5	5	0
	远侧指间关节受累	0	0	0
腕关节	手功能大部分丧失时的腕关节受累	10	5	0
	单纯腕关节受累	40	30	20

B.3 眼科、耳鼻喉科、口腔科门

B.3.1 非工伤和非职业性五官科疾病如夜盲、立体盲、耳硬化症等不适用本标准。

B.3.2 职工工伤与职业病所致视觉损伤不仅仅是眼的损伤或破坏，重要的是涉及视功能的障碍以及有关的解剖结构和功能的损伤如眼睑等。因此，视觉损伤的鉴定包括：

a）眼睑、眼球及眼眶等的解剖结构和功能损伤或破坏程度的鉴定；

b）视功能（视敏锐度、视野和立体视觉等）障碍程度的鉴定。

B.3.3 眼伤残鉴定标准主要的鉴定依据为眼球或视神经器质性损伤所致的视力、视野、立体视功能障碍及其他解剖结构和功能的损伤或破坏。其中视力残疾主要参照了盲及低视力分级标准和视力减弱补偿率视力损伤百分计算办法。"一级"划线的最低限为双眼无光感或仅有光感但光定位不准；"二级"等于"盲"标准的一级盲；"三级"等于或相当于二级盲；"四级"相当于一级低视力；"五级"相当于二级低视力，"六级～十级"则分别相当于视力障碍的 0.2～0.8。

B.3.4 周边视野损伤程度鉴定以实际测得的 8 条子午线视野值的总和，计算平均值即有效视野值。当视野检查结果与眼部客观检查不符时，可用 Humphrey 视野或 Octopus 视野检查。

B.3.5 中心视野缺损目前尚无客观的计量办法，评残时可根据视力受损程度确定其相应级别。

B.3.6 无晶状体眼视觉损伤程度评价参见表 A.5。在确定无晶状体眼中心视力的实际有效值之后，分别套入本标准的实际级别。

B.3.7 中央视力及视野（周边视力）的改变，均需有相应的眼组织器质性改变来解释，如不能解释则要根据视觉诱发电位及多焦视网膜电流图检查结果定级。

B.3.8 伪盲鉴定参见 A.3.3。视觉诱发电位等的检查可作为临床鉴定伪盲的主要手段。如一眼有或无光感，另眼眼组织无器质性病变，并经视觉诱发电位及多焦视网膜电流图检查结果正常者，应考虑另眼为伪盲眼。也可采用其他行之有效的办法包括社会调查、家庭采访等。

B.3.9 睑球粘连严重、同时有角膜损伤者按中央视力定级。

B.3.10 职业性眼病（包括白内障、电光性眼炎、二硫化碳中毒、化学性眼灼伤）的诊断可分别参见 GBZ 35、GBZ 9、GBZ 4、GBZ 45、GBZ 54。

B.3.11 职业性及外伤性白内障视力障碍程度较本标准所规定之级别重者（即视力低于标准 9 级和 10 级之 0.5～0.8），则按视力减退情况分别套入不同级别。白内障术后评残办法参见 A.3.5。如果术前已经评残者，术后应根据矫正视力情况，并参照 A.3.5 无晶状体眼视觉损伤程度评价重新评级。

外伤性白内障未做手术者根据中央视力定级；白内障摘除人工晶状体植入术后谓人工晶状体眼，人工晶状体眼根据中央视力定级。白内障摘除未能植入人工晶状体者，谓无晶状体眼，根据其矫正视力并参见 B.3.6 的要求定级。

B.3.12 泪器损伤指泪道（包括泪小点、泪小管、泪囊、鼻泪管等）及泪腺的损伤。

B.3.13 有明确的外眼或内眼组织结构的破坏，而视功能检查好于本标准第十级（即双眼视力≤0.8）者，可视为十级。

B.3.14 本标准没有对光觉障碍（暗适应）做出规定，如果临床上确有因工或职业病所致明显暗适应功能减退者，应根据实际情况，做出适当的判定。

B.3.15 一眼受伤后健眼发生交感性眼炎者无论伤后何时都可以申请定级。

B.3.16 本标准中的双眼无光感、双眼矫正视力或双眼视野，其"双眼"为临床习惯称谓，实际工作（包括评残）中是以各眼检查或矫正结果为准。

B.3.17 听功能障碍包括长期暴露于生产噪声所致的职业性噪声聋，压力波、冲击波造成的爆震聋，其诊断分别见 GBZ 49、GBZ/T 238。此外，颅脑外伤所致的颞骨骨折、内耳震荡、耳蜗神经挫伤等产生的耳聋及中、外耳伤后遗的鼓膜穿孔、鼓室瘢痕粘连，外耳道闭锁等也可引起听觉损害。

B.3.18 听阈测定的设备和方法必须符合国家标准：GB/T 7341、GB 4854、GB/T 7583。

B.3.19 纯音电测听重度、极重度听功能障碍时，应同时加测听觉脑干诱发电位（A.B.R）。

B.3.20 耳廓、外鼻完全或部分缺损，可参照整形科"头面部毁容"。

B.3.21 耳科平衡功能障碍指前庭功能丧失而平衡功能代偿不全者。因肌肉、关节或其他神经损害引起的平衡障碍，按有关学科残情定级。

B.3.22 如职工因与工伤或职业有关的因素诱发功能性视力障碍和耳聋，应用相应的特殊检查法明确诊断，在其器质性视力和听力减退确定以前暂不评残。伪聋，也应先予排除，然后评残。

B.3.23 喉原性呼吸困难系指声门下区以上呼吸道的阻塞性疾患引起者。由胸外科、内科病所致的呼吸困难参见 A.5.1。

B.3.24 发声及言语困难系指喉外伤后致结构改变，虽呼吸通道无障碍，但有明显发声困难及言语表达障碍；轻者则为发声及言语不畅。

发声障碍系指声带麻痹或声带的缺损、小结等器质性损害致不能胜任原来的嗓音职业工作者。

B.3.25 职业性铬鼻病、氟及其无机化合物中毒、减压病、尘肺病、职业性肿瘤、慢性砷中毒、磷中毒、手臂振动病、牙酸蚀病以及井下工人滑囊炎等的诊断分别参见 GBZ 12、GBZ 5、GBZ 24、GBZ 70、GBZ 94、GBZ 83、GBZ 81、GBZ 7、GBZ 61、GBZ 82。

B.3.26 颞下颌关节强直，临床上分两类：一为关节内强直，一为关节外强直（颌间挛缩），本标准中颞下颌关节强直即包括此两类。

B.3.27 本标准将舌划分为三等份即按舌尖、舌体和舌根计算损伤程度。

B.3.28 头面部毁容参见 A.2.1。

B.4 普外科、胸外科、泌尿生殖科门

B.4.1 器官缺损伴功能障碍者，在评残时一般应比器官完整伴功能障碍者级别高。

B.4.2 生殖器官缺损不能修复，导致未育者终生不能生育的，应在原级别基础上上升一级。

B.4.3 多器官损害的评级标准依照本标准第4章制定的有关规定处理。

B.4.4 任何并发症的诊断都要有影像学和实验室检查的依据，主诉和体征供参考。

B.4.5 评定任何一个器官的致残标准，都要有原始病历记录，其中包括病历记录、手术记录、病理报告等。

B.4.6 甲状腺损伤若伴有喉上神经和喉返神经损伤致声音嘶哑、呼吸困难或呛咳者，判定级别标准参照耳鼻喉科部分。

B.4.7 阴茎缺损指阴茎全切除或部分切除并功能障碍者。

B.4.8 心脏及大血管的各种损伤其致残程度的分级，均按停工留薪（或治疗）期满后的功能不全程度分级。

B.4.9 胸部（胸壁、气管、支气管、肺）各器官损伤的致残分级除按表C.4中列入各项外，其他可按治疗期结束后的肺功能损害和呼吸困难程度分级。

B.4.10 肝、脾、胰等挫裂伤，有明显外伤史并有影像学诊断依据者，保守治疗后可定为十级。

B.4.11 普外科开腹探查术后或任何开腹手术后发生粘连性肠梗阻，且反复发作，有明确影像学诊断依据，应在原级别基础上上升一级。

B.5 职业病内科门

B.5.1 本标准适用于确诊患有国家卫生计生委等四部委联合颁布的职业病分类和目录中的各种职业病所致肺脏、心脏、肝脏、血液或肾脏损害经治疗停工留薪期满时需评定致残程度者。

B.5.2 心律失常（包括传导阻滞）与心功能不全往往有联系，但两者的严重程度可不平衡，心律失常者，不一定有心功能不全或劳动能力减退，评残时应按实际情况定级。

B.5.3 本标准所列各类血液病、内分泌及免疫功能低下及慢性中毒性肝病等，病情常有变化，对已进行过评残，经继续治疗后残情发生变化者应按国家社会保险法规的要求，对残情重新进行评级。

B.5.4 肝功能的测定包括：

常规肝功能试验：包括血清丙氨酸氨基转换酶（ALT 即 GPT）、血清胆汁酸等。

复筛肝功能试验：包括血清蛋白电泳，总蛋白及白蛋白、球蛋白、血清天门冬氨酸氨基转移酶（AST 即 GOT）、血清谷氨酰转肽酶（γ-GT），转铁蛋白或单胺氧化酶测定等，

可根据临床具体情况选用。

静脉色氨酸耐量试验（ITTT），吲哚氰绿滞留试验（IGG）是敏感性和特异性都较好的肝功能试验，有条件可作为复筛指标。

B.5.5　职业性肺部疾患主要包括尘肺（参见 GBZ 70）、职业性哮喘（参见 GBZ 57）、过敏性肺炎（参见 GBZ 60）等，在评定残情分级时，除尘肺在分级表中明确注明外，其他肺部疾病可分别参照相应的国家诊断标准，以呼吸功能损害程度定级。

B.5.6　对职业病患者进行肺部损害鉴定的要求：

a）须持有职业病诊断证明书；

b）须有近期胸部 X 线平片；

c）须有肺功能测定结果及（或）血气测定结果。

B.5.7　肺功能测定时注意的事项：

a）肺功能仪应在校对后使用；

b）对测定对象，测定肺功能前应进行训练；

c）FVC、FEV1 至少测定两次，两次结果相差不得超过 5％；

d）肺功能的正常预计值公式宜采用各实验室的公式作为预计正常值。

B.5.8　鉴于职业性哮喘在发作或缓解期所测得的肺功能不能正确评价哮喘病人的致残程度，可以其发作频度和影响工作的程度进行评价。

B.5.9　在判定呼吸困难有困难时或呼吸困难分级与肺功能测定结果有矛盾时，应以肺功能测定结果作为致残分级标准的依据。

B.5.10　石棉肺是尘肺的一种，本标准未单独列出，在评定致残分级时，可根据石棉肺（参见 GBZ 70）的诊断，主要结合肺功能损伤情况进行评定。

B.5.11　放射性疾病包括外照射急性放射病，外照射慢性放射病，放射性皮肤病、放射性白内障、内照射放射病、放射性甲状腺疾病、放射性性腺疾病、放射性膀胱疾病、急性放射性肺炎及放射性肿瘤，临床诊断及处理可参照 GBZ 104、GBZ 105、GBZ 106、GBZ 95、GBZ 96、GBZ 101、GBZ 107、GBZ 109、GBZ 110、GBZ 94、GBZ 97。放射性白内障可参照眼科评残处理办法，其他有关放射性损伤评残可参照相应条目进行处理。

B.5.12　本标准中有关慢性肾上腺皮质功能减低、免疫功能减低及血小板减少症均指由于放射性损伤所致，不适用于其他非放射性损伤的评残。

附 录 C
（规范性附录）
职工工伤 职业病致残等级分级表

按门类对工伤进行分级，具体见表 C.1 至表 C.5。

表 C.1 神经内科、神经外科、精神科门

伤残类别	一	二	三	四	五	六	七	八	九	十
				分级						
智能损伤	极重度	重度		中度		轻度				
精神症状			1. 精神病性症状，经系统治疗1年后仍表现为危险或冲动行为者。 2. 精神病性症状，经系统治疗1年后仍缺乏生活自理能力者	精神病性症状，经系统治疗1年后仍缺乏社交能力者		精神病性症状，经系统治疗1年后仍影响职业劳动能力者	人格改变或边缘智能，经系统治疗1年后仍存在明显社会功能受损者			
癫痫				重度		中度			轻度	
运动障碍脑损伤	四肢瘫肌力≤3级或三肢瘫肌力≤2级	1. 三肢瘫肌力3级 2. 偏瘫肌力≤2级	偏瘫肌力3级	单肢瘫肌力≤2级	1. 四肢瘫肌力4级 2. 单肢瘫肌力3级	三肢瘫肌力4级	偏瘫肌力4级	单肢体瘫肌力4级		
脊髓损伤		截瘫肌力≤2级	截瘫肌力3级			截瘫双下肢肌力4级伴轻度排尿障碍	截瘫肌力4级			

续表

伤残类别	一	二	三	四	五	六	七	八	九	十
周围神经损伤		双手全肌瘫肌力≤2级	双足全肌瘫肌力≤2级	双手部分肌瘫肌力≤2级	1. 双手部分肌瘫肌力3级。2. 一手全肌瘫肌力≤2级。3. 双足全肌瘫肌力3级	1. 双手全肌瘫肌力4级。2. 一手全肌瘫肌力≤2级。3. 双足部分肌瘫肌力≤2级。4. 单足全肌瘫肌力≤2级	1. 单手部分肌瘫肌力3级。2. 双足部分肌瘫肌力3级。3. 单足全肌瘫肌力3级。4. 中毒性周围神经病致深感觉障碍	1. 单手全肌瘫肌力4级。2. 双足部分肌瘫肌力4级。3. 双足全肌瘫肌力4级。4. 单足部分肌瘫肌力≤3级	中毒性周围神经病致浅感觉障碍	
非肢体瘫运动障碍	重度		中度			轻度				
特殊皮层功能障碍 1. 失语。2. 失用、失写、失读、失认等		完全感觉性或混合性	两项及两项以上完全性		完全运动性 1. 单项完全性。2. 多项不完全性	不完全感觉性	不完全运动性 单项不完全性			
颅脑损伤				脑脊液漏伴有颅底骨缺损不能修复或反复手术失败				脑叶部分切除术后	1. 脑挫裂伤无功能障碍。2. 开颅术后无功能障碍。3. 颅内异物无功能障碍。4. 外伤致颈总、颈内动脉狭窄，支架置入或血管搭桥术后无功能障碍	

表 C.2

骨科、整形外科、烧伤科门

伤残类别	一	二	三	四	五	六	七	八	九	十
头面部毁容	1. 面部重度毁容，同时伴有表 C.2 中二级伤残之一者。 2. 全身重度瘢痕形成，占体表面积 90%，伴有脊柱及四肢大关节功能活动功能基本丧失	1. 全面部瘢痕或植皮伴有重度毁容。 2. 全身重度瘢痕形成，占体表面积 80%，伴有四肢大关节中 3 个以上关节活动功能受限	1. 面部瘢痕或植皮≥2/3 并有中度毁容。 2. 全身瘢痕形成，占体表面积 70%，伴有四肢大关节中 2 个以上关节活动功能受限	1. 面部中度毁容。 2. 全身瘢痕面积 60%，四肢大关节中 1 个关节活动功能受限。 3. 面部瘢痕或植皮≥1/2 并有轻度毁容	1. 面部重度色素沉着。 2. 面部瘢痕或植皮≥1/3。 3. 全身瘢痕面积≥50%，并有关节活动功能受限	1. 面部重度色素沉着。 2. 面部瘢痕或植皮≥1/3。 3. 全身瘢痕面积 40%。 4. 撕脱伤后头皮缺失 1/5 以上	1. 符合重度毁容标准中的两项者。 2. 烧伤后颅骨全层缺损≥30 cm²，或在硬脑膜上植皮面积≥10 cm²。 3. 面部瘢痕或植皮，异物色素改变占面部的 10%以上。 4. 颈部瘢痕挛缩，影响颈部活动。 5. 全身瘢痕面积≥30%	1. 符合重度毁容标准中的一项者。 2. 面部烧伤植皮≥1/5。 3. 面部轻度异物沉着或色素脱失。 4. 双侧耳廓部分或一侧耳廓大部分缺损。 5. 全身瘢面积 20%。 6. 一侧或双侧眼睑明显缺损	1. 符合中度毁容标准中的两项或轻度毁容者。 2. 面部边缘瘢痕性秃发或其他部位秃发，需戴假发者。 3. 全身瘢痕占体表面积≥5%。 4. 面部有三处或三处以上≥1 cm²的瘢痕	1. 符合中度毁容标准中的一项者。 2. 面部有瘢痕、植皮、异物色素沉着或色素脱失 ＞2 cm²。 3. 全身瘢痕面积＜5%，但≥1%
脊柱损伤					脊柱骨折后遗 30°以上侧弯畸形，伴严重根性神经痛		骨盆骨折内固定术后，骨盆环不稳定，骶髂关节分离	1. 脊椎压缩骨折，椎体前缘高度减少 1/2 以上者或脊椎不稳定性骨折。 2. 3 个以上节段脊柱内固定术	1. 两个以上横突骨折。 2. 脊椎压缩骨折，椎体前缘高度减少小于 1/2 者。 3. 椎间盘髓核切除术后。 4. 1~2 节脊柱内固定术	急性外伤导致椎间盘髓核突出，并伴神经刺激症状者

续表

伤残类别	一	二	三	四	五	六	七	八	九	十
上肢	双肘关节以上缺失或功能完全丧失	双侧前臂缺失或双手功能完全丧失	1. 一手缺失，另一手拇指缺失。2. 双手拇、食指完全缺失或功能完全丧失。3. 一手功能完全丧失，另一手拇指功能完全丧失	1. 双拇指完全缺失或功能完全丧失。2. 一侧手功能完全丧失，另一手功能部分丧失。3. 一侧肘上缺失	1. 一侧前臂缺失。2. 一手功能完全丧失。3. 肩、肘关节之一功能完全丧失。4. 一手拇指缺失，另一手除拇指外三指缺失。5. 一手除拇指外四指缺失	1. 单纯一拇指完全缺失，连同一手掌另一指缺失。2. 一拇指完全缺失，另一手除拇指外有二指完全缺失。3. 一手拇指（含掌指）缺失。4. 除拇指外其余四指缺失或功能完全丧失	1. 一手除拇指外，其他 2～3 指（含食指）近侧指间关节离断。2. 一手除拇指外，其他 2～3 指（含食指）近侧指间关节功能完全丧失。3. 肩、肘关节之一损伤后遗留功能障碍。4. 一腕关节功能完全丧失	1. 一手除拇、食指外，有两指近侧指间关节离断。2. 一手除拇、食指外，有两指近侧指间关节功能完全丧失。3. 一拇指指间关节离断。4. 一拇指指间关节畸形，功能完全丧失	1. 一拇指末节部分 1/2 缺失。2. 一食指 2～3 节缺失。3. 一拇指指间关节僵直于功能位。4. 除拇指外，余 3～4 指末节缺失	1. 一手指除拇指外，任何一指近侧指间关节离断或功能丧失。2. 指端植皮术后皮肤瘢痕性愈合（增生瘢痕 1 cm² 以上）。3. 手背植皮面积 > 50 cm²，并有明显瘢痕
下肢		1. 双下肢瘢痕畸形，功能完全丧失。2. 双膝以上缺失。3. 双膝、双踝关节功能完全丧失	1. 双髋、双膝关节中，有一个关节完全缺失或功能完全丧失及另一关节重度功能障碍	1. 一侧膝以下缺失，另一侧前足缺失。2. 一侧膝以上缺失。3. 一侧踝以下缺失，另一足瘢痕畸形行走困难	1. 双前足缺失或双前足瘢痕畸形，功能完全丧失。2. 双跟骨足底软组织缺损瘢痕形成。3. 一足底软组织缺损瘢痕形成，反复破溃	1. 一侧踝以下缺失，或一踝关节功能完全丧失。2. 下肢因成角畸形 > 15°，并有肢体短缩 4 cm 以上。3. 一前足缺失，另一足仅残留拇趾	1. 一足 1～5 趾缺失。2. 一前足缺失。3. 下肢伤后短缩大于 2 cm，但 ≤ 4 cm 者	1. 一足拇趾缺失，另一足非拇趾一趾缺失。2. 一足拇趾畸形，功能完全丧失，另一足非拇趾一趾畸形	1. 一足拇趾末节缺失。2. 除拇趾外，其他任何一趾缺失或瘢痕畸形，功能不全。3. 跖骨或跗骨骨折影响足弓者	1. 除拇趾外，任何一趾末节缺失。2. 足背植皮面积 > 100 cm²

分级

续表

伤残类别		分级									
		一	二	三	四	五	六	七	八	九	十
下肢				2. 双膝以下缺失或功能完全丧失。3. 一髋、膝关节畸形，功能完全丧失		3. 一髋（或一膝）功能完全丧失。4. 一侧膝以下缺失	4. 一前足缺失，另一足除拇趾外，2~5趾畸形，功能完全丧失。5. 一足完全丧失功能，另一足部分功能丧失。6. 一髋或一膝关节功能重度障碍。7. 单侧跟骨底软组织缺损瘢痕形成，反复破溃	4. 膝关节韧带损伤术后关节不稳定，伸屈功能正常者	3. 一足除拇趾外，其他三趾缺失。4. 一足除拇趾外，其他四趾瘢痕畸形，功能完全丧失	4. 外伤后膝关节半月板切除、髌骨切除、膝关节交叉韧带修补术后	3. 膝关节半月板损伤、膝关节交叉韧带损伤未做手术者
上下肢		1. 双下肢缺失及一上肢肘上缺失。2. 双下肢及一上肢瘢痕畸形，功能完全丧失	1. 同侧上、下肢缺失或功能完全丧失。2. 四肢大关节（肩、肘、髋、膝）中四个及以上关节功能完全丧失	1. 非同侧腕上、踝上缺失。2. 非同侧上、下肢瘢痕畸形，功能完全丧失		四肢大关节之一人工关节术后遗留重度功能障碍		1. 四肢大关节之一人工关节术后，基本生活自理。2. 四肢大关节之一关节内骨折导致创伤性关节炎，遗留中重度功能障碍	1. 因开放骨折感染形成慢性骨髓炎，反复发作者。2. 四肢大关节之一关节内骨折导致创伤性关节炎，遗留轻度功能障碍	1. 四肢长管状骨骨折内固定或外固定支架术后。2. 髌骨、距骨、跟骨、下颌骨或骨盆骨折内固定术后	1. 手掌、足掌植皮面积>30%者。2. 身体各部位骨折愈合后无功能障碍或遗留轻度功能障碍。3. 四肢大关节肌腱及韧带撕裂伤术后遗留轻度功能障碍

眼科、耳鼻喉科、口腔科门

表C.3

伤残类别	分级									
	一	二	三	四	五	六	七	八	九	十
眼损伤与视功能障碍	双眼无光感或仅有光定位不准者	一眼有或无光感，另眼矫正视力0.02，或视野≤8%（或半径≤5°）	1. 一眼有或无光感，另眼矫正视力0.05或视野≤16%（半径≤10°）。 2. 双眼矫正视力＜0.05或视野≤16%（或半径≤10°） 3. 一侧眼球摘除或眼内容物剜出，另眼矫正视力0.1或视野≤24%（或半径≤15°）	1. 一眼有或无光感，另眼矫正视力0.2或视野≤32%（或半径≤20°）。 2. 一眼矫正视力＜0.05，另眼矫正视力0.1。 3. 双眼矫正视力＜0.1或视野≤32%（或半径≤20°）	1. 第Ⅲ对脑神经麻痹。 2. 双眼外伤性青光眼行抗青光眼手术后，需用药物控制眼压者。 3. 一眼矫正视力≤0.3或视野40%（或半径≤25°）。 4. 一眼矫正视力≤0.1，另眼矫正视力0.05。 5. 一眼矫正视力＜0.1，另眼矫正视力0.05。 6. 双眼视野≤40%（或半径≤25°）	1. 一侧眼球摘除；或一侧眼球明显萎缩，无光感。 2. 双眼外伤性青光眼行抗青光眼手术后，需用药物控制眼压者。 3. 一眼矫正视力≤0.05，另眼矫正视力≥0.3。 4. 一眼矫正视力≤0.1，另一眼矫正视力0.2。 5. 双眼矫正视力≤0.2或视野≤48%（或半径≤30°）。 6. 第Ⅳ或第Ⅵ对脑神经麻痹，或眼外肌损伤致复视的	1. 一眼有或无光感，另眼矫正视力0.8。 2. 一眼有或无光感，另一眼各种检查正常。 3. 一眼矫正视力≤0.05，另眼矫正视力≥0.6。 4. 一眼矫正视力≤0.1，另眼矫正视力正常。 5. 双眼矫正视力≤0.3或视野≤64%（或半径≤40°）。 6. 单眼外伤性青光眼术后，需用药物控制眼压者	1. 一眼矫正视力≤0.2，另眼矫正视力正视力0.5。 2. 双眼矫正视力等于0.4。 3. 双眼视野≤80%（或半径≤50°）。 4. 一侧或双侧睑外翻或睑闭合不全者。 5. 上睑下垂盖及瞳孔1/3者。 6. 睑球粘连影响眼球转动者。 7. 外伤性青光眼行抗青光眼手术后眼压控制正常者	1. 第Ⅴ对脑神经眼支麻痹。 2. 眶壁骨折致眼球内陷、两眼球突出度相差＞2mm或错位变形影响外观者。 3. 一眼矫正视力≤0.3，另眼矫正视力＞0.6。 4. 双眼矫正视力等于0.5。 5. 泪器损伤，手术无法改进溢泪者	1. 一眼矫正视力0.5，另一眼矫正视力≥0.8。 2. 双眼矫正视力≥0.8。或 3. 一侧或双侧睑外翻或睑闭合不全行成形手术后矫正者。 4. 上睑下垂盖及瞳孔1/3行成形手术后矫正者。 5. 睑球粘连影响眼球转动行手术后矫正者。 6. 职业性及外伤性白内障术后人工晶状体眼，矫正视力正常者。 7. 职业性及外伤性白内障Ⅰ～Ⅱ（轻度、中度），矫正视力正常者。

续表

伤残类别	分级									
	一	二	三	四	五	六	七	八	九	十
眼损伤与视功能障碍										8. 晶状体部分脱位。9. 眶内异物未取出者。10. 眼球内异物未取出者。11. 外伤性瞳孔放大。12. 角膜穿通伤治愈者
听功能障碍				双耳听力损失≥91 dB	双耳听力损失≥81 dB	双耳听力损失≥71 dB	双耳听力损失≥56 dB	双耳听力损失≥41 dB 或一耳≥91 dB	双耳听力损失≥31 dB 或一耳损失≥71 dB	双耳听力损失≥26 dB,或一耳≥56 dB
前庭平衡功能障碍						双侧前庭功能丧失,睁眼行走困难,不能并足站立				双侧前庭功能丧失,闭眼不能并足站立
喉源性呼吸困难及发声障碍			1. 呼吸完全依赖气管套管或造口。2. 静止状态下或轻微活动即有呼吸困难		一般活动及轻工作时有呼吸困难			1. 体力劳动时有呼吸困难。2. 发声及言语困难	发声及言语不畅	

续表

伤残类别	一	二	三	四	五	六	七	八	九	十
吞咽功能障碍		无吞咽功能，完全依赖胃管进食		牙关紧闭或因食管狭窄只能进流食	1. 吞咽困难，仅能进半流食。2. 双侧喉返神经损伤，喉保护功能丧失致饮食呛咳、误吸		咽成形术后，咽下运动不正常			
口腔颌面损伤		1. 双侧上颌骨或双侧下颌骨完全缺损。2. 一侧上颌骨及对侧下颌骨完全缺损，并伴有额面软组织损伤>30 cm²	1. 同侧上下颌骨完全缺损。2. 一侧上颌骨或下颌骨缺损，伴颜面部软组织损伤>30 cm²。3. 舌缺损>全舌的2/3	1. 一侧上颌骨缺损1/2，伴颜面部软组织损伤>20 cm²。2. 下颌骨缺损长6 cm以上的区段，伴口腔、颜面软组织损伤20 cm²。3. 双侧颞下颌关节骨性强直，完全不能张口。4. 面颊部洞穿性缺损>20 cm²	1. 一侧上颌骨缺损>1/4，但<1/2，伴软组织损伤>10 cm²，但<20 cm²。2. 下颌骨缺损长4 cm以上的区段，伴口腔、颜面软组织损伤>10 cm²	1. 单侧双侧颞下颌关节强直，张口困难Ⅲ度。2. 一侧上颌骨缺损1/4，伴口腔颌面部软组织损伤>10 cm²。3. 面部软组织缺损>20 cm²，伴发涎瘘。4. 舌缺损>1/3，但<2/3。	1. 牙槽骨损伤长度≥8 cm，牙脱落10个及以上。2. 单侧颧骨并颧弓骨折，伴有开口困难Ⅱ度以上及颧面部畸形经手术复位者	1. 牙槽骨损伤长度≥6 cm，牙脱落8个及以上者。2. 舌缺损<舌的1/3。3. 双侧鼻腔或鼻咽部闭锁。4. 双侧颞下颌关节强直，张口困难Ⅱ度。5. 上、下颌骨骨折，经治疗后有功能障碍者	1. 牙槽骨损伤长度>4 cm，牙脱落4个及以上。2. 上、下颌骨折，固定后无功能障碍。3. 一侧颞下颌关节强直，张口困难Ⅰ度。4. 一侧颧骨并颧弓骨折	1. 牙齿除智齿以外，切牙脱落1个以上或其他牙脱落2个以上。2. 一侧颞下颌关节强直，张口困难Ⅰ度。3. 鼻窦或面颊部有异物未取出。4. 单侧鼻腔或鼻孔闭锁。5. 鼻中隔穿孔

续表

伤残类别	分级 一	二	三	四	五	六	七	八	九	十
口腔颌面损伤						5. 双侧颧骨并颧弓骨折,伴有开口困难Ⅱ度以上及颜面部畸形经手术复位者。 6. 双侧下颌骨髁状突颈部骨折,伴有开口困难Ⅱ度以上及咬合关系改变,经手术治疗者		6. 双侧颧弓骨折,无开口困难,颜面部凹陷畸形不明显,不需手术复位		
嗅觉障碍和铬鼻病									铬鼻病有医疗依赖	1. 铬鼻病(无症状者)。 2. 嗅觉丧失
面神经损伤				双侧完全性面瘫	一侧完全面瘫,另一侧不完全面瘫	一侧完全性面瘫	双侧不完全性面瘫			一侧不完全性面瘫

表 C.4　普外、胸外、泌尿生殖科门

伤残类别	一	二	三	四	五	六	七	八	九	十
							分级			
胸壁、气管、支气管、肺	1. 肺功能重度损伤和呼吸困难Ⅳ级，需终生依赖机械通气。2. 双肺或心肺联合移植术	一侧全肺切除并胸廓成形术，呼吸困难Ⅲ级	1. 一侧全肺切除并胸廓成形术。2. 一侧胸廓成形术，肋骨切除6根以上。3. 一侧全肺切除并隆凸切除术。4. 一侧全肺切除并大血管重建术	1. 一侧全肺切除术。2. 双侧肺叶切除术。3. 肺叶切除后并胸廓成形术。4. 肺叶切除并隆凸切除成形术后。5. 一侧肺移植术	1. 双肺叶切除术。2. 肺叶切除并大血管重建术。3. 隆凸切除成形术	1. 肺叶切除并肺段或楔形切除术。2. 肺叶切除并支气管成形术后。3. 支气管（或气管）胸膜瘘	1. 肺叶切除术。2. 限局性胸廓成形术。3. 气管部分切除术	1. 肺段切除术。2. 支气管成形术。3. 双侧≥3根肋骨折致胸廓畸形。4. 膈肌破裂修补术后，伴膈神经麻痹。5. 肺功能轻度损伤	1. 肺内异物滞留或异物摘除术。2. 限局性胸膜行胸膜剥脱术	血、气胸行单纯闭式引流术后，胸膜粘连增厚
心脏与大血管		心功能不全三级	Ⅲ度房室传导阻滞	1. 心瓣膜置换术后。2. 心功能不全二级		1. 冠状动脉旁路移植术。2. 大血管重建术	心功能不全一级	1. 心脏、大血管修补术。2. 心脏异物滞留或异物摘除术		
食管		食管闭锁或损伤无法行食管重建，依赖胃造瘘或空肠造瘘进食		食管重建术后吻合口狭窄，仅能进食者	1. 食管重建术后狭窄，仅能进半流食者。2. 食管气管或支气管瘘。3. 食管胸膜瘘		1. 食管重建术后伴反流性食管炎。2. 食管外伤或成形术后咽下运动不正常	食管重建术后，进食正常者		

续表

伤残类别	一	二	三	四	五	六	七	八	九	十
胃				全胃切除	胃切除3/4	胃切除2/3	胃切除1/2	胃部分切除		
十二指肠				胰头、十二指肠切除						
小肠	小肠切除≥90%	小肠切除3/4，合并短肠综合症		1. 小肠切除3/4。 2. 小肠切除2/3，包括回盲部切除	小肠切除2/3，包括回肠大部	小肠切除1/2，包括回盲部	小肠切除1/2	小肠部分切除		
结肠、直肠				1. 全结肠、直肠、肛门切除，回肠造瘘。 2. 外伤后肛门排便重度障碍或失禁	肛门、直肠、结肠部分切除，结肠造瘘	肛门外伤后排便轻度障碍或失禁	结肠大部分切除	结肠部分切除		
肝	肝切除后原位肝移植	1. 肝切除3/4，合并肝功能重度损害。 2. 肝外伤后发生门脉高压三联症或Budd-chiari综合征	肝切除2/3，并肝功能中度损害	1. 肝切除2/3。 2. 肝切除1/2，肝功能轻度损害	肝切除1/2	肝切除1/3	肝切除1/4	肝部分切除		
胆道	胆道损伤后原位肝移植	胆道损伤致肝功能重度损害	胆道损伤致肝功能中度损害			胆道损伤致肝功能轻度损伤	胆道损伤，胆肠吻合术后		胆囊切除	

续表

伤残类别	分级 一	二	三	四	五	六	七	八	九	十
腹壁、腹腔						腹壁缺损面积≥腹壁的1/4		腹壁缺损面积＜腹壁的1/4	胸、腹腔脏器探查术或修补术后	腹腔脏器挫裂伤保守治疗后
胰、脾	全胰切除	胰次全切除，胰腺移植术后	胰次全切除，胰岛素依赖		胰切除2/3	胰切除1/2	1. 脾切除。2. 胰切除1/3	1. 脾部分切除。2. 胰部分切除		
甲状腺					甲状腺功能重度损害	甲状腺功能中度损害		甲状腺功能轻度损害		
甲状旁腺				甲状旁腺功能重度损害		甲状旁腺功能中度损害		甲状旁腺功能轻度损害		
肾脏	双侧肾切除或孤肾切除术后，用透析维持或同种肾移植或同种肾移植术后肾功能不全尿毒症期	孤肾部分切除后，肾功能不全代偿期	一侧肾切除，对侧肾功能不全失代偿期	肾修补术后，肾功能不全失代偿期	一侧肾切除，对侧肾功能不全代偿期	肾损伤性高血压	一侧肾切除			
肾上腺				双侧肾上腺缺损				一侧肾上腺缺损		
尿道					尿道瘘不能修复者	尿道狭窄经系统治疗1年后仍需定期行扩张术		尿道修补术		

续表

伤残类别	一	二	三	四	五	六	七	八	九	十
					分级					
阴茎					阴茎全缺损	阴茎部分缺损		脊髓神经周围神经损伤,或盆腔、会阴手术后遗留性功能障碍		
输精管						双侧输精管缺损、不能修复		一侧输精管缺损、不能修复		
输尿管			1. 双侧输尿管狭窄,肾功能不全失代偿期。 2. 永久性输尿管腹壁造瘘	输尿管修补术后,肾功能不全失代偿期	一侧输尿管狭窄,肾功能不全代偿期					
膀胱			膀胱全切除	1. 永久性膀胱造瘘。 2. 重度排尿障碍。 3. 神经原性膀胱,残余尿≥50 mL		膀胱部分切除并轻度排尿障碍	1. 膀胱部分切除。 2. 轻度排尿障碍			

续表

伤残类别	一	二	三	四	五	六	七	八	九	十
睾丸					1. 两侧睾丸、附睾缺损。2. 生殖功能重度损伤	1. 两侧睾丸创伤后萎缩,血睾酮低于正常值。2. 生殖功能轻度损伤		一侧睾丸、附睾切除		
子宫						子宫切除				
卵巢					双侧卵巢切除			单侧卵巢切除	一侧卵巢部分切除	
输卵管						双侧输卵管切除		单侧输卵管切除		
阴道					1. 阴道闭锁。2. 会阴部瘢痕挛缩或阴道或肛门狭窄		阴道狭窄			
乳腺						女性双侧乳房切除或严重瘢痕畸形	女性两侧乳房部分缺损	女性单侧乳房切除或严重瘢痕畸形	乳腺成形术后	乳腺修补术后

表 C.5

职业病内科门

伤残类别	分级									
	一	二	三	四	五	六	七	八	九	十
肺部疾患	1. 尘肺叁期伴肺功能及/或重度损伤重度低氧血症 [PO₂ < 5.3 kPa（< 40 mmHg）]。 2. 其他职业性肺部疾患，伴肺功能及/或重度低氧血症重度损伤。 3. 放射性肺炎后，两叶以上肺纤维化伴肺功能及重度低氧血症 [PO₂ < 5.3 kPa（< 40 mmHg）]。 4. 职业性肺癌伴肺功能重度损伤	1. 肺功能重度损伤及/或重度低氧血症。 2. 尘肺叁期。 3. 尘肺贰期伴肺功能重度损伤及/或重度低氧血症 [PO₂ < 5.3 kPa（40 mmHg）]。 4. 尘肺叁期伴活动性肺结核。 5. 职业性肺癌或胸膜间皮瘤	1. 尘肺叁期。 2. 尘肺贰期伴肺功能中度损伤（或）中度低氧血症。 3. 尘肺叁期伴肺功能中度损伤及（或）中度低氧血症。 4. 放射性肺炎后两叶肺纤维化，伴肺功能中度损伤及（或）中度低氧血症	1. 尘肺贰期。 2. 尘肺壹期伴肺功能中度损伤或中度低氧血症。 3. 尘肺壹期伴活动性肺结核。	肺功能中度损伤或中度低氧血症	1. 尘肺壹期伴肺功能轻度损伤（或）轻度低氧血症。 2. 放射性肺炎后肺纤维化（<两叶），伴肺功能轻度损伤及（或）轻度低氧血症。 3. 其他肺部职业性疾患，伴肺功能轻度损伤	1. 尘肺壹期，肺功能正常。 2. 放射性肺炎后肺纤维化（<两叶），肺功能正常。 3. 轻度低氧血症	其他职业性肺疾患，肺功能正常		
心脏		心功能不全三级	Ⅲ度房室传导阻滞	1. 病态窦房结综合征（需安装起搏器）。 2. 心功能不全二级	1. 莫氏Ⅱ型Ⅱ度房室传导阻滞。 2. 病态窦房结综合征（不需安装起搏器者）。		心功能不全一级			

续表

伤残类别	一	二	三	四	五	六	七	八	九	十
血液		1. 职业性急性白血病。2. 急性重型再生障碍性贫血	1. 粒细胞缺乏症。2. 再生障碍性贫血。3. 职业性慢性白血病。4. 中毒性血液病，骨髓增生异常综合征。5. 中毒性严重血液或血小板出血含量≤2×10^10/L		1. 中毒性血液病，血小板减少(≤4×10^10/L)并有出血倾向。2. 中毒性血液病，白细胞含量<3×10^9/L(3 000/mm³)或粒细胞含量<1.5×10^9/L(1 500/mm³)	白血病完全缓解	1. 再生障碍性贫血完全缓解。2. 白细胞减少症，含量<4×10^9/L(4 000/mm³)。3. 中性粒细胞减少症，含量持续<2×10^9/L(2 000/mm³)			
肝脏	1. 职业性肝血管肉瘤，重度肝功能损害。2. 肝硬化伴食道静脉破裂出血，肝功能重度损害	1. 慢性中毒性肝病。2. 肝血管肉瘤			慢性中度中毒性肝病		慢性轻度中毒性肝病			
免疫功能				免疫功能明显减退						免疫功能轻度减退
内分泌				肾上腺皮质功能明显减退		肾上腺皮质功能轻度减退				

续表

伤残类别		分级									
	一	二	三	四	五	六	七	八	九	十
肾脏	肾功能不全尿毒症期，内生肌酐清除率持续＜10 mL/min，或血浆肌酐水平持续＞707 μmol/L (8 mg/dL)	肾功能不全尿毒症期，内生肌酐清除率持续＜25 mL/min，或血浆肌酐水平持续＞450 μmol/L (5 mg/dL)			肾功能不全失代偿期，内生肌酐清除率持续＜50 mL/min，或血浆肌酐水平持续＞177 μmol/L (2 mg/dL)	1. 中毒性肾病，持续性低分子蛋白尿伴白蛋白尿。 2. 中毒性肾病，肾小管浓缩功能减退	肾功能不全代偿期，内生肌酐清除率＜70 mL/min	中毒性肾病，持续低分子蛋白尿		
其他		1. 职业性膀胱癌。 2. 放射性肿瘤	1. 砷性皮肤癌。 2. 放射性皮肤癌		1. 慢性重度磷中毒。 2. 重度手臂振动病。 3. 放射性损伤致睾丸萎缩	1. 放射性损伤致甲状腺功能低下。 2. 减压性骨坏死Ⅲ期。 3. 中度手臂振动病。 4. 工业性氟病Ⅲ期	三度牙酸蚀病	1. 慢性中度磷中毒。 2. 氟及其无机化合物中毒慢性中度中毒。 3. 减压性骨坏死Ⅱ期。 4. 轻度手臂振动病。 5. 二度牙酸蚀。 6. 急性放射皮肤损伤Ⅳ度及放射性皮肤溃疡经久不愈者。 7. 放射性皮肤癌手术治疗后影响肢体功能。		1. 慢性轻度磷中毒。 2. 氟及其无机化合物中毒慢性轻度中毒。 3. 井下工人滑囊炎。 4. 减压性骨坏死Ⅰ期。 5. 一度牙酸蚀病。 6. 职业性皮肤病久治不愈。 7. 一手或两手慢性放射性皮肤损伤Ⅱ度及Ⅱ度以上者

人力资源社会保障部关于实施修订后
劳动能力鉴定标准有关问题处理意见的通知

（人社部发〔2014〕81号）

各省、自治区、直辖市及新疆生产建设兵团人力资源社会保障厅（局）：

《劳动能力鉴定　职工工伤与职业病致残等级》（GB/T 16180—2014）（以下简称"新标准"）已由国家质量监督检验检疫总局、国家标准化管理委员会批准发布，将于2015年1月1日实施。新标准是在充分听取各地意见的基础上对《劳动能力鉴定　职工工伤与职业病致残等级》（GB/T 16180—2006）（以下简称"原标准"）进行的修改和完善。为实现新旧标准平稳过渡，现对有关问题通知如下：

一、新标准实施后，对依照《工伤保险条例》规定提出的初次劳动能力鉴定申请，劳动能力鉴定委员会应当按照新标准进行鉴定。

二、新标准实施前，已依照《工伤保险条例》规定提出初次劳动能力鉴定申请但尚未作出鉴定结论的，劳动能力鉴定委员会应当按照新标准进行鉴定。若因标准发生变化导致鉴定级别低于原标准的，按照就高原则作出鉴定结论。

三、新标准实施前已作出劳动能力鉴定结论，新标准实施后依照《工伤保险条例》规定提出劳动能力复查鉴定或者再次鉴定申请的，劳动能力鉴定委员会应当按照新标准进行鉴定。

四、按本通知第三条规定提出劳动能力复查鉴定及对复查鉴定结论不服提出再次鉴定申请，且鉴定级别发生变化的，工伤职工的伤残津贴和生活护理费自作出鉴定结论的次月起作相应调整，一次性伤残补助金不作调整。一次性伤残就业补助金和一次性工伤医疗补助金的计发标准，按与用人单位解除终止劳动关系前最后一次的鉴定结论确定。

实施修订后劳动能力鉴定标准，涉及面广、敏感性强，请各地结合实际，加强领导，认真做好贯彻新标准的各项工作，妥善处理新标准实施中遇到的具体问题。新标准实施中遇到重大问题请及时报我部工伤保险司。

人力资源社会保障部

2014年11月21日

政 策 问 答

1. 什么是劳动能力鉴定?

劳动能力鉴定是指劳动者因工负伤或者患职业病,导致本人劳动与生活能力受到不同程度的影响,由劳动能力鉴定机构根据职工本人(或者其近亲属)或者用人单位的申请,组织劳动能力鉴定专家,根据工伤保险有关法律法规政策和《劳动能力鉴定 职工工伤与职业病致残等级》国家标准,运用医学科技方法和手段,对工伤职工劳动功能障碍程度和生活自理障碍程度组织进行技术性等级鉴定的一种制度。

2. 劳动能力鉴定工作的性质和作用是什么?

第一,做好劳动能力鉴定工作是落实以人为本理念的内在要求。以人为本是党和政府一切工作的基本理念。劳动能力鉴定是确定工伤职工工伤保险待遇的基础和前提条件。做好劳动能力鉴定工作既要本领高,更要态度好。通过客观准确地作出鉴定结论,保证工伤职工公正公平地享受工伤保险待遇,通过为工伤职工提供热情贴心的服务,让他们感受到"工伤事故无情,工伤保险有爱",体现以人为本、服务至上的宗旨和理念。

第二,做好劳动能力鉴定工作是落实依法行政要求的具体举措。依法行政是政府相关部门履行职责的基本方式。劳动能力鉴定是一种依法作出的客观、公正、合理的科学证明行为。为了保证劳动能力鉴定机构和劳动能力鉴定工作做到权责法定、公开公正、廉洁高效,制定《工伤职工劳动能力鉴定管理办法》、修订《劳动能力鉴定 职工工伤与职业病致残等级》标准,这是落实相关法律法规要求,促进劳动能力鉴定工作鉴定程序规范化,鉴定人员专业化,鉴定依据标准化的具体举措。

第三,做好劳动能力鉴定工作是完善工伤保险制度的重要保证。劳动能力鉴定工作是工伤保险工作中一个不可或缺的重要环节,按照《工伤保险条例》规定,劳动能力鉴定委员会的职责包括一个鉴定和三个确认,即劳动能力伤残等级鉴定、辅助器具配置确认、停工留薪期确认和生活护理依赖确认,因此劳动能力鉴定工作会对其他各项工伤保险工作产生直接影响。做好劳动能力鉴定工作,将会促进工伤保险工作改革、法治目标的整体实现和各项工伤保险工作的协同发展。

3. 制定《工伤职工劳动能力鉴定管理办法》的目的是什么?

一是为了更好地贯彻执行《中华人民共和国社会保险法》《中华人民共和国职业病防治法》和《工伤保险条例》,更好地维护工伤职工的合法权益。《社会保险法》规定,经劳动能力鉴定丧失劳动能力的工伤职工,享受伤残待遇;劳动能力鉴定应当简捷、方便。《职业病防治法》规定，职业病伤残等级的鉴定办法由国务院劳动保障行政部门会同国务院卫生行政部门制定。《工伤保险条例》第四章对劳动能力鉴定工作进行了规定。为了更好地执行上述法律法规的要求，人力资源和社会保障部会同国家卫生和计划生育委员会联合制定下发了《工伤职工劳动能力鉴定管理办法》，该《办法》将有关法律法规的要求进一步细化，指导和规范各地劳动能力鉴定机构开展劳动能力鉴定工作。

二是为了加强劳动能力鉴定管理，规范劳动能力鉴定程序。自 2005 年以来，全国累计受理劳动能力鉴定申请 450 万人次。各级劳动能力鉴定机构根据有关法律法规要求，认真开展劳动能力鉴定工作，在工作中摸索了许多成功经验。为了总结各地的经验，把经验加以提炼和升华，固化为制度，用以指导各地更好地开展劳动能力鉴定工作；同时也为了解决过去劳动能力鉴定工作中存在的一些突出问题，更好地保障工伤职工享有公平公正、方便快捷的服务，《工伤职工劳动能力鉴定管理办法》的制定正是体现了方便职工、服务职工的原则。通过规范鉴定程序、规定办理时限，明确法律责任，提供便捷服务等规定，指导和规范各地劳动能力鉴定机构不断提升服务质量和水平。

4. 劳动能力鉴定的种类和申请主体有哪些？

劳动能力鉴定制度的设立要力求保证劳动能力鉴定结论的客观性和独立性，但劳动能力鉴定结论是由不同的劳动能力鉴定专家做出的，对同一被鉴定的工伤职工的功能障碍程度，不同的专家可能有不同的判断角度和认识，或者由于检查手段不同也有可能产生差异，为了保障工伤职工的权益，《工伤保险条例》明确了劳动能力鉴定的救济途径，即依据劳动能力鉴定申请目的的不同，分为初次鉴定、再次鉴定和复查鉴定。

职工发生工伤，经治疗后在停工留薪期内治愈，或者伤情处于相对稳定后存在残疾，影响劳动能力，或者停工留薪期满仍不能工作的，应当由因工受伤职工本人（或其近亲属）或者用人单位，向设区的市级劳动能力鉴定委员会提出初次劳动能力鉴定申请。

5. 申请再次鉴定的条件是什么？

工伤职工或者其用人单位对初次鉴定结论不服的，可以在收到该鉴定结论之日起 15 日内向省、自治区、直辖市劳动能力鉴定委员会申请再次鉴定。

省、自治区、直辖市劳动能力鉴定委员会作出的劳动能力鉴定结论为最终结论。

6. 申请复查鉴定的条件是什么？

自劳动能力鉴定结论作出之日起 1 年后，工伤职工、用人单位或者社会保险经办机构认为伤残情况发生变化的，可以向设区的市级劳动能力鉴定委员会申请劳动能力复查鉴定。

对复查鉴定结论不服的，仍然可以向省、自治区、直辖市劳动能力鉴定委员会申请再次鉴定。

复查鉴定自劳动能力鉴定作出之日起 1 年后申请的规定，一方面考虑了保护工伤职工权益的需要，同时考虑到目前我国工伤保险现实情况，防止复查鉴定权利的过度使用。

7. 劳动能力鉴定委员会如何组成？

《工伤保险条例》规定，省、自治区、直辖市和设区的市级劳动能力鉴定委员会由社会保险行政部门、卫生行政部门、工会组织、经办机构代表和用人单位代表组成。

目前，各省、自治区、直辖市和设区的市级都按照《工伤保险条例》的规定成立了劳动能力鉴定委员会，并通过不同的方式下设劳动能力鉴定委员会的办事机构，承担劳动能力鉴定委员会的日常工作。全国有 14 个省级、74 个地市级成立了具备独立法人资格的劳动能力鉴定机构。

8. 劳动能力鉴定委员会的职责是什么？

《工伤职工劳动能力鉴定管理办法》规定，劳动能力鉴定委员会有下列职责：

（1）选聘医疗卫生专家，组建医疗卫生专家库，对专家进行培训和管理；

（2）组织劳动能力鉴定；

（3）根据专家组的鉴定意见作出劳动能力鉴定结论；

（4）建立完整的鉴定数据库，保管鉴定工作档案 50 年；

（5）法律、法规、规章规定的其他职责。

法律、法规、规章规定的其他职责包括《工伤保险条例》规定的三项"确认"职责。一是工伤职工因日常生活或者就业需要，经劳动能力鉴定委员会确认，可以安装假肢、矫形器、假眼、假牙和配置轮椅等辅助器具；二是工伤职工伤情严重或者情况特殊，经设区的市级劳动能力鉴定委员会确认，可以适当延长停工留薪期；三是工伤职工已经评定伤残等级并需要生活护理的，需经劳动能力鉴定委员会确认。

此外，实践中部分地方劳动能力鉴定委员会还承担了非因工伤残或因病丧失劳动能力鉴定工作、伤病关联确认和旧伤复发确认等职能。承担劳动能力鉴定委员会日常工作的机构，具体落实劳鉴委的各项职能。考虑到各地情况差异较大，《办法》规定其设置方式由各地根据实际情况决定。

9. 设区的市级劳动能力鉴定委员会和省级劳动能力鉴定委员会的职责如何划分？

设区的市级劳动能力鉴定委员会负责本辖区内的劳动能力初次鉴定、复查鉴定。

省、自治区、直辖市劳动能力鉴定委员会负责对初次鉴定或者复查鉴定结论不服提出的再次鉴定。

10. 申请劳动能力鉴定需提交哪些材料？

申请劳动能力鉴定应当填写劳动能力鉴定申请表，并提交下列材料：

（1）《工伤认定决定书》原件和复印件；

（2）有效的诊断证明，按照医疗机构病历管理有关规定复印或者复制的检查、检验报告等完整病历材料；

（3）工伤职工的居民身份证或者社会保障卡等其他有效身份证明原件和复印件；

（4）劳动能力鉴定委员会规定的其他材料。

申请再次鉴定，还需要提交劳动能力初次鉴定结论和复查鉴定结论的原件和复印件。

11. 劳动能力鉴定委员会作出鉴定结论的期限要求是什么？

为了提高劳动能力鉴定工作的时效性，使工伤职工能够及时享受工伤保险待遇，《工伤保险条例》和《工伤职工劳动能力鉴定管理办法》对劳动能力鉴定时限提出了明确要求：劳动能力鉴定委员会收到劳动能力鉴定申请后，应当及时对申请人提交的材料进行审核；

申请人提供材料不完整的，劳动能力鉴定委员会应当自收到劳动能力鉴定申请之日起 5 个工作日内一次性书面告知申请人需要补正的全部材料。

申请人提供材料完整的，劳动能力鉴定委员会应当及时组织鉴定，并在收到劳动能力鉴定申请之日起 60 日内作出劳动能力鉴定结论。伤情复杂、涉及医疗卫生专业较多的，作出劳动能力鉴定结论的期限可以延长 30 日。

12. 劳动能力现场鉴定的要求是什么？

为了保证劳动能力鉴定工作的严肃、客观和准确性，使劳动能力鉴定结论经得起历史的检验，《工伤职工劳动能力鉴定管理办法》要求，原则上要定期组织工伤职工进行现场劳动能力鉴定。

劳动能力鉴定委员会应当视工伤职工伤情程度，从医疗卫生专家库中随机抽取 3 名或者 5 名与工伤职工伤情相关科别的专家组成专家组进行鉴定。

劳动能力鉴定委员会应当提前通知工伤职工进行鉴定的时间、地点以及应当携带的材料。工伤职工应当按照通知的时间、地点参加现场鉴定。组织劳动能力鉴定的工作人员应当对工伤职工的身份进行核实。

工伤职工因故不能按时参加鉴定的，经劳动能力鉴定委员会同意，可以调整现场鉴定的时间，作出劳动能力鉴定结论的期限相应顺延。

实践中，已有一些地方劳动能力鉴定机构为了更好地为工伤职工提供人性化服务，对行动不便的工伤职工提供上门服务。《工伤职工劳动能力鉴定管理办法》将这种好的做法用制度形式巩固下来，提出对行动不便的工伤职工，劳动能力鉴定委员会可以组织专家上门进行劳动能力鉴定，引导有条件的地方为工伤职工提供以人为本的服务。

13. 劳动能力鉴定结论书应包括哪些内容？

劳动能力鉴定委员会根据专家组的鉴定意见作出劳动能力鉴定结论。劳动能力鉴定结论书应当载明下列事项：

（1）工伤职工及其用人单位的基本信息；

（2）伤情介绍，包括伤残部位、器官功能障碍程度、诊断情况等；

（3）作出鉴定的依据；

（4）鉴定结论。

14. 劳动能力鉴定结论应多长时间内送达？

劳动能力鉴定委员会应当自作出鉴定结论之日起 20 日内将劳动能力鉴定结论及时送达工伤职工及其用人单位，并抄送社会保险经办机构。

送达劳动能力鉴定结论的时间规定是参考民事诉讼中送达的规定作出的，目的是尽快将结论送达有关方面，使工伤职工尽可能快地享受到工伤保险待遇。

15. 劳动能力鉴定委员会选聘医疗卫生专家须符合哪些条件？

劳动能力鉴定委员会选聘医疗卫生专家，实行动态管理，聘期一般为 3 年，可以连续聘任。

聘任的专家应当具备下列条件：

（1）具有医疗卫生高级专业技术职务任职资格；

（2）掌握劳动能力鉴定的相关知识；

（3）具有良好的职业品德。

一般来说，劳动能力鉴定委员会选聘的医疗卫生专家是当地医疗卫生的知名专家，具有高级专业技术职务任职资格，同时对其职业道德有较高的要求。不仅要求专家具有较高的医术医德，同时还要求专家通过培训等方式，掌握工伤保险相关法规政策和劳动能力鉴定的相关知识。对于有些年事已高，或是工作繁忙，或是其他原因不能按照规定的时间和地点参加劳动能力鉴定工作的，以及不能客观公正地提出鉴定意见的专家不能再连续聘任，同时也要补充一些新的专家，保证劳动能力鉴定工作的需要。

16. 在何种条件下，工伤职工当次劳动能力鉴定终止？

用人单位、工伤职工或者其近亲属应当如实提供鉴定需要的材料，遵守劳动能力鉴定相关规定，按照要求配合劳动能力鉴定工作。

工伤职工有下列情形之一的，当次鉴定终止：

（1）无正当理由不参加现场鉴定的；

（2）拒不参加劳动能力鉴定委员会安排的检查和诊断的。

无正当理由不参加现场鉴定、拒不参加劳动能力鉴定委员会安排的检查和诊断属于不按要求配合劳动能力鉴定的行为。《社会保险法》第四十三条（二）款规定，拒不接受劳动能力鉴定的，停止享受工伤保险待遇。根据这一规定，如果工伤职工拒不接受劳动能力鉴定，必须承担可能带来的不利后果。

17. 劳动能力鉴定委员会、劳动能力鉴定机构及其工作人员的法律责任有哪些？

劳动能力鉴定委员会和承担劳动能力鉴定委员会日常工作的机构及其工作人员在从事或者组织劳动能力鉴定时，有下列行为之一的，由人力资源社会保障行政部门或者有关部门责令改正，对直接负责的主管人员和其他直接责任人员依法给予相应处分；构成犯罪的，依法追究刑事责任：

（1）未及时审核并书面告知申请人需要补正的全部材料的；

（2）未在规定期限内作出劳动能力鉴定结论的；

（3）未按照规定及时送达劳动能力鉴定结论的；

（4）未按照规定随机抽取相关科别专家进行鉴定的；

（5）擅自篡改劳动能力鉴定委员会作出的鉴定结论的；

（6）利用职务之便非法收受当事人财物的；

（7）有违反法律法规和《工伤职工劳动能力鉴定管理办法》的其他行为的。

作为规范劳动能力鉴定程序的《工伤职工劳动能力鉴定管理办法》，对劳动能力鉴定机构工作人员提出了较为严格的法律责任，这是加强劳动能力鉴定工作的实际措施，明确划定了工作人员应当遵守的"红线"，对工作人员的法律意识、服务意识、服务水平乃至工作态度，都有重要的规范作用。

18. 从事劳动能力鉴定的专家的法律责任有哪些？

从事劳动能力鉴定的专家有下列行为之一的，劳动能力鉴定委员会应当予以解聘；情节严重的，由卫生计生行政部门依法处理：

（1）提供虚假鉴定意见的；

（2）利用职务之便非法收受当事人财物的；

（3）无正当理由不履行职责的；

（4）有违反法律法规和《工伤职工劳动能力鉴定管理办法》的其他行为的。

劳动能力鉴定专家是直接从事劳动能力鉴定的专业人员，不但应当具有高超的医学知识和技能，还要具备高尚的职业道德。劳动能力鉴定专家的聘用是"聘任制"而不是"终身制"，如果违反了上述规定，劳动能力鉴定委员会可以对其予以解聘；如果在劳动能力鉴定过程中有违反法律法规的行为，情节严重的，卫生计生行政部门可以依法予以处理。这对参加劳动能力鉴定的专家来说，也是划定了必须遵守的"红线"。

19. 参与工伤救治、检查、诊断活动的医疗机构及其医务人员的法律责任有哪些？

参与工伤救治、检查、诊断等活动的医疗机构及其医务人员有下列情形之一的，由卫生计生行政部门依法处理：

（1）提供与病情不符的虚假诊断证明的；

（2）篡改、伪造、隐匿、销毁病历材料的；

（3）无正当理由不履行职责的。

参与工伤救治、检查、诊断活动的医疗机构及其医务人员与参与鉴定的劳动能力鉴定专家具有一样的法律责任，同样应具有法律意识和"红线"意识，必须在法律允许的范围内从事有关救治、检查、诊断等工作。

20. 骗取鉴定结论、领取工伤保险待遇的法律责任有哪些？

以欺诈、伪造证明材料或者其他手段骗取鉴定结论、领取工伤保险待遇的，按照《社会保险法》第八十八条的规定，由人力资源社会保障行政部门责令退回骗取的社会保险金，处骗取金额2倍以上5倍以下的罚款。

骗取鉴定结论、领取工伤保险待遇的行为属于社保欺诈行为，必须予以制止和处罚。对此，《社会保险法》有明确规定，在此予以重申，意在提醒从劳鉴抓起，从基础抓起，防微杜渐，杜绝劳鉴中的作假行为。

21. 为什么要对劳动能力鉴定标准进行修订？

劳动能力鉴定标准是劳动能力鉴定的依据，根据《工伤保险条例》的规定，劳动能力鉴定标准由国务院社会保险行政部门会同国务院卫生行政部门等制定。

《劳动能力鉴定 职工工伤与职业病致残等级》于2006年修订颁发，并于2007年5月1日起施行。经过多年实践应用，证明2006版劳动能力鉴定标准框架和内容基本可行，为保证工伤职工公平公正地享受工伤保险待遇、促进工伤保险制度健康平稳发展，发挥了积极作用，得到了工伤职工和用人单位的普遍认可。但随着我国社会经济的发展和医学技术的进步，标准中部分条款的应用出现了一些情况和问题，引发了一些矛盾。标准存在的问题主要有以下三类：一是不平衡问题。标准在一定程度上存在"宽严失当"现象。二是缺乏可操作性问题。标准中使用的部分定级依据的测量方式和定量方法带有一定程度的主观性，某些时候不能客观地反映真实的残情，并且容易引发歧义，产生矛盾。三是医学技术进步引发的伤残级别调整问题。因医疗技术在不断提高，一些原来不能有效治愈的残情在新的医学技术治疗下可以有效地治愈或者降低伤残结果，也需要对原有的定级标准进行调整。

22. 劳动能力鉴定标准的修订要求是什么？

针对存在的问题，从 2011 年开始启动劳动能力鉴定标准的修订工作。为了保证劳动能力鉴定标准修订及应用的稳定性和连续性，修订工作要求要在保持 2006 版劳动能力鉴定标准基本框架不变的基础上，对各地在实践中反映集中的、普遍的、突出的"问题"条款进行适当地修订和完善。修订工作本着以人为本、统筹协调、公平公正为原则，以精简、实用、提高可操作性为导向，以努力减少标准执行中的矛盾和争议为目标，按"小修"而不是"大改"的总体要求进行。

2014 年 9 月 3 日，国家质量监督检验检疫总局、国家标准化委员会发布了《劳动能力鉴定　职工工伤与职业病致残等级》（GB/T16180—2014），并于 2015 年 1 月 1 日实施。

23. 新旧劳动能力鉴定标准如何衔接？

新旧劳动能力鉴定标准衔接主要应注意以下几个问题：

（1）新标准实施前已依照规定提出初次劳动能力鉴定申请但尚未作出鉴定结论的，劳动能力鉴定委员会应当按照新标准进行鉴定。为了更好地保障工伤职工权益，若因标准发生变化导致鉴定级别低于原标准的，按照就高原则作出鉴定结论。

（2）新标准实施前已作出劳动能力鉴定结论，新标准实施后提出劳动能力复查鉴定或者再次鉴定申请的，劳动能力鉴定委员会应当按照新标准进行鉴定。因为新标准从 2015 年 1 月 1 日开始实施，所以，此时点后提出的鉴定应当执行新标准。

（3）再次鉴定级别发生变化的，工伤职工的伤残津贴和生活护理费自作出鉴定结论的次月起作相应调整，一次性伤残补助金不作调整。一次性伤残就业补助金和一次性工伤医疗补助金的计发标准，按与用人单位解除终止劳动关系的最后一次的鉴定结论确定。

24. 什么是生活自理障碍？

生活自理障碍是指伤者生活不能自理，需要依赖他人护理的状况。生活自理障碍主要包括以下五项：a）进食：完全不能自主进食，需依赖他人帮助；b）翻身：不能自主翻身；c）大、小便：不能自主行动，排大、小便需依靠他人帮助；d）穿衣、洗漱：不能自己穿衣、洗漱，完全依赖他人帮助；e）自主行动：不能自主走动。

25. 生活自理障碍分几级？如何划分？

生活自理障碍程度分三级：a）完全生活自理障碍：生活完全不能自理，上述五项均需护理；b）大部分生活自理障碍：大部分生活不能自理，上述五项中三项或四项需要护理；c）部分生活不能自理，上述五项中一项或两项需要护理。

26. 劳动能力鉴定中的晋级原则如何掌握？

劳动能力鉴定中的晋级原则是：对于同一器官或者系统多处损伤，或一个以上器官不同部位同时受到损伤者，应先对单项伤残程度进行鉴定。如果几项伤残等级不同，以重者定级；如果两项及以上等级相同，最多晋升一级。

27. 劳动能力鉴定中对原有伤残及合并症如何处理？

如受工伤损害的器官原有伤残或疾病史，即：单个或双器官（如双眼、四肢、肾脏等）或系统损伤，鉴定时应以检查本次伤情是否加重原有伤残作为评残等级的依据，若加重原有伤残，鉴定时按实际的致残结局为依据；若本次伤情轻于原有伤残，鉴定时则按本次工伤伤情致残结局为依据。

对原有伤残的处理适用于初次或再次鉴定，复查鉴定不适用本规则。

28. 劳动能力鉴定标准中划分几个门类？

按照临床医学分科和各学科间相互关联的原则，对残情的判定划分为5个门类：a）神经内科、神经外科、精神科门。b）骨科、整形外科、烧伤科门。c）眼科、耳鼻喉科、口腔科门。d）普外科、胸外科、泌尿生殖科门。e）职业病内科门。

29. 修订后标准的1～10级伤残标准定级原则是什么？

伤残标准定级原则如下：

一级：器官缺失或功能完全丧失，其他器官不能代偿，存在特殊医疗依赖，或完全或大部分或部分生活自理障碍。

二级：器官严重缺损或畸形，有严重功能障碍或并发症，存在特殊医疗依赖，或大部分或部分生活自理障碍。

三级：器官严重缺损或畸形，有严重功能障碍或并发症，存在特殊医疗依赖，或部分生活自理障碍。

四级：器官严重缺损或畸形，有严重功能障碍或并发症，存在特殊医疗依赖，或部分生活自理障碍或无生活自理障碍。

五级：器官大部缺损或明显畸形，有较重功能障碍或并发症，存在一般医疗依赖，无生活自理障碍。

六级：器官大部缺损或明显畸形，有中等功能障碍或并发症，存在一般医疗依赖，无生活自理障碍。

七级：器官大部缺损或明显畸形，有轻度功能障碍或并发症，存在一般医疗依赖，无生活自理障碍。

八级：器官部分缺损，形态异常，轻度功能障碍，存在一般医疗依赖，无生活自理障碍。

九级：器官部分缺损，形态异常，轻度功能障碍，无医疗依赖或者存在一般医疗依赖，无生活自理障碍。

十级：器官部分缺损，形态异常，无功能障碍或轻度功能障碍，无医疗依赖或者存在一般医疗依赖，无生活自理障碍。

30. 认定精神障碍与工伤、职业病相关需具备哪些条件?

认定需具备以下条件:

(1) 精神障碍的发病基础需有工伤、职业病的存在;

(2) 精神障碍的起病时间需与工伤、职业病的发生相一致;

(3) 精神障碍应随着工伤、职业病的改善和缓解而恢复正常;

(4) 无证据提示精神障碍的发病有其他原因(如强阳性家族病史)。

第二部分　相关法律、法规

中华人民共和国主席令

第三十五号

《中华人民共和国社会保险法》已由中华人民共和国第十一届全国人民代表大会常务委员会第十七次会议于 2010 年 10 月 28 日通过，现予公布，自 2011 年 7 月 1 日起施行。

中华人民共和国主席　　胡锦涛

2010 年 10 月 28 日

中华人民共和国社会保险法

（2010 年 10 月 28 日第十一届全国人民代表大会
常务委员会第十七次会议通过）

目　　录

第十二章 附则

第一章 总 则

第一条 为了规范社会保险关系，维护公民参加社会保险和享受社会保险待遇的合法权益，使公民共享发展成果，促进社会和谐稳定，根据宪法，制定本法。

第二条 国家建立基本养老保险、基本医疗保险、工伤保险、失业保险、生育保险等社会保险制度，保障公民在年老、疾病、工伤、失业、生育等情况下依法从国家和社会获得物质帮助的权利。

第三条 社会保险制度坚持广覆盖、保基本、多层次、可持续的方针，社会保险水平应当与经济社会发展水平相适应。

第四条 中华人民共和国境内的用人单位和个人依法缴纳社会保险费，有权查询缴费记录、个人权益记录，要求社会保险经办机构提供社会保险咨询等相关服务。

个人依法享受社会保险待遇，有权监督本单位为其缴费情况。

第五条 县级以上人民政府将社会保险事业纳入国民经济和社会发展规划。

国家多渠道筹集社会保险资金。县级以上人民政府对社会保险事业给予必要的经费支持。

国家通过税收优惠政策支持社会保险事业。

第六条 国家对社会保险基金实行严格监管。

国务院和省、自治区、直辖市人民政府建立健全社会保险基金监督管理制度，保障社会保险基金安全、有效运行。

县级以上人民政府采取措施，鼓励和支持社会各方面参与社会保险基金的监督。

第七条 国务院社会保险行政部门负责全国的社会保险管理工作，国务院其他有关部门在各自的职责范围内负责有关的社会保险工作。

县级以上地方人民政府社会保险行政部门负责本行政区域的社会保险管理工作，县级以上地方人民政府其他有关部门在各自的职责范围内负责有关的社会保险工作。

第八条 社会保险经办机构提供社会保险服务，负责社会保险登记、个人权益记录、社会保险待遇支付等工作。

第九条 工会依法维护职工的合法权益，有权参与社会保险重大事项的研究，参加社会保险监督委员会，对与职工社会保险权益有关的事项进行监督。

第二章 基本养老保险

第十条 职工应当参加基本养老保险，由用人单位和职工共同缴纳基本养老保险费。

无雇工的个体工商户、未在用人单位参加基本养老保险的非全日制从业人员以及其他灵活就业人员可以参加基本养老保险,由个人缴纳基本养老保险费。

公务员和参照公务员法管理的工作人员养老保险的办法由国务院规定。

第十一条 基本养老保险实行社会统筹与个人账户相结合。

基本养老保险基金由用人单位和个人缴费以及政府补贴等组成。

第十二条 用人单位应当按照国家规定的本单位职工工资总额的比例缴纳基本养老保险费,记入基本养老保险统筹基金。

职工应当按照国家规定的本人工资的比例缴纳基本养老保险费,记入个人账户。

无雇工的个体工商户、未在用人单位参加基本养老保险的非全日制从业人员以及其他灵活就业人员参加基本养老保险的,应当按照国家规定缴纳基本养老保险费,分别记入基本养老保险统筹基金和个人账户。

第十三条 国有企业、事业单位职工参加基本养老保险前,视同缴费年限期间应当缴纳的基本养老保险费由政府承担。

基本养老保险基金出现支付不足时,政府给予补贴。

第十四条 个人账户不得提前支取,记账利率不得低于银行定期存款利率,免征利息税。个人死亡的,个人账户余额可以继承。

第十五条 基本养老金由统筹养老金和个人账户养老金组成。

基本养老金根据个人累计缴费年限、缴费工资、当地职工平均工资、个人账户金额、城镇人口平均预期寿命等因素确定。

第十六条 参加基本养老保险的个人,达到法定退休年龄时累计缴费满十五年的,按月领取基本养老金。

参加基本养老保险的个人,达到法定退休年龄时累计缴费不足十五年的,可以缴费至满十五年,按月领取基本养老金;也可以转入新型农村社会养老保险或者城镇居民社会养老保险,按照国务院规定享受相应的养老保险待遇。

第十七条 参加基本养老保险的个人,因病或者非因工死亡的,其遗属可以领取丧葬补助金和抚恤金;在未达到法定退休年龄时因病或者非因工致残完全丧失劳动能力的,可以领取病残津贴。所需资金从基本养老保险基金中支付。

第十八条 国家建立基本养老金正常调整机制。根据职工平均工资增长、物价上涨情况,适时提高基本养老保险待遇水平。

第十九条 个人跨统筹地区就业的,其基本养老保险关系随本人转移,缴费年限累计计算。个人达到法定退休年龄时,基本养老金分段计算、统一支付。具体办法由国务院规定。

第二十条 国家建立和完善新型农村社会养老保险制度。

新型农村社会养老保险实行个人缴费、集体补助和政府补贴相结合。

第二十一条 新型农村社会养老保险待遇由基础养老金和个人账户养老金组成。

参加新型农村社会养老保险的农村居民,符合国家规定条件的,按月领取新型农村社会养老保险待遇。

　　第二十二条　国家建立和完善城镇居民社会养老保险制度。

　　省、自治区、直辖市人民政府根据实际情况，可以将城镇居民社会养老保险和新型农村社会养老保险合并实施。

第三章　基本医疗保险

　　第二十三条　职工应当参加职工基本医疗保险，由用人单位和职工按照国家规定共同缴纳基本医疗保险费。

　　无雇工的个体工商户、未在用人单位参加职工基本医疗保险的非全日制从业人员以及其他灵活就业人员可以参加职工基本医疗保险，由个人按照国家规定缴纳基本医疗保险费。

　　第二十四条　国家建立和完善新型农村合作医疗制度。

　　新型农村合作医疗的管理办法，由国务院规定。

　　第二十五条　国家建立和完善城镇居民基本医疗保险制度。

　　城镇居民基本医疗保险实行个人缴费和政府补贴相结合。

　　享受最低生活保障的人、丧失劳动能力的残疾人、低收入家庭六十周岁以上的老年人和未成年人等所需个人缴费部分，由政府给予补贴。

　　第二十六条　职工基本医疗保险、新型农村合作医疗和城镇居民基本医疗保险的待遇标准按照国家规定执行。

　　第二十七条　参加职工基本医疗保险的个人，达到法定退休年龄时累计缴费达到国家规定年限的，退休后不再缴纳基本医疗保险费，按照国家规定享受基本医疗保险待遇；未达到国家规定年限的，可以缴费至国家规定年限。

　　第二十八条　符合基本医疗保险药品目录、诊疗项目、医疗服务设施标准以及急诊、抢救的医疗费用，按照国家规定从基本医疗保险基金中支付。

　　第二十九条　参保人员医疗费用中应当由基本医疗保险基金支付的部分，由社会保险经办机构与医疗机构、药品经营单位直接结算。

　　社会保险行政部门和卫生行政部门应当建立异地就医医疗费用结算制度，方便参保人员享受基本医疗保险待遇。

　　第三十条　下列医疗费用不纳入基本医疗保险基金支付范围：

　　（一）应当从工伤保险基金中支付的；

　　（二）应当由第三人负担的；

　　（三）应当由公共卫生负担的；

　　（四）在境外就医的。

　　医疗费用依法应当由第三人负担，第三人不支付或者无法确定第三人的，由基本医疗保险基金先行支付。基本医疗保险基金先行支付后，有权向第三人追偿。

第三十一条 社会保险经办机构根据管理服务的需要，可以与医疗机构、药品经营单位签订服务协议，规范医疗服务行为。

医疗机构应当为参保人员提供合理、必要的医疗服务。

第三十二条 个人跨统筹地区就业的，其基本医疗保险关系随本人转移，缴费年限累计计算。

第四章　工　伤　保　险

第三十三条 职工应当参加工伤保险，由用人单位缴纳工伤保险费，职工不缴纳工伤保险费。

第三十四条 国家根据不同行业的工伤风险程度确定行业的差别费率，并根据使用工伤保险基金、工伤发生率等情况在每个行业内确定费率档次。行业差别费率和行业内费率档次由国务院社会保险行政部门制定，报国务院批准后公布施行。

社会保险经办机构根据用人单位使用工伤保险基金、工伤发生率和所属行业费率档次等情况，确定用人单位缴费费率。

第三十五条 用人单位应当按照本单位职工工资总额，根据社会保险经办机构确定的费率缴纳工伤保险费。

第三十六条 职工因工作原因受到事故伤害或者患职业病，且经工伤认定的，享受工伤保险待遇；其中，经劳动能力鉴定丧失劳动能力的，享受伤残待遇。

工伤认定和劳动能力鉴定应当简捷、方便。

第三十七条 职工因下列情形之一导致本人在工作中伤亡的，不认定为工伤：

（一）故意犯罪；

（二）醉酒或者吸毒；

（三）自残或者自杀；

（四）法律、行政法规规定的其他情形。

第三十八条 因工伤发生的下列费用，按照国家规定从工伤保险基金中支付：

（一）治疗工伤的医疗费用和康复费用；

（二）住院伙食补助费；

（三）到统筹地区以外就医的交通食宿费；

（四）安装配置伤残辅助器具所需费用；

（五）生活不能自理的，经劳动能力鉴定委员会确认的生活护理费；

（六）一次性伤残补助金和一至四级伤残职工按月领取的伤残津贴；

（七）终止或者解除劳动合同时，应当享受的一次性医疗补助金；

（八）因工死亡的，其遗属领取的丧葬补助金、供养亲属抚恤金和因工死亡补助金；

（九）劳动能力鉴定费。

第三十九条 因工伤发生的下列费用，按照国家规定由用人单位支付：

（一）治疗工伤期间的工资福利；

（二）五级、六级伤残职工按月领取的伤残津贴；

（三）终止或者解除劳动合同时，应当享受的一次性伤残就业补助金。

第四十条 工伤职工符合领取基本养老金条件的，停发伤残津贴，享受基本养老保险待遇。基本养老保险待遇低于伤残津贴的，从工伤保险基金中补足差额。

第四十一条 职工所在用人单位未依法缴纳工伤保险费，发生工伤事故的，由用人单位支付工伤保险待遇。用人单位不支付的，从工伤保险基金中先行支付。

从工伤保险基金中先行支付的工伤保险待遇应当由用人单位偿还。用人单位不偿还的，社会保险经办机构可以依照本法第六十三条的规定追偿。

第四十二条 由于第三人的原因造成工伤，第三人不支付工伤医疗费用或者无法确定第三人的，由工伤保险基金先行支付。工伤保险基金先行支付后，有权向第三人追偿。

第四十三条 工伤职工有下列情形之一的，停止享受工伤保险待遇：

（一）丧失享受待遇条件的；

（二）拒不接受劳动能力鉴定的；

（三）拒绝治疗的。

第五章　失　业　保　险

第四十四条 职工应当参加失业保险，由用人单位和职工按照国家规定共同缴纳失业保险费。

第四十五条 失业人员符合下列条件的，从失业保险基金中领取失业保险金：

（一）失业前用人单位和本人已经缴纳失业保险费满一年的；

（二）非因本人意愿中断就业的；

（三）已经进行失业登记，并有求职要求的。

第四十六条 失业人员失业前用人单位和本人累计缴费满一年不足五年的，领取失业保险金的期限最长为十二个月；累计缴费满五年不足十年的，领取失业保险金的期限最长为十八个月；累计缴费十年以上的，领取失业保险金的期限最长为二十四个月。重新就业后，再次失业的，缴费时间重新计算，领取失业保险金的期限与前次失业应当领取而尚未领取的失业保险金的期限合并计算，最长不超过二十四个月。

第四十七条 失业保险金的标准，由省、自治区、直辖市人民政府确定，不得低于城市居民最低生活保障标准。

第四十八条 失业人员在领取失业保险金期间，参加职工基本医疗保险，享受基本医疗保险待遇。

失业人员应当缴纳的基本医疗保险费从失业保险基金中支付，个人不缴纳基本医疗保险费。

第四十九条 失业人员在领取失业保险金期间死亡的，参照当地对在职职工死亡的规定，向其遗属发给一次性丧葬补助金和抚恤金。所需资金从失业保险基金中支付。

个人死亡同时符合领取基本养老保险丧葬补助金、工伤保险丧葬补助金和失业保险丧葬补助金条件的，其遗属只能选择领取其中的一项。

第五十条 用人单位应当及时为失业人员出具终止或者解除劳动关系的证明，并将失业人员的名单自终止或者解除劳动关系之日起十五日内告知社会保险经办机构。

失业人员应当持本单位为其出具的终止或者解除劳动关系的证明，及时到指定的公共就业服务机构办理失业登记。

失业人员凭失业登记证明和个人身份证明，到社会保险经办机构办理领取失业保险金的手续。失业保险金领取期限自办理失业登记之日起计算。

第五十一条 失业人员在领取失业保险金期间有下列情形之一的，停止领取失业保险金，并同时停止享受其他失业保险待遇：

（一）重新就业的；

（二）应征服兵役的；

（三）移居境外的；

（四）享受基本养老保险待遇的；

（五）无正当理由，拒不接受当地人民政府指定部门或者机构介绍的适当工作或者提供的培训的。

第五十二条 职工跨统筹地区就业的，其失业保险关系随本人转移，缴费年限累计计算。

第六章　生育保险

第五十三条 职工应当参加生育保险，由用人单位按照国家规定缴纳生育保险费，职工不缴纳生育保险费。

第五十四条 用人单位已经缴纳生育保险费的，其职工享受生育保险待遇；职工未就业配偶按照国家规定享受生育医疗费用待遇。所需资金从生育保险基金中支付。

生育保险待遇包括生育医疗费用和生育津贴。

第五十五条 生育医疗费用包括下列各项：

（一）生育的医疗费用；

（二）计划生育的医疗费用；

（三）法律、法规规定的其他项目费用。

第五十六条 职工有下列情形之一的，可以按照国家规定享受生育津贴：

（一）女职工生育享受产假；

（二）享受计划生育手术休假；

（三）法律、法规规定的其他情形。

生育津贴按照职工所在用人单位上年度职工月平均工资计发。

第七章　社会保险费征缴

第五十七条　用人单位应当自成立之日起三十日内凭营业执照、登记证书或者单位印章，向当地社会保险经办机构申请办理社会保险登记。社会保险经办机构应当自收到申请之日起十五日内予以审核，发给社会保险登记证件。

用人单位的社会保险登记事项发生变更或者用人单位依法终止的，应当自变更或者终止之日起三十日内，到社会保险经办机构办理变更或者注销社会保险登记。

工商行政管理部门、民政部门和机构编制管理机关应当及时向社会保险经办机构通报用人单位的成立、终止情况，公安机关应当及时向社会保险经办机构通报个人的出生、死亡以及户口登记、迁移、注销等情况。

第五十八条　用人单位应当自用工之日起三十日内为其职工向社会保险经办机构申请办理社会保险登记。未办理社会保险登记的，由社会保险经办机构核定其应当缴纳的社会保险费。

自愿参加社会保险的无雇工的个体工商户、未在用人单位参加社会保险的非全日制从业人员以及其他灵活就业人员，应当向社会保险经办机构申请办理社会保险登记。

国家建立全国统一的个人社会保障号码。个人社会保障号码为公民身份号码。

第五十九条　县级以上人民政府加强社会保险费的征收工作。

社会保险费实行统一征收，实施步骤和具体办法由国务院规定。

第六十条　用人单位应当自行申报、按时足额缴纳社会保险费，非因不可抗力等法定事由不得缓缴、减免。职工应当缴纳的社会保险费由用人单位代扣代缴，用人单位应当按月将缴纳社会保险费的明细情况告知本人。

无雇工的个体工商户、未在用人单位参加社会保险的非全日制从业人员以及其他灵活就业人员，可以直接向社会保险费征收机构缴纳社会保险费。

第六十一条　社会保险费征收机构应当依法按时足额征收社会保险费，并将缴费情况定期告知用人单位和个人。

第六十二条　用人单位未按规定申报应当缴纳的社会保险费数额的，按照该单位上月缴费额的百分之一百一十确定应当缴纳数额；缴费单位补办申报手续后，由社会保险费征收机构按照规定结算。

第六十三条　用人单位未按时足额缴纳社会保险费的，由社会保险费征收机构责令其限期缴纳或者补足。

用人单位逾期仍未缴纳或者补足社会保险费的，社会保险费征收机构可以向银行和其他金融机构查询其存款账户；并可以申请县级以上有关行政部门作出划拨社会保险费的决定，书面通知其开户银行或者其他金融机构划拨社会保险费。用人单位账户余额少于应当缴纳的社会保险费的，社会保险费征收机构可以要求该用人单位提供担保，签订延期缴费协议。

用人单位未足额缴纳社会保险费且未提供担保的，社会保险费征收机构可以申请人民法院扣押、查封、拍卖其价值相当于应当缴纳社会保险费的财产，以拍卖所得抵缴社会保险费。

第八章　社会保险基金

第六十四条　社会保险基金包括基本养老保险基金、基本医疗保险基金、工伤保险基金、失业保险基金和生育保险基金。各项社会保险基金按照社会保险险种分别建账，分账核算，执行国家统一的会计制度。

社会保险基金专款专用，任何组织和个人不得侵占或者挪用。

基本养老保险基金逐步实行全国统筹，其他社会保险基金逐步实行省级统筹，具体时间、步骤由国务院规定。

第六十五条　社会保险基金通过预算实现收支平衡。

县级以上人民政府在社会保险基金出现支付不足时，给予补贴。

第六十六条　社会保险基金按照统筹层次设立预算。社会保险基金预算按照社会保险项目分别编制。

第六十七条　社会保险基金预算、决算草案的编制、审核和批准，依照法律和国务院规定执行。

第六十八条　社会保险基金存入财政专户，具体管理办法由国务院规定。

第六十九条　社会保险基金在保证安全的前提下，按照国务院规定投资运营实现保值增值。

社会保险基金不得违规投资运营，不得用于平衡其他政府预算，不得用于兴建、改建办公场所和支付人员经费、运行费用、管理费用，或者违反法律、行政法规规定挪作其他用途。

第七十条　社会保险经办机构应当定期向社会公布参加社会保险情况以及社会保险基金的收入、支出、结余和收益情况。

第七十一条　国家设立全国社会保障基金，由中央财政预算拨款以及国务院批准的其他方式筹集的资金构成，用于社会保障支出的补充、调剂。全国社会保障基金由全国社会保障基金管理运营机构负责管理运营，在保证安全的前提下实现保值增值。

全国社会保障基金应当定期向社会公布收支、管理和投资运营的情况。国务院财政部门、社会保险行政部门、审计机关对全国社会保障基金的收支、管理和投资运营情况实施监督。

第九章　社会保险经办

第七十二条　统筹地区设立社会保险经办机构。社会保险经办机构根据工作需要，经所在地的社会保险行政部门和机构编制管理机关批准，可以在本统筹地区设立分支机构和服务网点。

社会保险经办机构的人员经费和经办社会保险发生的基本运行费用、管理费用，由同级财政按照国家规定予以保障。

第七十三条　社会保险经办机构应当建立健全业务、财务、安全和风险管理制度。

社会保险经办机构应当按时足额支付社会保险待遇。

第七十四条　社会保险经办机构通过业务经办、统计、调查获取社会保险工作所需的数据，有关单位和个人应当及时、如实提供。

社会保险经办机构应当及时为用人单位建立档案，完整、准确地记录参加社会保险的人员、缴费等社会保险数据，妥善保管登记、申报的原始凭证和支付结算的会计凭证。

社会保险经办机构应当及时、完整、准确地记录参加社会保险的个人缴费和用人单位为其缴费，以及享受社会保险待遇等个人权益记录，定期将个人权益记录单免费寄送本人。

用人单位和个人可以免费向社会保险经办机构查询、核对其缴费和享受社会保险待遇记录，要求社会保险经办机构提供社会保险咨询等相关服务。

第七十五条　全国社会保险信息系统按照国家统一规划，由县级以上人民政府按照分级负责的原则共同建设。

第十章　社会保险监督

第七十六条　各级人民代表大会常务委员会听取和审议本级人民政府对社会保险基金的收支、管理、投资运营以及监督检查情况的专项工作报告，组织对本法实施情况的执法检查等，依法行使监督职权。

第七十七条　县级以上人民政府社会保险行政部门应当加强对用人单位和个人遵守社会保险法律、法规情况的监督检查。

社会保险行政部门实施监督检查时，被检查的用人单位和个人应当如实提供与社会保险有关的资料，不得拒绝检查或者谎报、瞒报。

第七十八条　财政部门、审计机关按照各自职责，对社会保险基金的收支、管理和投资运营情况实施监督。

第七十九条　社会保险行政部门对社会保险基金的收支、管理和投资运营情况进行监督检查，发现存在问题的，应当提出整改建议，依法作出处理决定或者向有关行政部门提出处理建议。社会保险基金检查结果应当定期向社会公布。

社会保险行政部门对社会保险基金实施监督检查，有权采取下列措施：

（一）查阅、记录、复制与社会保险基金收支、管理和投资运营相关的资料，对可能被转移、隐匿或者灭失的资料予以封存；

（二）询问与调查事项有关的单位和个人，要求其对与调查事项有关的问题作出说明、提供有关证明材料；

（三）对隐匿、转移、侵占、挪用社会保险基金的行为予以制止并责令改正。

第八十条　统筹地区人民政府成立由用人单位代表、参保人员代表，以及工会代表、专家等组成的社会保险监督委员会，掌握、分析社会保险基金的收支、管理和投资运营情况，对社会保险工作提出咨询意见和建议，实施社会监督。

社会保险经办机构应当定期向社会保险监督委员会汇报社会保险基金的收支、管理和投资运营情况。社会保险监督委员会可以聘请会计师事务所对社会保险基金的收支、管理和投资运营情况进行年度审计和专项审计。审计结果应当向社会公开。

社会保险监督委员会发现社会保险基金收支、管理和投资运营中存在问题的，有权提出改正建议；对社会保险经办机构及其工作人员的违法行为，有权向有关部门提出依法处理建议。

第八十一条　社会保险行政部门和其他有关行政部门、社会保险经办机构、社会保险费征收机构及其工作人员，应当依法为用人单位和个人的信息保密，不得以任何形式泄露。

第八十二条　任何组织或者个人有权对违反社会保险法律、法规的行为进行举报、投诉。

社会保险行政部门、卫生行政部门、社会保险经办机构、社会保险费征收机构和财政部门、审计机关对属于本部门、本机构职责范围的举报、投诉，应当依法处理；对不属于本部门、本机构职责范围的，应当书面通知并移交有权处理的部门、机构处理。有权处理的部门、机构应当及时处理，不得推诿。

第八十三条　用人单位或者个人认为社会保险费征收机构的行为侵害自己合法权益的，可以依法申请行政复议或者提起行政诉讼。

用人单位或者个人对社会保险经办机构不依法办理社会保险登记、核定社会保险费、支付社会保险待遇、办理社会保险转移接续手续或者侵害其他社会保险权益的行为，可以依法申请行政复议或者提起行政诉讼。

个人与所在用人单位发生社会保险争议的，可以依法申请调解、仲裁，提起诉讼。用人单位侵害个人社会保险权益的，个人也可以要求社会保险行政部门或者社会保险费征收机构依法处理。

第十一章　法律责任

第八十四条　用人单位不办理社会保险登记的，由社会保险行政部门责令限期改正；

逾期不改正的，对用人单位处应缴社会保险费数额一倍以上三倍以下的罚款，对其直接负责的主管人员和其他直接责任人员处五百元以上三千元以下的罚款。

第八十五条 用人单位拒不出具终止或者解除劳动关系证明的，依照《中华人民共和国劳动合同法》的规定处理。

第八十六条 用人单位未按时足额缴纳社会保险费的，由社会保险费征收机构责令限期缴纳或者补足，并自欠缴之日起，按日加收万分之五的滞纳金；逾期仍不缴纳的，由有关行政部门处欠缴数额一倍以上三倍以下的罚款。

第八十七条 社会保险经办机构以及医疗机构、药品经营单位等社会保险服务机构以欺诈、伪造证明材料或者其他手段骗取社会保险基金支出的，由社会保险行政部门责令退回骗取的社会保险金，处骗取金额二倍以上五倍以下的罚款；属于社会保险服务机构的，解除服务协议；直接负责的主管人员和其他直接责任人员有执业资格的，依法吊销其执业资格。

第八十八条 以欺诈、伪造证明材料或者其他手段骗取社会保险待遇的，由社会保险行政部门责令退回骗取的社会保险金，处骗取金额二倍以上五倍以下的罚款。

第八十九条 社会保险经办机构及其工作人员有下列行为之一的，由社会保险行政部门责令改正；给社会保险基金、用人单位或者个人造成损失的，依法承担赔偿责任；对直接负责的主管人员和其他直接责任人员依法给予处分：

（一）未履行社会保险法定职责的；

（二）未将社会保险基金存入财政专户的；

（三）克扣或者拒不按时支付社会保险待遇的；

（四）丢失或者篡改缴费记录、享受社会保险待遇记录等社会保险数据、个人权益记录的；

（五）有违反社会保险法律、法规的其他行为的。

第九十条 社会保险费征收机构擅自更改社会保险费缴费基数、费率，导致少收或者多收社会保险费的，由有关行政部门责令其追缴应当缴纳的社会保险费或者退还不应当缴纳的社会保险费；对直接负责的主管人员和其他直接责任人员依法给予处分。

第九十一条 违反本法规定，隐匿、转移、侵占、挪用社会保险基金或者违规投资运营的，由社会保险行政部门、财政部门、审计机关责令追回；有违法所得的，没收违法所得；对直接负责的主管人员和其他直接责任人员依法给予处分。

第九十二条 社会保险行政部门和其他有关行政部门、社会保险经办机构、社会保险费征收机构及其工作人员泄露用人单位和个人信息的，对直接负责的主管人员和其他直接责任人员依法给予处分；给用人单位或者个人造成损失的，应当承担赔偿责任。

第九十三条 国家工作人员在社会保险管理、监督工作中滥用职权、玩忽职守、徇私舞弊的，依法给予处分。

第九十四条 违反本法规定，构成犯罪的，依法追究刑事责任。

第十二章　附　　则

第九十五条　进城务工的农村居民依照本法规定参加社会保险。

第九十六条　征收农村集体所有的土地，应当足额安排被征地农民的社会保险费，按照国务院规定将被征地农民纳入相应的社会保险制度。

第九十七条　外国人在中国境内就业的，参照本法规定参加社会保险。

第九十八条　本法自 2011 年 7 月 1 日起施行。

中华人民共和国主席令

第五十二号

《全国人民代表大会常务委员会关于修改〈中华人民共和国职业病防治法〉的决定》已由中华人民共和国第十一届全国人民代表大会常务委员会第二十四次会议于 2011 年 12 月 31 日通过，现予公布，自公布之日起施行。

中华人民共和国主席　胡锦涛

2011 年 12 月 31 日

中华人民共和国职业病防治法

（2001 年 10 月 27 日第九届全国人民代表大会常务委员会
第二十四次会议通过　根据 2011 年 12 月 31 日第十一届
全国人民代表大会常务委员会第二十四次会议《关于修改
〈中华人民共和国职业病防治法〉的决定》修正）

目　录

第一章 总 则

第一条 为了预防、控制和消除职业病危害，防治职业病，保护劳动者健康及其相关权益，促进经济社会发展，根据宪法，制定本法。

第二条 本法适用于中华人民共和国领域内的职业病防治活动。

本法所称职业病，是指企业、事业单位和个体经济组织等用人单位的劳动者在职业活动中，因接触粉尘、放射性物质和其他有毒、有害因素而引起的疾病。

职业病的分类和目录由国务院卫生行政部门会同国务院安全生产监督管理部门、劳动保障行政部门制定、调整并公布。

第三条 职业病防治工作坚持预防为主、防治结合的方针，建立用人单位负责、行政机关监管、行业自律、职工参与和社会监督的机制，实行分类管理、综合治理。

第四条 劳动者依法享有职业卫生保护的权利。

用人单位应当为劳动者创造符合国家职业卫生标准和卫生要求的工作环境和条件，并采取措施保障劳动者获得职业卫生保护。

工会组织依法对职业病防治工作进行监督，维护劳动者的合法权益。用人单位制定或者修改有关职业病防治的规章制度，应当听取工会组织的意见。

第五条 用人单位应当建立、健全职业病防治责任制，加强对职业病防治的管理，提高职业病防治水平，对本单位产生的职业病危害承担责任。

第六条 用人单位的主要负责人对本单位的职业病防治工作全面负责。

第七条 用人单位必须依法参加工伤保险。

国务院和县级以上地方人民政府劳动保障行政部门应当加强对工伤保险的监督管理，确保劳动者依法享受工伤保险待遇。

第八条 国家鼓励和支持研制、开发、推广、应用有利于职业病防治和保护劳动者健康的新技术、新工艺、新设备、新材料，加强对职业病的机理和发生规律的基础研究，提高职业病防治科学技术水平；积极采用有效的职业病防治技术、工艺、设备、材料；限制使用或者淘汰职业病危害严重的技术、工艺、设备、材料。

国家鼓励和支持职业病医疗康复机构的建设。

第九条 国家实行职业卫生监督制度。

国务院安全生产监督管理部门、卫生行政部门、劳动保障行政部门依照本法和国务院确定的职责，负责全国职业病防治的监督管理工作。国务院有关部门在各自的职责范围内负责职业病防治的有关监督管理工作。

县级以上地方人民政府安全生产监督管理部门、卫生行政部门、劳动保障行政部门依据各自职责，负责本行政区域内职业病防治的监督管理工作。县级以上地方人民政府有关部门在各自的职责范围内负责职业病防治的有关监督管理工作。

县级以上人民政府安全生产监督管理部门、卫生行政部门、劳动保障行政部门（以下统称职业卫生监督管理部门）应当加强沟通，密切配合，按照各自职责分工，依法行使职权，承担责任。

第十条 国务院和县级以上地方人民政府应当制定职业病防治规划，将其纳入国民经济和社会发展计划，并组织实施。

县级以上地方人民政府统一负责、领导、组织、协调本行政区域的职业病防治工作，建立、健全职业病防治工作体制、机制，统一领导、指挥职业卫生突发事件应对工作；加强职业病防治能力建设和服务体系建设，完善、落实职业病防治工作责任制。

乡、民族乡、镇的人民政府应当认真执行本法，支持职业卫生监督管理部门依法履行职责。

第十一条 县级以上人民政府职业卫生监督管理部门应当加强对职业病防治的宣传教育，普及职业病防治的知识，增强用人单位的职业病防治观念，提高劳动者的职业健康意识、自我保护意识和行使职业卫生保护权利的能力。

第十二条 有关防治职业病的国家职业卫生标准，由国务院卫生行政部门组织制定并公布。

国务院卫生行政部门应当组织开展重点职业病监测和专项调查，对职业健康风险进行评估，为制定职业卫生标准和职业病防治政策提供科学依据。

县级以上地方人民政府卫生行政部门应当定期对本行政区域的职业病防治情况进行统计和调查分析。

第十三条 任何单位和个人有权对违反本法的行为进行检举和控告。有关部门收到相关的检举和控告后，应当及时处理。

对防治职业病成绩显著的单位和个人，给予奖励。

第二章 前期预防

第十四条 用人单位应当依照法律、法规要求，严格遵守国家职业卫生标准，落实职业病预防措施，从源头上控制和消除职业病危害。

第十五条 产生职业病危害的用人单位的设立除应当符合法律、行政法规规定的设立条件外，其工作场所还应当符合下列职业卫生要求：

（一）职业病危害因素的强度或者浓度符合国家职业卫生标准；

（二）有与职业病危害防护相适应的设施；

（三）生产布局合理，符合有害与无害作业分开的原则；

（四）有配套的更衣间、洗浴间、孕妇休息间等卫生设施；

（五）设备、工具、用具等设施符合保护劳动者生理、心理健康的要求；

（六）法律、行政法规和国务院卫生行政部门、安全生产监督管理部门关于保护劳动者健康的其他要求。

第十六条 国家建立职业病危害项目申报制度。

用人单位工作场所存在职业病目录所列职业病的危害因素的，应当及时、如实向所在地安全生产监督管理部门申报危害项目，接受监督。

职业病危害因素分类目录由国务院卫生行政部门会同国务院安全生产监督管理部门制定、调整并公布。职业病危害项目申报的具体办法由国务院安全生产监督管理部门制定。

第十七条 新建、扩建、改建建设项目和技术改造、技术引进项目（以下统称建设项目）可能产生职业病危害的，建设单位在可行性论证阶段应当向安全生产监督管理部门提交职业病危害预评价报告。安全生产监督管理部门应当自收到职业病危害预评价报告之日起三十日内，作出审核决定并书面通知建设单位。未提交预评价报告或者预评价报告未经安全生产监督管理部门审核同意的，有关部门不得批准该建设项目。

职业病危害预评价报告应当对建设项目可能产生的职业病危害因素及其对工作场所和劳动者健康的影响作出评价，确定危害类别和职业病防护措施。

建设项目职业病危害分类管理办法由国务院安全生产监督管理部门制定。

第十八条 建设项目的职业病防护设施所需费用应当纳入建设项目工程预算，并与主体工程同时设计，同时施工，同时投入生产和使用。

职业病危害严重的建设项目的防护设施设计，应当经安全生产监督管理部门审查，符合国家职业卫生标准和卫生要求的，方可施工。

建设项目在竣工验收前，建设单位应当进行职业病危害控制效果评价。建设项目竣工验收时，其职业病防护设施经安全生产监督管理部门验收合格后，方可投入正式生产和使用。

第十九条 职业病危害预评价、职业病危害控制效果评价由依法设立的取得国务院安全生产监督管理部门或者设区的市级以上地方人民政府安全生产监督管理部门按照职责分工给予资质认可的职业卫生技术服务机构进行。职业卫生技术服务机构所作评价应当客观、真实。

第二十条 国家对从事放射性、高毒、高危粉尘等作业实行特殊管理。具体管理办法由国务院制定。

第三章　劳动过程中的防护与管理

第二十一条 用人单位应当采取下列职业病防治管理措施：

（一）设置或者指定职业卫生管理机构或者组织，配备专职或者兼职的职业卫生管理人员，负责本单位的职业病防治工作；

（二）制订职业病防治计划和实施方案；

（三）建立、健全职业卫生管理制度和操作规程；

（四）建立、健全职业卫生档案和劳动者健康监护档案；

（五）建立、健全工作场所职业病危害因素监测及评价制度；

（六）建立、健全职业病危害事故应急救援预案。

第二十二条　用人单位应当保障职业病防治所需的资金投入，不得挤占、挪用，并对因资金投入不足导致的后果承担责任。

第二十三条　用人单位必须采用有效的职业病防护设施，并为劳动者提供个人使用的职业病防护用品。

用人单位为劳动者个人提供的职业病防护用品必须符合防治职业病的要求；不符合要求的，不得使用。

第二十四条　用人单位应当优先采用有利于防治职业病和保护劳动者健康的新技术、新工艺、新设备、新材料，逐步替代职业病危害严重的技术、工艺、设备、材料。

第二十五条　产生职业病危害的用人单位，应当在醒目位置设置公告栏，公布有关职业病防治的规章制度、操作规程、职业病危害事故应急救援措施和工作场所职业病危害因素检测结果。

对产生严重职业病危害的作业岗位，应当在其醒目位置，设置警示标识和中文警示说明。警示说明应当载明产生职业病危害的种类、后果、预防以及应急救治措施等内容。

第二十六条　对可能发生急性职业损伤的有毒、有害工作场所，用人单位应当设置报警装置，配置现场急救用品、冲洗设备、应急撤离通道和必要的泄险区。

对放射工作场所和放射性同位素的运输、贮存，用人单位必须配置防护设备和报警装置，保证接触放射线的工作人员佩戴个人剂量计。

对职业病防护设备、应急救援设施和个人使用的职业病防护用品，用人单位应当进行经常性的维护、检修，定期检测其性能和效果，确保其处于正常状态，不得擅自拆除或者停止使用。

第二十七条　用人单位应当实施由专人负责的职业病危害因素日常监测，并确保监测系统处于正常运行状态。

用人单位应当按照国务院安全生产监督管理部门的规定，定期对工作场所进行职业病危害因素检测、评价。检测、评价结果存入用人单位职业卫生档案，定期向所在地安全生产监督管理部门报告并向劳动者公布。

职业病危害因素检测、评价由依法设立的取得国务院安全生产监督管理部门或者设区的市级以上地方人民政府安全生产监督管理部门按照职责分工给予资质认可的职业卫生技术服务机构进行。职业卫生技术服务机构所作检测、评价应当客观、真实。

发现工作场所职业病危害因素不符合国家职业卫生标准和卫生要求时，用人单位应当立即采取相应治理措施，仍然达不到国家职业卫生标准和卫生要求的，必须停止存在职业病危害因素的作业；职业病危害因素经治理后，符合国家职业卫生标准和卫生要求的，方可重新作业。

第二十八条　职业卫生技术服务机构依法从事职业病危害因素检测、评价工作，接受安全生产监督管理部门的监督检查。安全生产监督管理部门应当依法履行监督职责。

第二十九条 向用人单位提供可能产生职业病危害的设备的，应当提供中文说明书，并在设备的醒目位置设置警示标识和中文警示说明。警示说明应当载明设备性能、可能产生的职业病危害、安全操作和维护注意事项、职业病防护以及应急救治措施等内容。

第三十条 向用人单位提供可能产生职业病危害的化学品、放射性同位素和含有放射性物质的材料的，应当提供中文说明书。说明书应当载明产品特性、主要成分、存在的有害因素、可能产生的危害后果、安全使用注意事项、职业病防护以及应急救治措施等内容。产品包装应当有醒目的警示标识和中文警示说明。贮存上述材料的场所应当在规定的部位设置危险物品标识或者放射性警示标识。

国内首次使用或者首次进口与职业病危害有关的化学材料，使用单位或者进口单位按照国家规定经国务院有关部门批准后，应当向国务院卫生行政部门、安全生产监督管理部门报送该化学材料的毒性鉴定以及经有关部门登记注册或者批准进口的文件等资料。

进口放射性同位素、射线装置和含有放射性物质的物品的，按照国家有关规定办理。

第三十一条 任何单位和个人不得生产、经营、进口和使用国家明令禁止使用的可能产生职业病危害的设备或者材料。

第三十二条 任何单位和个人不得将产生职业病危害的作业转移给不具备职业病防护条件的单位和个人。不具备职业病防护条件的单位和个人不得接受产生职业病危害的作业。

第三十三条 用人单位对采用的技术、工艺、设备、材料，应当知悉其产生的职业病危害，对有职业病危害的技术、工艺、设备、材料隐瞒其危害而采用的，对所造成的职业病危害后果承担责任。

第三十四条 用人单位与劳动者订立劳动合同（含聘用合同，下同）时，应当将工作过程中可能产生的职业病危害及其后果、职业病防护措施和待遇等如实告知劳动者，并在劳动合同中写明，不得隐瞒或者欺骗。

劳动者在已订立劳动合同期间因工作岗位或者工作内容变更，从事与所订立劳动合同中未告知的存在职业病危害的作业时，用人单位应当依照前款规定，向劳动者履行如实告知的义务，并协商变更原劳动合同相关条款。

用人单位违反前两款规定的，劳动者有权拒绝从事存在职业病危害的作业，用人单位不得因此解除与劳动者所订立的劳动合同。

第三十五条 用人单位的主要负责人和职业卫生管理人员应当接受职业卫生培训，遵守职业病防治法律、法规，依法组织本单位的职业病防治工作。

用人单位应当对劳动者进行上岗前的职业卫生培训和在岗期间的定期职业卫生培训，普及职业卫生知识，督促劳动者遵守职业病防治法律、法规、规章和操作规程，指导劳动者正确使用职业病防护设备和个人使用的职业病防护用品。

劳动者应当学习和掌握相关的职业卫生知识，增强职业病防范意识，遵守职业病防治法律、法规、规章和操作规程，正确使用、维护职业病防护设备和个人使用的职业病防护用品，发现职业病危害事故隐患应当及时报告。

劳动者不履行前款规定义务的，用人单位应当对其进行教育。

第三十六条 对从事接触职业病危害作业的劳动者，用人单位应当按照国务院安全生产监督管理部门、卫生行政部门的规定组织上岗前、在岗期间和离岗时的职业健康检查，并将检查结果书面告知劳动者。职业健康检查费用由用人单位承担。

用人单位不得安排未经上岗前职业健康检查的劳动者从事接触职业病危害的作业；不得安排有职业禁忌的劳动者从事其所禁忌的作业；对在职业健康检查中发现有与所从事的职业相关的健康损害的劳动者，应当调离原工作岗位，并妥善安置；对未进行离岗前职业健康检查的劳动者不得解除或者终止与其订立的劳动合同。

职业健康检查应当由省级以上人民政府卫生行政部门批准的医疗卫生机构承担。

第三十七条 用人单位应当为劳动者建立职业健康监护档案，并按照规定的期限妥善保存。

职业健康监护档案应当包括劳动者的职业史、职业病危害接触史、职业健康检查结果和职业病诊疗等有关个人健康资料。

劳动者离开用人单位时，有权索取本人职业健康监护档案复印件，用人单位应当如实、无偿提供，并在所提供的复印件上签章。

第三十八条 发生或者可能发生急性职业病危害事故时，用人单位应当立即采取应急救援和控制措施，并及时报告所在地安全生产监督管理部门和有关部门。安全生产监督管理部门接到报告后，应当及时会同有关部门组织调查处理；必要时，可以采取临时控制措施。卫生行政部门应当组织做好医疗救治工作。

对遭受或者可能遭受急性职业病危害的劳动者，用人单位应当及时组织救治、进行健康检查和医学观察，所需费用由用人单位承担。

第三十九条 用人单位不得安排未成年工从事接触职业病危害的作业；不得安排孕期、哺乳期的女职工从事对本人和胎儿、婴儿有危害的作业。

第四十条 劳动者享有下列职业卫生保护权利：

（一）获得职业卫生教育、培训；

（二）获得职业健康检查、职业病诊疗、康复等职业病防治服务；

（三）了解工作场所产生或者可能产生的职业病危害因素、危害后果和应当采取的职业病防护措施；

（四）要求用人单位提供符合防治职业病要求的职业病防护设施和个人使用的职业病防护用品，改善工作条件；

（五）对违反职业病防治法律、法规以及危及生命健康的行为提出批评、检举和控告；

（六）拒绝违章指挥和强令进行没有职业病防护措施的作业；

（七）参与用人单位职业卫生工作的民主管理，对职业病防治工作提出意见和建议。

用人单位应当保障劳动者行使前款所列权利。因劳动者依法行使正当权利而降低其工资、福利等待遇或者解除、终止与其订立的劳动合同的，其行为无效。

第四十一条 工会组织应当督促并协助用人单位开展职业卫生宣传教育和培训，有权对用人单位的职业病防治工作提出意见和建议，依法代表劳动者与用人单位签订劳动安全卫生专项集体合同，与用人单位就劳动者反映的有关职业病防治的问题进行协调并督促解决。

工会组织对用人单位违反职业病防治法律、法规，侵犯劳动者合法权益的行为，有权要求纠正；产生严重职业病危害时，有权要求采取防护措施，或者向政府有关部门建议采取强制性措施；发生职业病危害事故时，有权参与事故调查处理；发现危及劳动者生命健康的情形时，有权向用人单位建议组织劳动者撤离危险现场，用人单位应当立即作出处理。

第四十二条　用人单位按照职业病防治要求，用于预防和治理职业病危害、工作场所卫生检测、健康监护和职业卫生培训等费用，按照国家有关规定，在生产成本中据实列支。

第四十三条　职业卫生监督管理部门应当按照职责分工，加强对用人单位落实职业病防护管理措施情况的监督检查，依法行使职权，承担责任。

第四章　职业病诊断与职业病病人保障

第四十四条　医疗卫生机构承担职业病诊断，应当经省、自治区、直辖市人民政府卫生行政部门批准。省、自治区、直辖市人民政府卫生行政部门应当向社会公布本行政区域内承担职业病诊断的医疗卫生机构的名单。

承担职业病诊断的医疗卫生机构应当具备下列条件：

（一）持有《医疗机构执业许可证》；

（二）具有与开展职业病诊断相适应的医疗卫生技术人员；

（三）具有与开展职业病诊断相适应的仪器、设备；

（四）具有健全的职业病诊断质量管理制度。

承担职业病诊断的医疗卫生机构不得拒绝劳动者进行职业病诊断的要求。

第四十五条　劳动者可以在用人单位所在地、本人户籍所在地或者经常居住地依法承担职业病诊断的医疗卫生机构进行职业病诊断。

第四十六条　职业病诊断标准和职业病诊断、鉴定办法由国务院卫生行政部门制定。职业病伤残等级的鉴定办法由国务院劳动保障行政部门会同国务院卫生行政部门制定。

第四十七条　职业病诊断，应当综合分析下列因素：

（一）病人的职业史；

（二）职业病危害接触史和工作场所职业病危害因素情况；

（三）临床表现以及辅助检查结果等。

没有证据否定职业病危害因素与病人临床表现之间的必然联系的，应当诊断为职业病。

承担职业病诊断的医疗卫生机构在进行职业病诊断时，应当组织三名以上取得职业病诊断资格的执业医师集体诊断。

职业病诊断证明书应当由参与诊断的医师共同签署，并经承担职业病诊断的医疗卫生机构审核盖章。

第四十八条 用人单位应当如实提供职业病诊断、鉴定所需的劳动者职业史和职业病危害接触史、工作场所职业病危害因素检测结果等资料；安全生产监督管理部门应当监督检查和督促用人单位提供上述资料；劳动者和有关机构也应当提供与职业病诊断、鉴定有关的资料。

职业病诊断、鉴定机构需要了解工作场所职业病危害因素情况时，可以对工作场所进行现场调查，也可以向安全生产监督管理部门提出，安全生产监督管理部门应当在十日内组织现场调查。用人单位不得拒绝、阻挠。

第四十九条 职业病诊断、鉴定过程中，用人单位不提供工作场所职业病危害因素检测结果等资料的，诊断、鉴定机构应当结合劳动者的临床表现、辅助检查结果和劳动者的职业史、职业病危害接触史，并参考劳动者的自述、安全生产监督管理部门提供的日常监督检查信息等，作出职业病诊断、鉴定结论。

劳动者对用人单位提供的工作场所职业病危害因素检测结果等资料有异议，或者因劳动者的用人单位解散、破产，无用人单位提供上述资料的，诊断、鉴定机构应当提请安全生产监督管理部门进行调查，安全生产监督管理部门应当自接到申请之日起三十日内对存在异议的资料或者工作场所职业病危害因素情况作出判定；有关部门应当配合。

第五十条 职业病诊断、鉴定过程中，在确认劳动者职业史、职业病危害接触史时，当事人对劳动关系、工种、工作岗位或者在岗时间有争议的，可以向当地的劳动人事争议仲裁委员会申请仲裁；接到申请的劳动人事争议仲裁委员会应当受理，并在三十日内作出裁决。

当事人在仲裁过程中对自己提出的主张有责任提供证据。劳动者无法提供由用人单位掌握管理的与仲裁主张有关的证据的，仲裁庭应当要求用人单位在指定期限内提供；用人单位在指定期限内不提供的，应当承担不利后果。

劳动者对仲裁裁决不服的，可以依法向人民法院提起诉讼。

用人单位对仲裁裁决不服的，可以在职业病诊断、鉴定程序结束之日起十五日内依法向人民法院提起诉讼；诉讼期间，劳动者的治疗费用按照职业病待遇规定的途径支付。

第五十一条 用人单位和医疗卫生机构发现职业病病人或者疑似职业病病人时，应当及时向所在地卫生行政部门和安全生产监督管理部门报告。确诊为职业病的，用人单位还应当向所在地劳动保障行政部门报告。接到报告的部门应当依法作出处理。

第五十二条 县级以上地方人民政府卫生行政部门负责本行政区域内的职业病统计报告的管理工作，并按照规定上报。

第五十三条 当事人对职业病诊断有异议的，可以向作出诊断的医疗卫生机构所在地地方人民政府卫生行政部门申请鉴定。

职业病诊断争议由设区的市级以上地方人民政府卫生行政部门根据当事人的申请，组织职业病诊断鉴定委员会进行鉴定。

当事人对设区的市级职业病诊断鉴定委员会的鉴定结论不服的，可以向省、自治区、直辖市人民政府卫生行政部门申请再鉴定。

第五十四条　职业病诊断鉴定委员会由相关专业的专家组成。

省、自治区、直辖市人民政府卫生行政部门应当设立相关的专家库，需要对职业病争议作出诊断鉴定时，由当事人或者当事人委托有关卫生行政部门从专家库中以随机抽取的方式确定参加诊断鉴定委员会的专家。

职业病诊断鉴定委员会应当按照国务院卫生行政部门颁布的职业病诊断标准和职业病诊断、鉴定办法进行职业病诊断鉴定，向当事人出具职业病诊断鉴定书。职业病诊断、鉴定费用由用人单位承担。

第五十五条　职业病诊断鉴定委员会组成人员应当遵守职业道德，客观、公正地进行诊断鉴定，并承担相应的责任。职业病诊断鉴定委员会组成人员不得私下接触当事人，不得收受当事人的财物或者其他好处，与当事人有利害关系的，应当回避。

人民法院受理有关案件需要进行职业病鉴定时，应当从省、自治区、直辖市人民政府卫生行政部门依法设立的相关的专家库中选取参加鉴定的专家。

第五十六条　医疗卫生机构发现疑似职业病病人时，应当告知劳动者本人并及时通知用人单位。

用人单位应当及时安排对疑似职业病病人进行诊断；在疑似职业病病人诊断或者医学观察期间，不得解除或者终止与其订立的劳动合同。

疑似职业病病人在诊断、医学观察期间的费用，由用人单位承担。

第五十七条　用人单位应当保障职业病病人依法享受国家规定的职业病待遇。

用人单位应当按照国家有关规定，安排职业病病人进行治疗、康复和定期检查。

用人单位对不适宜继续从事原工作的职业病病人，应当调离原岗位，并妥善安置。

用人单位对从事接触职业病危害的作业的劳动者，应当给予适当岗位津贴。

第五十八条　职业病病人的诊疗、康复费用，伤残以及丧失劳动能力的职业病病人的社会保障，按照国家有关工伤保险的规定执行。

第五十九条　职业病病人除依法享有工伤保险外，依照有关民事法律，尚有获得赔偿的权利的，有权向用人单位提出赔偿要求。

第六十条　劳动者被诊断患有职业病，但用人单位没有依法参加工伤保险的，其医疗和生活保障由该用人单位承担。

第六十一条　职业病病人变动工作单位，其依法享有的待遇不变。

用人单位在发生分立、合并、解散、破产等情形时，应当对从事接触职业病危害的作业的劳动者进行健康检查，并按照国家有关规定妥善安置职业病病人。

第六十二条　用人单位已经不存在或者无法确认劳动关系的职业病病人，可以向地方人民政府民政部门申请医疗救助和生活等方面的救助。

地方各级人民政府应当根据本地区的实际情况，采取其他措施，使前款规定的职业病病人获得医疗救治。

第五章　监督检查

第六十三条　县级以上人民政府职业卫生监督管理部门依照职业病防治法律、法规、国家职业卫生标准和卫生要求，依据职责划分，对职业病防治工作进行监督检查。

第六十四条　安全生产监督管理部门履行监督检查职责时，有权采取下列措施：

（一）进入被检查单位和职业病危害现场，了解情况，调查取证；

（二）查阅或者复制与违反职业病防治法律、法规的行为有关的资料和采集样品；

（三）责令违反职业病防治法律、法规的单位和个人停止违法行为。

第六十五条　发生职业病危害事故或者有证据证明危害状态可能导致职业病危害事故发生时，安全生产监督管理部门可以采取下列临时控制措施：

（一）责令暂停导致职业病危害事故的作业；

（二）封存造成职业病危害事故或者可能导致职业病危害事故发生的材料和设备；

（三）组织控制职业病危害事故现场。

在职业病危害事故或者危害状态得到有效控制后，安全生产监督管理部门应当及时解除控制措施。

第六十六条　职业卫生监督执法人员依法执行职务时，应当出示监督执法证件。

职业卫生监督执法人员应当忠于职守，秉公执法，严格遵守执法规范；涉及用人单位的秘密的，应当为其保密。

第六十七条　职业卫生监督执法人员依法执行职务时，被检查单位应当接受检查并予以支持配合，不得拒绝和阻碍。

第六十八条　安全生产监督管理部门及其职业卫生监督执法人员履行职责时，不得有下列行为：

（一）对不符合法定条件的，发给建设项目有关证明文件、资质证明文件或者予以批准；

（二）对已经取得有关证明文件的，不履行监督检查职责；

（三）发现用人单位存在职业病危害的，可能造成职业病危害事故，不及时依法采取控制措施；

（四）其他违反本法的行为。

第六十九条　职业卫生监督执法人员应当依法经过资格认定。

职业卫生监督管理部门应当加强队伍建设，提高职业卫生监督执法人员的政治、业务素质，依照本法和其他有关法律、法规的规定，建立、健全内部监督制度，对其工作人员执行法律、法规和遵守纪律的情况，进行监督检查。

第六章　法　律　责　任

第七十条　建设单位违反本法规定，有下列行为之一的，由安全生产监督管理部门给予警告，责令限期改正；逾期不改正的，处十万元以上五十万元以下的罚款；情节严重的，责令停止产生职业病危害的作业，或者提请有关人民政府按照国务院规定的权限责令停建、关闭：

（一）未按照规定进行职业病危害预评价或者未提交职业病危害预评价报告，或者职业病危害预评价报告未经安全生产监督管理部门审核同意，开工建设的；

（二）建设项目的职业病防护设施未按照规定与主体工程同时投入生产和使用的；

（三）职业病危害严重的建设项目，其职业病防护设施设计未经安全生产监督管理部门审查，或者不符合国家职业卫生标准和卫生要求施工的；

（四）未按照规定对职业病防护设施进行职业病危害控制效果评价、未经安全生产监督管理部门验收或者验收不合格，擅自投入使用的。

第七十一条　违反本法规定，有下列行为之一的，由安全生产监督管理部门给予警告，责令限期改正；逾期不改正的，处十万元以下的罚款：

（一）工作场所职业病危害因素检测、评价结果没有存档、上报、公布的；

（二）未采取本法第二十一条规定的职业病防治管理措施的；

（三）未按照规定公布有关职业病防治的规章制度、操作规程、职业病危害事故应急救援措施的；

（四）未按照规定组织劳动者进行职业卫生培训，或者未对劳动者个人职业病防护采取指导、督促措施的；

（五）国内首次使用或者首次进口与职业病危害有关的化学材料，未按照规定报送毒性鉴定资料以及经有关部门登记注册或者批准进口的文件的。

第七十二条　用人单位违反本法规定，有下列行为之一的，由安全生产监督管理部门责令限期改正，给予警告，可以并处五万元以上十万元以下的罚款：

（一）未按照规定及时、如实向安全生产监督管理部门申报产生职业病危害的项目的；

（二）未实施由专人负责的职业病危害因素日常监测，或者监测系统不能正常监测的；

（三）订立或者变更劳动合同时，未告知劳动者职业病危害真实情况的；

（四）未按照规定组织职业健康检查、建立职业健康监护档案或者未将检查结果书面告知劳动者的；

（五）未依照本法规定在劳动者离开用人单位时提供职业健康监护档案复印件的。

第七十三条　用人单位违反本法规定，有下列行为之一的，由安全生产监督管理部门给予警告，责令限期改正，逾期不改正的，处五万元以上二十万元以下的罚款；情节严重的，责令停止产生职业病危害的作业，或者提请有关人民政府按照国务院规定的权限责令关闭：

（一）工作场所职业病危害因素的强度或者浓度超过国家职业卫生标准的；

（二）未提供职业病防护设施和个人使用的职业病防护用品，或者提供的职业病防护设施和个人使用的职业病防护用品不符合国家职业卫生标准和卫生要求的；

（三）对职业病防护设备、应急救援设施和个人使用的职业病防护用品未按照规定进行维护、检修、检测，或者不能保持正常运行、使用状态的；

（四）未按照规定对工作场所职业病危害因素进行检测、评价的；

（五）工作场所职业病危害因素经治理仍然达不到国家职业卫生标准和卫生要求时，未停止存在职业病危害因素的作业的；

（六）未按照规定安排职业病病人、疑似职业病病人进行诊治的；

（七）发生或者可能发生急性职业病危害事故时，未立即采取应急救援和控制措施或者未按照规定及时报告的；

（八）未按照规定在产生严重职业病危害的作业岗位醒目位置设置警示标识和中文警示说明的；

（九）拒绝职业卫生监督管理部门监督检查的；

（十）隐瞒、伪造、篡改、毁损职业健康监护档案、工作场所职业病危害因素检测评价结果等相关资料，或者拒不提供职业病诊断、鉴定所需资料的；

（十一）未按照规定承担职业病诊断、鉴定费用和职业病病人的医疗、生活保障费用的。

第七十四条　向用人单位提供可能产生职业病危害的设备、材料，未按照规定提供中文说明书或者设置警示标识和中文警示说明的，由安全生产监督管理部门责令限期改正，给予警告，并处五万元以上二十万元以下的罚款。

第七十五条　用人单位和医疗卫生机构未按照规定报告职业病、疑似职业病的，由有关主管部门依据职责分工责令限期改正，给予警告，可以并处一万元以下的罚款；弄虚作假的，并处二万元以上五万元以下的罚款；对直接负责的主管人员和其他直接责任人员，可以依法给予降级或者撤职的处分。

第七十六条　违反本法规定，有下列情形之一的，由安全生产监督管理部门责令限期治理，并处五万元以上三十万元以下的罚款；情节严重的，责令停止产生职业病危害的作业，或者提请有关人民政府按照国务院规定的权限责令关闭：

（一）隐瞒技术、工艺、设备、材料所产生的职业病危害而采用的；

（二）隐瞒本单位职业卫生真实情况的；

（三）可能发生急性职业损伤的有毒、有害工作场所，放射工作场所或者放射性同位素的运输、贮存不符合本法第二十六条规定的；

（四）使用国家明令禁止使用的可能产生职业病危害的设备或者材料的；

（五）将产生职业病危害的作业转移给没有职业病防护条件的单位和个人，或者没有职业病防护条件的单位和个人接受产生职业病危害的作业的；

（六）擅自拆除、停止使用职业病防护设备或者应急救援设施的；

（七）安排未经职业健康检查的劳动者、有职业禁忌的劳动者、未成年工或者孕期、哺乳期女职工从事接触职业病危害的作业或者禁忌作业的；

（八）违章指挥和强令劳动者进行没有职业病防护措施的作业的。

第七十七条 生产、经营或者进口国家明令禁止使用的可能产生职业病危害的设备或者材料的，依照有关法律、行政法规的规定给予处罚。

第七十八条 用人单位违反本法规定，已经对劳动者生命健康造成严重损害的，由安全生产监督管理部门责令停止产生职业病危害的作业，或者提请有关人民政府按照国务院规定的权限责令关闭，并处十万元以上五十万元以下的罚款。

第七十九条 用人单位违反本法规定，造成重大职业病危害事故或者其他严重后果，构成犯罪的，对直接负责的主管人员和其他直接责任人员，依法追究刑事责任。

第八十条 未取得职业卫生技术服务资质认可擅自从事职业卫生技术服务的，或者医疗卫生机构未经批准擅自从事职业健康检查、职业病诊断的，由安全生产监督管理部门和卫生行政部门依据职责分工责令立即停止违法行为，没收违法所得；违法所得五千元以上的，并处违法所得二倍以上十倍以下的罚款；没有违法所得或者违法所得不足五千元的，并处五千元以上五万元以下的罚款；情节严重的，对直接负责的主管人员和其他直接责任人员，依法给予降级、撤职或者开除的处分。

第八十一条 从事职业卫生技术服务的机构和承担职业健康检查、职业病诊断的医疗卫生机构违反本法规定，有下列行为之一的，由安全生产监督管理部门和卫生行政部门依据职责分工责令立即停止违法行为，给予警告，没收违法所得；违法所得五千元以上的，并处违法所得二倍以上五倍以下的罚款；没有违法所得或者违法所得不足五千元的，并处五千元以上二万元以下的罚款；情节严重的，由原认可或者批准机关取消其相应的资格；对直接负责的主管人员和其他直接责任人员，依法给予降级、撤职或者开除的处分；构成犯罪的，依法追究刑事责任：

（一）超出资质认可或者批准范围从事职业卫生技术服务或者职业健康检查、职业病诊断的；

（二）不按照本法规定履行法定职责的；

（三）出具虚假证明文件的。

第八十二条 职业病诊断鉴定委员会组成人员收受职业病诊断争议当事人的财物或者其他好处的，给予警告，没收收受的财物，可以并处三千元以上五万元以下的罚款，取消其担任职业病诊断鉴定委员会组成人员的资格，并从省、自治区、直辖市人民政府卫生行政部门设立的专家库中予以除名。

第八十三条 卫生行政部门、安全生产监督管理部门不按照规定报告职业病和职业病危害事故的，由上一级行政部门责令改正，通报批评，给予警告；虚报、瞒报的，对单位负责人、直接负责的主管人员和其他直接责任人员依法给予降级、撤职或者开除的处分。

第八十四条 违反本法第十七条、第十八条规定，有关部门擅自批准建设项目或者发放施工许可的，对该部门直接负责的主管人员和其他直接责任人员，由监察机关或者上级机关依法给予记过直至开除的处分。

第八十五条 县级以上地方人民政府在职业病防治工作中未依照本法履行职责，本行政区域出现重大职业病危害事故、造成严重社会影响的，依法对直接负责的主管人员和其他直接责任人员给予记大过直至开除的处分。

县级以上人民政府职业卫生监督管理部门不履行本法规定的职责，滥用职权、玩忽职守、徇私舞弊，依法对直接负责的主管人员和其他直接责任人员给予记大过或者降级的处分；造成职业病危害事故或者其他严重后果的，依法给予撤职或者开除的处分。

第八十六条 违反本法规定，构成犯罪的，依法追究刑事责任。

第七章　附　　则

第八十七条 本法下列用语的含义：

职业病危害，是指对从事职业活动的劳动者可能导致职业病的各种危害。职业病危害因素包括：职业活动中存在的各种有害的化学、物理、生物因素以及在作业过程中产生的其他职业有害因素。

职业禁忌，是指劳动者从事特定职业或者接触特定职业病危害因素时，比一般职业人群更易于遭受职业病危害和罹患职业病或者可能导致原有自身疾病病情加重，或者在从事作业过程中诱发可能导致对他人生命健康构成危险的疾病的个人特殊生理或者病理状态。

第八十八条 本法第二条规定的用人单位以外的单位，产生职业病危害的，其职业病防治活动可以参照本法执行。

劳务派遣用工单位应当履行本法规定的用人单位的义务。

中国人民解放军参照执行本法的办法，由国务院、中央军事委员会制定。

第八十九条 对医疗机构放射性职业病危害控制的监督管理，由卫生行政部门依照本法的规定实施。

第九十条 本法自 2002 年 5 月 1 日起施行。

三

中华人民共和国国务院令

第 586 号

《国务院关于修改〈工伤保险条例〉的决定》已经 2010 年 12 月 8 日国务院第 136 次常务会议通过，现予公布，自 2011 年 1 月 1 日起施行。

总理 温家宝

二〇一〇年十二月二十日

工伤保险条例

(2003 年 4 月 27 日中华人民共和国国务院令
第 375 号公布 根据 2010 年 12 月 20 日《国务院
关于修改〈工伤保险条例〉的决定》修订)

目 录

第一章 总 则

第一条 为了保障因工作遭受事故伤害或者患职业病的职工获得医疗救治和经济补偿，促进工伤预防和职业康复，分散用人单位的工伤风险，制定本条例。

第二条 中华人民共和国境内的企业、事业单位、社会团体、民办非企业单位、基金会、律师事务所、会计师事务所等组织和有雇工的个体工商户（以下称用人单位）应当依照本条例规定参加工伤保险，为本单位全部职工或者雇工（以下称职工）缴纳工伤保险费。

中华人民共和国境内的企业、事业单位、社会团体、民办非企业单位、基金会、律师事务所、会计师事务所等组织的职工和个体工商户的雇工，均有依照本条例的规定享受工伤保险待遇的权利。

第三条 工伤保险费的征缴按照《社会保险费征缴暂行条例》关于基本养老保险费、基本医疗保险费、失业保险费的征缴规定执行。

第四条 用人单位应当将参加工伤保险的有关情况在本单位内公示。

用人单位和职工应当遵守有关安全生产和职业病防治的法律法规，执行安全卫生规程和标准，预防工伤事故发生，避免和减少职业病危害。

职工发生工伤时，用人单位应当采取措施使工伤职工得到及时救治。

第五条 国务院社会保险行政部门负责全国的工伤保险工作。

县级以上地方各级人民政府社会保险行政部门负责本行政区域内的工伤保险工作。

社会保险行政部门按照国务院有关规定设立的社会保险经办机构（以下称经办机构）具体承办工伤保险事务。

第六条 社会保险行政部门等部门制定工伤保险的政策、标准，应当征求工会组织、用人单位代表的意见。

第二章 工伤保险基金

第七条 工伤保险基金由用人单位缴纳的工伤保险费、工伤保险基金的利息和依法纳入工伤保险基金的其他资金构成。

第八条 工伤保险费根据以支定收、收支平衡的原则，确定费率。

国家根据不同行业的工伤风险程度确定行业的差别费率，并根据工伤保险费使用、工伤发生率等情况在每个行业内确定若干费率档次。行业差别费率及行业内费率档次由国务院社会保险行政部门制定，报国务院批准后公布施行。

统筹地区经办机构根据用人单位工伤保险费使用、工伤发生率等情况，适用所属行业内相应的费率档次确定单位缴费费率。

第九条　国务院社会保险行政部门应当定期了解全国各统筹地区工伤保险基金收支情况，及时提出调整行业差别费率及行业内费率档次的方案，报国务院批准后公布施行。

第十条　用人单位应当按时缴纳工伤保险费。职工个人不缴纳工伤保险费。

用人单位缴纳工伤保险费的数额为本单位职工工资总额乘以单位缴费费率之积。

对难以按照工资总额缴纳工伤保险费的行业，其缴纳工伤保险费的具体方式，由国务院社会保险行政部门规定。

第十一条　工伤保险基金逐步实行省级统筹。

跨地区、生产流动性较大的行业，可以采取相对集中的方式异地参加统筹地区的工伤保险。具体办法由国务院社会保险行政部门会同有关行业的主管部门制定。

第十二条　工伤保险基金存入社会保障基金财政专户，用于本条例规定的工伤保险待遇，劳动能力鉴定，工伤预防的宣传、培训等费用，以及法律、法规规定的用于工伤保险的其他费用的支付。

工伤预防费用的提取比例、使用和管理的具体办法，由国务院社会保险行政部门会同国务院财政、卫生行政、安全生产监督管理等部门规定。

任何单位或者个人不得将工伤保险基金用于投资运营、兴建或者改建办公场所、发放奖金，或者挪作其他用途。

第十三条　工伤保险基金应当留有一定比例的储备金，用于统筹地区重大事故的工伤保险待遇支付；储备金不足支付的，由统筹地区的人民政府垫付。储备金占基金总额的具体比例和储备金的使用办法，由省、自治区、直辖市人民政府规定。

第三章　工　伤　认　定

第十四条　职工有下列情形之一的，应当认定为工伤：

（一）在工作时间和工作场所内，因工作原因受到事故伤害的；

（二）工作时间前后在工作场所内，从事与工作有关的预备性或者收尾性工作受到事故伤害的；

（三）在工作时间和工作场所内，因履行工作职责受到暴力等意外伤害的；

（四）患职业病的；

（五）因工外出期间，由于工作原因受到伤害或者发生事故下落不明的；

（六）在上下班途中，受到非本人主要责任的交通事故或者城市轨道交通、客运轮渡、火车事故伤害的；

（七）法律、行政法规规定应当认定为工伤的其他情形。

第十五条　职工有下列情形之一的，视同工伤：

（一）在工作时间和工作岗位，突发疾病死亡或者在 48 小时之内经抢救无效死亡的；

（二）在抢险救灾等维护国家利益、公共利益活动中受到伤害的；

（三）职工原在军队服役，因战、因公负伤致残，已取得革命伤残军人证，到用人单位后旧伤复发的。

职工有前款第（一）项、第（二）项情形的，按照本条例的有关规定享受工伤保险待遇；职工有前款第（三）项情形的，按照本条例的有关规定享受除一次性伤残补助金以外的工伤保险待遇。

第十六条 职工符合本条例第十四条、第十五条的规定，但是有下列情形之一的，不得认定为工伤或者视同工伤：

（一）故意犯罪的；

（二）醉酒或者吸毒的；

（三）自残或者自杀的。

第十七条 职工发生事故伤害或者按照职业病防治法规定被诊断、鉴定为职业病，所在单位应当自事故伤害发生之日或者被诊断、鉴定为职业病之日起30日内，向统筹地区社会保险行政部门提出工伤认定申请。遇有特殊情况，经报社会保险行政部门同意，申请时限可以适当延长。

用人单位未按前款规定提出工伤认定申请的，工伤职工或者其近亲属、工会组织在事故伤害发生之日或者被诊断、鉴定为职业病之日起1年内，可以直接向用人单位所在地统筹地区社会保险行政部门提出工伤认定申请。

按照本条第一款规定应当由省级社会保险行政部门进行工伤认定的事项，根据属地原则由用人单位所在地的设区的市级社会保险行政部门办理。

用人单位未在本条第一款规定的时限内提交工伤认定申请，在此期间发生符合本条例规定的工伤待遇等有关费用由该用人单位负担。

第十八条 提出工伤认定申请应当提交下列材料：

（一）工伤认定申请表；

（二）与用人单位存在劳动关系（包括事实劳动关系）的证明材料；

（三）医疗诊断证明或者职业病诊断证明书（或者职业病诊断鉴定书）。

工伤认定申请表应当包括事故发生的时间、地点、原因以及职工伤害程度等基本情况。

工伤认定申请人提供材料不完整的，社会保险行政部门应当一次性书面告知工伤认定申请人需要补正的全部材料。申请人按照书面告知要求补正材料后，社会保险行政部门应当受理。

第十九条 社会保险行政部门受理工伤认定申请后，根据审核需要可以对事故伤害进行调查核实，用人单位、职工、工会组织、医疗机构以及有关部门应当予以协助。职业病诊断和诊断争议的鉴定，依照职业病防治法的有关规定执行。对依法取得职业病诊断证明书或者职业病诊断鉴定书的，社会保险行政部门不再进行调查核实。

职工或者其近亲属认为是工伤，用人单位不认为是工伤的，由用人单位承担举证责任。

第二十条 社会保险行政部门应当自受理工伤认定申请之日起60日内作出工伤认定的决定，并书面通知申请工伤认定的职工或者其近亲属和该职工所在单位。

社会保险行政部门对受理的事实清楚、权利义务明确的工伤认定申请，应当在 15 日内作出工伤认定的决定。

作出工伤认定决定需要以司法机关或者有关行政主管部门的结论为依据的，在司法机关或者有关行政主管部门尚未作出结论期间，作出工伤认定决定的时限中止。

社会保险行政部门工作人员与工伤认定申请人有利害关系的，应当回避。

第四章　劳动能力鉴定

第二十一条　职工发生工伤，经治疗伤情相对稳定后存在残疾、影响劳动能力的，应当进行劳动能力鉴定。

第二十二条　劳动能力鉴定是指劳动功能障碍程度和生活自理障碍程度的等级鉴定。

劳动功能障碍分为十个伤残等级，最重的为一级，最轻的为十级。

生活自理障碍分为三个等级：生活完全不能自理、生活大部分不能自理和生活部分不能自理。

劳动能力鉴定标准由国务院社会保险行政部门会同国务院卫生行政部门等部门制定。

第二十三条　劳动能力鉴定由用人单位、工伤职工或者其近亲属向设区的市级劳动能力鉴定委员会提出申请，并提供工伤认定决定和职工工伤医疗的有关资料。

第二十四条　省、自治区、直辖市劳动能力鉴定委员会和设区的市级劳动能力鉴定委员会分别由省、自治区、直辖市和设区的市级社会保险行政部门、卫生行政部门、工会组织、经办机构代表以及用人单位代表组成。

劳动能力鉴定委员会建立医疗卫生专家库。列入专家库的医疗卫生专业技术人员应当具备下列条件：

（一）具有医疗卫生高级专业技术职务任职资格；

（二）掌握劳动能力鉴定的相关知识；

（三）具有良好的职业品德。

第二十五条　设区的市级劳动能力鉴定委员会收到劳动能力鉴定申请后，应当从其建立的医疗卫生专家库中随机抽取 3 名或者 5 名相关专家组成专家组，由专家组提出鉴定意见。设区的市级劳动能力鉴定委员会根据专家组的鉴定意见作出工伤职工劳动能力鉴定结论；必要时，可以委托具备资格的医疗机构协助进行有关的诊断。

设区的市级劳动能力鉴定委员会应当自收到劳动能力鉴定申请之日起 60 日内作出劳动能力鉴定结论，必要时，作出劳动能力鉴定结论的期限可以延长 30 日。劳动能力鉴定结论应当及时送达申请鉴定的单位和个人。

第二十六条　申请鉴定的单位或者个人对设区的市级劳动能力鉴定委员会作出的鉴定结论不服的，可以在收到该鉴定结论之日起 15 日内向省、自治区、直辖市劳动能力鉴定委员会提出再次鉴定申请。省、自治区、直辖市劳动能力鉴定委员会作出的劳动能力鉴定结论为最终结论。

第二十七条 劳动能力鉴定工作应当客观、公正。劳动能力鉴定委员会组成人员或者参加鉴定的专家与当事人有利害关系的，应当回避。

第二十八条 自劳动能力鉴定结论作出之日起 1 年后，工伤职工或者其近亲属、所在单位或者经办机构认为伤残情况发生变化的，可以申请劳动能力复查鉴定。

第二十九条 劳动能力鉴定委员会依照本条例第二十六条和第二十八条的规定进行再次鉴定和复查鉴定的期限，依照本条例第二十五条第二款的规定执行。

第五章 工伤保险待遇

第三十条 职工因工作遭受事故伤害或者患职业病进行治疗，享受工伤医疗待遇。

职工治疗工伤应当在签订服务协议的医疗机构就医，情况紧急时可以先到就近的医疗机构急救。

治疗工伤所需费用符合工伤保险诊疗项目目录、工伤保险药品目录、工伤保险住院服务标准的，从工伤保险基金支付。工伤保险诊疗项目目录、工伤保险药品目录、工伤保险住院服务标准，由国务院社会保险行政部门会同国务院卫生行政部门、食品药品监督管理部门等部门规定。

职工住院治疗工伤的伙食补助费，以及经医疗机构出具证明，报经办机构同意，工伤职工到统筹地区以外就医所需的交通、食宿费用从工伤保险基金支付，基金支付的具体标准由统筹地区人民政府规定。

工伤职工治疗非工伤引发的疾病，不享受工伤医疗待遇，按照基本医疗保险办法处理。

工伤职工到签订服务协议的医疗机构进行工伤康复的费用，符合规定的，从工伤保险基金支付。

第三十一条 社会保险行政部门作出认定为工伤的决定后发生行政复议、行政诉讼的，行政复议和行政诉讼期间不停止支付工伤职工治疗工伤的医疗费用。

第三十二条 工伤职工因日常生活或者就业需要，经劳动能力鉴定委员会确认，可以安装假肢、矫形器、假眼、假牙和配置轮椅等辅助器具，所需费用按照国家规定的标准从工伤保险基金支付。

第三十三条 职工因工作遭受事故伤害或者患职业病需要暂停工作接受工伤医疗的，在停工留薪期内，原工资福利待遇不变，由所在单位按月支付。

停工留薪期一般不超过 12 个月。伤情严重或者情况特殊，经设区的市级劳动能力鉴定委员会确认，可以适当延长，但延长不得超过 12 个月。工伤职工评定伤残等级后，停发原待遇，按照本章的有关规定享受伤残待遇。工伤职工在停工留薪期满后仍需治疗的，继续享受工伤医疗待遇。

生活不能自理的工伤职工在停工留薪期需要护理的，由所在单位负责。

第三十四条　工伤职工已经评定伤残等级并经劳动能力鉴定委员会确认需要生活护理的，从工伤保险基金按月支付生活护理费。

生活护理费按照生活完全不能自理、生活大部分不能自理或者生活部分不能自理3个不同等级支付，其标准分别为统筹地区上年度职工月平均工资的50％、40％或者30％。

第三十五条　职工因工致残被鉴定为一级至四级伤残的，保留劳动关系，退出工作岗位，享受以下待遇：

（一）从工伤保险基金按伤残等级支付一次性伤残补助金，标准为：一级伤残为27个月的本人工资，二级伤残为25个月的本人工资，三级伤残为23个月的本人工资，四级伤残为21个月的本人工资。

（二）从工伤保险基金按月支付伤残津贴，标准为：一级伤残为本人工资的90％，二级伤残为本人工资的85％，三级伤残为本人工资的80％，四级伤残为本人工资的75％。伤残津贴实际金额低于当地最低工资标准的，由工伤保险基金补足差额。

（三）工伤职工达到退休年龄并办理退休手续后，停发伤残津贴，按照国家有关规定享受基本养老保险待遇。基本养老保险待遇低于伤残津贴的，由工伤保险基金补足差额。

职工因工致残被鉴定为一级至四级伤残的，由用人单位和职工个人以伤残津贴为基数，缴纳基本医疗保险费。

第三十六条　职工因工致残被鉴定为五级、六级伤残的，享受以下待遇：

（一）从工伤保险基金按伤残等级支付一次性伤残补助金，标准为：五级伤残为18个月的本人工资，六级伤残为16个月的本人工资。

（二）保留与用人单位的劳动关系，由用人单位安排适当工作。难以安排工作的，由用人单位按月发给伤残津贴，标准为：五级伤残为本人工资的70％，六级伤残为本人工资的60％，并由用人单位按照规定为其缴纳应缴纳的各项社会保险费。伤残津贴实际金额低于当地最低工资标准的，由用人单位补足差额。

经工伤职工本人提出，该职工可以与用人单位解除或者终止劳动关系，由工伤保险基金支付一次性工伤医疗补助金，由用人单位支付一次性伤残就业补助金。一次性工伤医疗补助金和一次性伤残就业补助金的具体标准由省、自治区、直辖市人民政府规定。

第三十七条　职工因工致残被鉴定为七级至十级伤残的，享受以下待遇：

（一）从工伤保险基金按伤残等级支付一次性伤残补助金，标准为：七级伤残为13个月的本人工资，八级伤残为11个月的本人工资，九级伤残为9个月的本人工资，十级伤残为7个月的本人工资。

（二）劳动、聘用合同期满终止，或者职工本人提出解除劳动、聘用合同的，由工伤保险基金支付一次性工伤医疗补助金，由用人单位支付一次性伤残就业补助金。一次性工伤医疗补助金和一次性伤残就业补助金的具体标准由省、自治区、直辖市人民政府规定。

第三十八条　工伤职工工伤复发，确认需要治疗的，享受本条例第三十条、第三十二条和第三十三条规定的工伤待遇。

第三十九条　职工因工死亡，其近亲属按照下列规定从工伤保险基金领取丧葬补助金、供养亲属抚恤金和一次性工亡补助金：

（一）丧葬补助金为6个月的统筹地区上年度职工月平均工资。

（二）供养亲属抚恤金按照职工本人工资的一定比例发给由因工死亡职工生前提供主要生活来源、无劳动能力的亲属。标准为：配偶每月40％，其他亲属每人每月30％，孤寡老人或者孤儿每人每月在上述标准的基础上增加10％。核定的各供养亲属的抚恤金之和不应高于因工死亡职工生前的工资。供养亲属的具体范围由国务院社会保险行政部门规定。

（三）一次性工亡补助金标准为上一年度全国城镇居民人均可支配收入的20倍。

伤残职工在停工留薪期内因工伤导致死亡的，其近亲属享受本条第一款规定的待遇。

一级至四级伤残职工在停工留薪期满后死亡的，其近亲属可以享受本条第一款第（一）项、第（二）项规定的待遇。

第四十条 伤残津贴、供养亲属抚恤金、生活护理费由统筹地区社会保险行政部门根据职工平均工资和生活费用变化等情况适时调整。调整办法由省、自治区、直辖市人民政府规定。

第四十一条 职工因工外出期间发生事故或者在抢险救灾中下落不明的，从事故发生当月起3个月内照发工资，从第4个月起停发工资，由工伤保险基金向其供养亲属按月支付供养亲属抚恤金。生活有困难的，可以预支一次性工亡补助金的50％。职工被人民法院宣告死亡的，按照本条例第三十九条职工因工死亡的规定处理。

第四十二条 工伤职工有下列情形之一的，停止享受工伤保险待遇：

（一）丧失享受待遇条件的；

（二）拒不接受劳动能力鉴定的；

（三）拒绝治疗的。

第四十三条 用人单位分立、合并、转让的，承继单位应当承担原用人单位的工伤保险责任；原用人单位已经参加工伤保险的，承继单位应当到当地经办机构办理工伤保险变更登记。

用人单位实行承包经营的，工伤保险责任由职工劳动关系所在单位承担。

职工被借调期间受到工伤事故伤害的，由原用人单位承担工伤保险责任，但原用人单位与借调单位可以约定补偿办法。

企业破产的，在破产清算时依法拨付应当由单位支付的工伤保险待遇费用。

第四十四条 职工被派遣出境工作，依据前往国家或者地区的法律应当参加当地工伤保险的，参加当地工伤保险，其国内工伤保险关系中止；不能参加当地工伤保险的，其国内工伤保险关系不中止。

第四十五条 职工再次发生工伤，根据规定应当享受伤残津贴的，按照新认定的伤残等级享受伤残津贴待遇。

第六章　监督管理

第四十六条　经办机构具体承办工伤保险事务,履行下列职责:

(一) 根据省、自治区、直辖市人民政府规定,征收工伤保险费;

(二) 核查用人单位的工资总额和职工人数,办理工伤保险登记,并负责保存用人单位缴费和职工享受工伤保险待遇情况的记录;

(三) 进行工伤保险的调查、统计;

(四) 按照规定管理工伤保险基金的支出;

(五) 按照规定核定工伤保险待遇;

(六) 为工伤职工或者其近亲属免费提供咨询服务。

第四十七条　经办机构与医疗机构、辅助器具配置机构在平等协商的基础上签订服务协议,并公布签订服务协议的医疗机构、辅助器具配置机构的名单。具体办法由国务院社会保险行政部门分别会同国务院卫生行政部门、民政部门等部门制定。

第四十八条　经办机构按照协议和国家有关目录、标准对工伤职工医疗费用、康复费用、辅助器具费用的使用情况进行核查,并按时足额结算费用。

第四十九条　经办机构应当定期公布工伤保险基金的收支情况,及时向社会保险行政部门提出调整费率的建议。

第五十条　社会保险行政部门、经办机构应当定期听取工伤职工、医疗机构、辅助器具配置机构以及社会各界对改进工伤保险工作的意见。

第五十一条　社会保险行政部门依法对工伤保险费的征缴和工伤保险基金的支付情况进行监督检查。

财政部门和审计机关依法对工伤保险基金的收支、管理情况进行监督。

第五十二条　任何组织和个人对有关工伤保险的违法行为,有权举报。社会保险行政部门对举报应当及时调查,按照规定处理,并为举报人保密。

第五十三条　工会组织依法维护工伤职工的合法权益,对用人单位的工伤保险工作实行监督。

第五十四条　职工与用人单位发生工伤待遇方面的争议,按照处理劳动争议的有关规定处理。

第五十五条　有下列情形之一的,有关单位或者个人可以依法申请行政复议,也可以依法向人民法院提起行政诉讼:

(一) 申请工伤认定的职工或者其近亲属、该职工所在单位对工伤认定申请不予受理的决定不服的;

(二) 申请工伤认定的职工或者其近亲属、该职工所在单位对工伤认定结论不服的;

(三) 用人单位对经办机构确定的单位缴费费率不服的;

（四）签订服务协议的医疗机构、辅助器具配置机构认为经办机构未履行有关协议或者规定的；

（五）工伤职工或者其近亲属对经办机构核定的工伤保险待遇有异议的。

第七章　法　律　责　任

第五十六条　单位或者个人违反本条例第十二条规定挪用工伤保险基金，构成犯罪的，依法追究刑事责任；尚不构成犯罪的，依法给予处分或者纪律处分。被挪用的基金由社会保险行政部门追回，并入工伤保险基金；没收的违法所得依法上缴国库。

第五十七条　社会保险行政部门工作人员有下列情形之一的，依法给予处分；情节严重，构成犯罪的，依法追究刑事责任：

（一）无正当理由不受理工伤认定申请，或者弄虚作假将不符合工伤条件的人员认定为工伤职工的；

（二）未妥善保管申请工伤认定的证据材料，致使有关证据灭失的；

（三）收受当事人财物的。

第五十八条　经办机构有下列行为之一的，由社会保险行政部门责令改正，对直接负责的主管人员和其他责任人员依法给予纪律处分；情节严重，构成犯罪的，依法追究刑事责任；造成当事人经济损失的，由经办机构依法承担赔偿责任：

（一）未按规定保存用人单位缴费和职工享受工伤保险待遇情况记录的；

（二）不按规定核定工伤保险待遇的；

（三）收受当事人财物的。

第五十九条　医疗机构、辅助器具配置机构不按服务协议提供服务的，经办机构可以解除服务协议。

经办机构不按时足额结算费用的，由社会保险行政部门责令改正；医疗机构、辅助器具配置机构可以解除服务协议。

第六十条　用人单位、工伤职工或者其近亲属骗取工伤保险待遇，医疗机构、辅助器具配置机构骗取工伤保险基金支出的，由社会保险行政部门责令退还，处骗取金额2倍以上5倍以下的罚款；情节严重，构成犯罪的，依法追究刑事责任。

第六十一条　从事劳动能力鉴定的组织或者个人有下列情形之一的，由社会保险行政部门责令改正，处2 000元以上1万元以下的罚款；情节严重，构成犯罪的，依法追究刑事责任：

（一）提供虚假鉴定意见的；

（二）提供虚假诊断证明的；

（三）收受当事人财物的。

第六十二条　用人单位依照本条例规定应当参加工伤保险而未参加的，由社会保险行政部门责令限期参加，补缴应当缴纳的工伤保险费，并自欠缴之日起，按日加收万分之五的滞纳金；逾期仍不缴纳的，处欠缴数额 1 倍以上 3 倍以下的罚款。

依照本条例规定应当参加工伤保险而未参加工伤保险的用人单位职工发生工伤的，由该用人单位按照本条例规定的工伤保险待遇项目和标准支付费用。

用人单位参加工伤保险并补缴应当缴纳的工伤保险费、滞纳金后，由工伤保险基金和用人单位依照本条例的规定支付新发生的费用。

第六十三条 用人单位违反本条例第十九条的规定，拒不协助社会保险行政部门对事故进行调查核实的，由社会保险行政部门责令改正，处 2 000 元以上 2 万元以下的罚款。

第八章　附　　则

第六十四条 本条例所称工资总额，是指用人单位直接支付给本单位全部职工的劳动报酬总额。

本条例所称本人工资，是指工伤职工因工作遭受事故伤害或者患职业病前 12 个月平均月缴费工资。本人工资高于统筹地区职工平均工资 300％ 的，按照统筹地区职工平均工资的 300％ 计算；本人工资低于统筹地区职工平均工资 60％ 的，按照统筹地区职工平均工资的 60％ 计算。

第六十五条 公务员和参照公务员法管理的事业单位、社会团体的工作人员因工作遭受事故伤害或者患职业病的，由所在单位支付费用。具体办法由国务院社会保险行政部门会同国务院财政部门规定。

第六十六条 无营业执照或者未经依法登记、备案的单位以及被依法吊销营业执照或者撤销登记、备案的单位的职工受到事故伤害或者患职业病的，由该单位向伤残职工或者死亡职工的近亲属给予一次性赔偿，赔偿标准不得低于本条例规定的工伤保险待遇；用人单位不得使用童工，用人单位使用童工造成童工伤残、死亡的，由该单位向童工或者童工的近亲属给予一次性赔偿，赔偿标准不得低于本条例规定的工伤保险待遇。具体办法由国务院社会保险行政部门规定。

前款规定的伤残职工或者死亡职工的近亲属就赔偿数额与单位发生争议的，以及前款规定的童工或者童工的近亲属就赔偿数额与单位发生争议的，按照处理劳动争议的有关规定处理。

第六十七条 本条例自 2004 年 1 月 1 日起施行。本条例施行前已受到事故伤害或者患职业病的职工尚未完成工伤认定的，按照本条例的规定执行。

中华人民共和国人力资源和社会保障部令

第 8 号

新修订的《工伤认定办法》已经人力资源和社会保障部第 56 次部务会议通过，现予公布，自 2011 年 1 月 1 日起施行。劳动和社会保障部 2003 年 9 月 23 日颁布的《工伤认定办法》同时废止。

人力资源社会保障部部长　尹蔚民
二〇一〇年十二月三十一日

工伤认定办法

第一条　为规范工伤认定程序，依法进行工伤认定，维护当事人的合法权益，根据《工伤保险条例》的有关规定，制定本办法。

第二条　社会保险行政部门进行工伤认定按照本办法执行。

第三条　工伤认定应当客观公正、简捷方便，认定程序应当向社会公开。

第四条　职工发生事故伤害或者按照职业病防治法规定被诊断、鉴定为职业病，所在单位应当自事故伤害发生之日或者被诊断、鉴定为职业病之日起 30 日内，向统筹地区社会保险行政部门提出工伤认定申请。遇有特殊情况，经报社会保险行政部门同意，申请时限可以适当延长。

按照前款规定应当向省级社会保险行政部门提出工伤认定申请的，根据属地原则应当向用人单位所在地设区的市级社会保险行政部门提出。

第五条　用人单位未在规定的时限内提出工伤认定申请的，受伤害职工或者其近亲属、工会组织在事故伤害发生之日或者被诊断、鉴定为职业病之日起 1 年内，可以直接按照本办法第四条规定提出工伤认定申请。

第六条　提出工伤认定申请应当填写《工伤认定申请表》，并提交下列材料：

（一）劳动、聘用合同文本复印件或者与用人单位存在劳动关系（包括事实劳动关系）、人事关系的其他证明材料；

（二）医疗机构出具的受伤后诊断证明书或者职业病诊断证明书（或者职业病诊断鉴定书）。

第七条 工伤认定申请人提交的申请材料符合要求，属于社会保险行政部门管辖范围且在受理时限内的，社会保险行政部门应当受理。

第八条 社会保险行政部门收到工伤认定申请后，应当在15日内对申请人提交的材料进行审核，材料完整的，作出受理或者不予受理的决定；材料不完整的，应当以书面形式一次性告知申请人需要补正的全部材料。社会保险行政部门收到申请人提交的全部补正材料后，应当在15日内作出受理或者不予受理的决定。

社会保险行政部门决定受理的，应当出具《工伤认定申请受理决定书》；决定不予受理的，应当出具《工伤认定申请不予受理决定书》。

第九条 社会保险行政部门受理工伤认定申请后，可以根据需要对申请人提供的证据进行调查核实。

第十条 社会保险行政部门进行调查核实，应当由两名以上工作人员共同进行，并出示执行公务的证件。

第十一条 社会保险行政部门工作人员在工伤认定中，可以进行以下调查核实工作：

（一）根据工作需要，进入有关单位和事故现场；

（二）依法查阅与工伤认定有关的资料，询问有关人员并作出调查笔录；

（三）记录、录音、录像和复制与工伤认定有关的资料。调查核实工作的证据收集参照行政诉讼证据收集的有关规定执行。

第十二条 社会保险行政部门工作人员进行调查核实时，有关单位和个人应当予以协助。用人单位、工会组织、医疗机构以及有关部门应当负责安排相关人员配合工作，据实提供情况和证明材料。

第十三条 社会保险行政部门在进行工伤认定时，对申请人提供的符合国家有关规定的职业病诊断证明书或者职业病诊断鉴定书，不再进行调查核实。职业病诊断证明书或者职业病诊断鉴定书不符合国家规定的要求和格式的，社会保险行政部门可以要求出具证据部门重新提供。

第十四条 社会保险行政部门受理工伤认定申请后，可以根据工作需要，委托其他统筹地区的社会保险行政部门或者相关部门进行调查核实。

第十五条 社会保险行政部门工作人员进行调查核实时，应当履行下列义务：

（一）保守有关单位商业秘密以及个人隐私；

（二）为提供情况的有关人员保密。

第十六条 社会保险行政部门工作人员与工伤认定申请人有利害关系的，应当回避。

第十七条 职工或者其近亲属认为是工伤，用人单位不认为是工伤的，由该用人单位承担举证责任。用人单位拒不举证的，社会保险行政部门可以根据受伤害职工提供的证据或者调查取得的证据，依法作出工伤认定决定。

第十八条 社会保险行政部门应当自受理工伤认定申请之日起60日内作出工伤认定决

定，出具《认定工伤决定书》或者《不予认定工伤决定书》。

第十九条 《认定工伤决定书》应当载明下列事项：

（一）用人单位全称；

（二）职工的姓名、性别、年龄、职业、身份证号码；

（三）受伤害部位、事故时间和诊断时间或职业病名称、受伤害经过和核实情况、医疗救治的基本情况和诊断结论；

（四）认定工伤或者视同工伤的依据；

（五）不服认定决定申请行政复议或者提起行政诉讼的部门和时限；

（六）作出认定工伤或者视同工伤决定的时间。

《不予认定工伤决定书》应当载明下列事项：

（一）用人单位全称；

（二）职工的姓名、性别、年龄、职业、身份证号码；

（三）不予认定工伤或者不视同工伤的依据；

（四）不服认定决定申请行政复议或者提起行政诉讼的部门和时限；

（五）作出不予认定工伤或者不视同工伤决定的时间。

《认定工伤决定书》和《不予认定工伤决定书》应当加盖社会保险行政部门工伤认定专用印章。

第二十条 社会保险行政部门受理工伤认定申请后，作出工伤认定决定需要以司法机关或者有关行政主管部门的结论为依据的，在司法机关或者有关行政主管部门尚未作出结论期间，作出工伤认定决定的时限中止，并书面通知申请人。

第二十一条 社会保险行政部门对于事实清楚、权利义务明确的工伤认定申请，应当自受理工伤认定申请之日起 15 日内作出工伤认定决定。

第二十二条 社会保险行政部门应当自工伤认定决定作出之日起 20 日内，将《认定工伤决定书》或者《不予认定工伤决定书》送达受伤害职工（或者其近亲属）和用人单位，并抄送社会保险经办机构。

《认定工伤决定书》和《不予认定工伤决定书》的送达参照民事法律有关送达的规定执行。

第二十三条 职工或者其近亲属、用人单位对不予受理决定不服或者对工伤认定决定不服的，可以依法申请行政复议或者提起行政诉讼。

第二十四条 工伤认定结束后，社会保险行政部门应当将工伤认定的有关资料保存 50 年。

第二十五条 用人单位拒不协助社会保险行政部门对事故伤害进行调查核实的，由社会保险行政部门责令改正，处 2 000 元以上 2 万元以下的罚款。

第二十六条 本办法中的《工伤认定申请表》《工伤认定申请受理决定书》《工伤认定申请不予受理决定书》《认定工伤决定书》《不予认定工伤决定书》的样式由国务院社会保险行政部门统一制定。

第二十七条 本办法自 2011 年 1 月 1 日起施行。劳动和社会保障部 2003 年 9 月 23 日颁布的《工伤认定办法》同时废止。

附：

编号：

工伤认定申请表

申请人：

受伤害职工：

申请人与受伤害职工关系：

填表日期： 年 月 日

职工姓名		性别		出生日期	年 月 日
身份证号码			联系电话		
家庭地址			邮政编码		
工作单位			联系电话		
单位地址			邮政编码		
职业、工种或工作岗位			参加工作时间		
事故时间、地点及主要原因			诊断时间		
受伤害部位			职业病名称		
接触职业病危害岗位			接触职业病危害时间		
受伤害经过简述（可附页）					

续表

申请事项：	
	申请人签字： 年　月　日
用人单位意见：	
	经办人签字： （公章） 年　月　日
社会保险 行政部门 审查资料 和受理意见	经办人签字： 年　月　日
	负责人签字： （公章） 年　月　日
备注：	

填表说明：

1. 用钢笔或签字笔填写，字体工整清楚。

2. 申请人为用人单位的，在首页申请人处加盖单位公章。

3. 受伤害部位一栏填写受伤害的具体部位。

4. 诊断时间一栏，职业病者，按职业病确诊时间填写；受伤或死亡的，按初诊时间填写。

5. 受伤害经过简述，应写明事故发生的时间、地点，当时所从事的工作，受伤害的原因以及伤害部位和程度。职业病患者应写明在何单位从事何种有害作业，起止时间，确诊结果。

6. 申请人提出工伤认定申请时，应当提交受伤害职工的居民身份证；医疗机构出具的职工受伤害时初诊诊断证明书，或者依法承担职业病诊断的医疗机构出具的职业病诊断证明书（或者职业病诊断鉴定书）；职工受伤害或者诊断患职业病时与用人单位之间的劳动、聘用合同或者其他存在劳动、人事关系的证明。

有下列情形之一的，还应当分别提交相应证据：

（一）职工死亡的，提交死亡证明；

（二）在工作时间和工作场所内，因履行工作职责受到暴力等意外伤害的，提交公安部门的证明或者其他相关证明；

（三）因工外出期间，由于工作原因受到伤害或者发生事故下落不明的，提交公安部门的证明或者相关部门的证明；

（四）上下班途中，受到非本人主要责任的交通事故或者城市轨道交通、客运轮渡、火车事故伤害的，提交公安机关交通管理部门或者其他相关部门的证明；

（五）在工作时间和工作岗位，突发疾病死亡或者在 48 小时之内经抢救无效死亡的，提交医疗机构的抢救证明；

（六）在抢险救灾等维护国家利益、公共利益活动中受到伤害的，提交民政部门或者其他相关部门的证明；

（七）属于因战、因公负伤致残的转业、复员军人，旧伤复发的，提交《革命伤残军人证》及劳动能力鉴定机构对旧伤复发的确认。

7. 申请事项栏，应写明受伤害职工或者其近亲属、工会组织提出工伤认定申请并签字。

8. 用人单位意见栏，应签署是否同意申请工伤，所填情况是否属实，经办人签字并加盖单位公章。

9. 社会保险行政部门审查资料和受理意见栏，应填写补正材料或是否受理的意见。

10. 此表一式二份，社会保险行政部门、申请人各留存一份。

编号：

工伤认定申请受理决定书

_____：

  你（单位）于_____年____月____日提交_____的工伤认定申请收悉。经审查，符合工伤认定受理的条件，现予受理。

（盖章）

年　月　日

  注：本决定书一式三份，社会保险行政部门、职工或者其近亲属、用人单位各留存一份。

编号：

工伤认定申请不予受理决定书

_____：

  你（单位）于_____年____月____日提交_____的工伤认定申请收悉。

  经审查：_____

不符合《工伤保险条例》第_____条_____规定的受理条件，现决定不予受理。

  如对本决定不服，可在接到决定书之日起 60 日内向_____申请行政复议，或者向人民法院提起行政诉讼。

（盖章）

年　月　日

  注：本决定书一式三份，社会保险行政部门、职工或者其近亲属、用人单位各留存一份。

编号：

认定工伤决定书

申请人：

职工姓名：　　　　　性别：　　　　　年龄：

身份证号码：

用人单位：

职业/工种/工作岗位：

事故时间：　　年　月　日

事故地点：

诊断时间：　　年　月　日

受伤害部位/职业病名称：

受伤害经过、医疗救治的基本情况和诊断结论：

　　　　　　年　　月　　日受理　　　　　的工伤认定申请后，根据提交的材料调查核实情况如下：

　　　　　　同志受到的事故伤害（或患职业病），符合《工伤保险条例》第　　　　条第　　　　款第　　　　项之规定，属于工伤认定范围，现予以认定（或视同）为工伤。

如对本工伤认定决定不服的，可自接到本决定书之日起 60 日内向　　　　申请行政复议，或者向人民法院提起行政诉讼。

（工伤认定专用章）

年　月　日

注：本通知一式四份，社会保险行政部门、职工或者其近亲属、用人单位、社会保险经办机构各留存一份。

编号：

不予认定工伤决定书

申请人：

职工姓名：　　　　　性别：　　　　　年龄：

身份证号码：

用人单位：

职业/工种/工作岗位：

　　　　　年　　月　　日受理　　　　　的工伤认定申请后，根据提交的材料调查核实情况如下：

　　　　　同志受到的伤害，不符合《工伤保险条例》第十四条、第十五条认定工伤或者视同工伤的情形；或者根据《工伤保险条例》第十六条第　　　　　项之规定，属于不得认定或者视同工伤的情形。现决定不予认定或者视同工伤。

　　如对本工伤认定结论不服的，可自接到本决定书之日起 60 日内向　　　　　申请行政复议，或者向人民法院提起行政诉讼。

（工伤认定专用章）

年　月　日

注：本通知一式三份，社会保险行政部门、职工或者其近亲属、用人单位各留存一份。

人力资源社会保障部关于印发《工伤康复服务项目（试行）》和《工伤康复服务规范（试行）》（修订版）的通知

（人社部发〔2013〕30号）

各省、自治区、直辖市及新疆生产建设兵团人力资源社会保障厅（局）：

为进一步规范和加强工伤康复管理工作，我部在总结2008年制定的《工伤康复服务项目（试行）》和《工伤康复诊疗规范（试行）》执行情况基础上，结合国家发改委、卫生部、国家中医药管理局颁布的《全国医疗服务价格项目规范（2012年版）》（以下简称《价格项目规范》），组织修订了《工伤康复服务项目（试行）》（以下简称《服务项目》）和《工伤康复服务规范（试行）》（以下简称《服务规范》），现印发你们，并就有关问题通知如下：

一、《服务项目》和《服务规范》既是工伤康复试点机构开展工伤康复服务的业务指南和工作规程，也是工伤保险行政管理部门、社会保险经办机构和劳动能力鉴定机构进行工伤康复监督管理的重要依据。工伤保险行政管理部门和经办机构要密切配合，积极协调有关方面，特别是结合贯彻《国家发展改革委、卫生部、国家中医药管理局关于规范医疗服务价格管理及有关问题的通知》（发改价格〔2012〕1170号），认真做好《服务项目》和《服务规范》的实施工作。

二、《服务项目》和《服务规范》的使用范围仅限于在各地确定的工伤康复协议机构进行康复的工伤人员。工伤职工康复期间必需使用的中医治疗、康复类项目按本地《工伤保险诊疗项目目录》的规定执行。

三、各地在贯彻实施《服务项目》和《服务规范》中，应坚持实事求是的原则，根据当地康复技术发展水平对《服务项目》进行适当调整，调整幅度控制在《服务项目》总数10％范围内，并加强对康复服务项目使用合理性的管理，明确康复服务项目使用适应证、服务项目合理次数等要求。同时结合本地实际对《服务规范》进一步细化。各地对《服务项目》和《服务规范》的调整情况报我部备案。

四、《服务项目》中列入《价格项目规范》的康复项目，各地要严格执行发改价格〔2012〕1170号文件相关规定；未列入《价格项目规范》的康复项目，各地要按照有关规定，积极与当地价格主管部门协商，争取支持。未经批准或同意的医疗康复服务项目暂不开展。

五、各地要加强管理，制定切实可行的康复管理办法和评估办法，细化与康复机构签订的协议内容，探索工伤康复费用结算方式，确保基金支付合法、合理、安全。

六、各地在《服务项目》和《服务规范》试行过程中，对其中尚未涉及的伤残病种，要不断加强探索，继续开展深入研究，总结经验，摸索规律。我部将根据各地工伤康复工作实践情况适时予以补充完善。如有重大问题，请及时报告我部。

附件：1.《工伤康复服务项目（试行）》（2013 年修订）

2.《工伤康复服务规范（试行）》（2013 年修订）

人力资源社会保障部

2013 年 4 月 22 日

附件 1

工伤康复服务项目
（试行）

（2013 年修订）

人力资源社会保障部

二〇一三年四月

说　　明

　　一、《工伤康复服务项目（试行)》（以下简称《服务项目》）按照康复医学和措施分类方法，分为医疗康复服务和职业社会康复服务两大类，共计 236 项（未计中医治疗类项目)，基本涵盖了工伤康复服务所必需的各种功能评定和治疗训练项目。其中，医疗康复服务包括康复功能评定、康复治疗、康复护理和其他治疗 4 类，共 190 项；职业社会康复服务包括评估和训练 2 类，共 46 项。

　　二、项目来源有两类：一类来自《全国医疗服务价格项目规范（2012 年版)》（发改价格［2012］1170 号）（以下简称《价格项目规范》）中已有的康复医疗相关项目（在每个项目后附有标准编码)；另一类参考已开展工伤康复工作的省（市、区）及港台相关康复机构康复服务项目，根据工伤康复实际需要补充。

　　三、本《服务项目》每个项目包括项目编码、项目名称、计价单位、计价说明、项目内涵、除外内容、适用范围和标准编码，其中项目名称、计价单位、项目内涵和除外内容的表述按照《价格项目规范》相关要求编制。"计价说明"中"包括"后面所列的不同服务内容和技术方法，可以单独计费；"计价说明"中"含"表示在该项目中应当提供的服务内容，这些服务内容不得单独分解计费。

　　四、本《服务项目》用于指导各地在工伤康复工作中，明确服务项目内容，规范开展工伤康复服务。

　　五、随着康复技术的发展和工伤康复试点工作的深入，《服务项目》将及时调整修订和完善。

目　　录

物理治疗Ⅲ（水疗）

作业治疗

言语—语言、摄食—吞咽治疗

心理治疗

（三）康复护理

（四）其他治疗

二、职业社会康复服务类

（一）评估类

（二）训练类

一、医疗康复服务类

项目编码	项目名称	计价单位	计价说明	项目内涵	除外内容	适用范围	标准编码
11	（一）康复功能评定						
1101	1. 运动、感觉、心肺功能评定						
1101001	呼吸方式＋呼吸肌功能的评定	次	含呼吸肌力量和耐力测定，分别测其最大吸气、呼气压、膈肌功能	测试前说明目的和要求并取得患者配合，装置呼吸肌功能检测仪，患者按要求完成呼吸动作，分析患者呼吸形式、呼吸肌目前的状况和肺功能的客观检查。人工报告		伴有呼吸异常，气促，胸痛和肺功能障碍的工伤职工	MADJE002
1101002	平衡试验	次		含平衡台试验，行感觉结构分析，分别在六种条件下行静态平衡功能检查，每个条件下做两次，观察各条件下足底压力中心的晃动面积及前后、左右的晃动长度及平衡得分，行感觉结构分析，分别观察视觉、本体觉以及前庭觉在平衡维持中的得分，计算 Romberg 商，行稳定极限范围试验，观察患者在保持不跌倒的情况下身体中心晃动的最大范围。行跌倒评估试验，在平板运动情况下让患者睁眼、闭眼，观察患者身体随平板运动时的增益、幅值及能量消耗情况，预估跌倒的几率。视动试验旋转试验，甘油试验。不含平板试验		伴有平衡功能障碍的工伤职工	FFA04704

续表

项目编码	项目名称	计价单位	计价说明	项目内涵	除外内容	适用范围	标准编码
1101003	6分钟步行测试	次	含步行中出现的血压、心率、血氧饱和度的变化情况、步行距离及步行中出现的不适症状等	评定前说明目的和要求并取得患者配合；患者按要求进行6分钟步行测试；如患者中途不适可终止步行；记录血氧饱和度（SpO2）％、心率和气短指数，使用量尺量度并计算准确的步行距离及不适症状		伴有心肺功能障碍的工伤职工	MABXA001
1101004	10米步行测试	次	含步行时间及步行中出现的不适症状等	评定前说明目的和要求并取得患者配合；患者按要求进行10米步行测试；如患者中途不适可终止步行；记录步行时间及不适症状。以评定患者的步行速度和运动功能		伴有步行障碍的工伤职工	
1101005	步态分析检查	次	含对步行速度、步长、步频、步态对称性、步行周期中各关节力学角度变化的评定	采用步态分析系统进行检查操作，在躯干、骨盆、髋、膝、踝及第5趾骨等关节处贴标志点，采集步态视频，图像后处理，对步行速度、站立相与摆动相比例百分比、步长、步态对称性，步行周期中各环节特征识别，步宽、下肢诸关节运动曲线及数据进行处理分析。图文报告		伴有步行功能障碍的工伤职工	MABXA002
1101006	步态动力学分析检查	次	含对步行作用力、地面反作用力、足底受力分布及重心转移的静态或者动态变化的评定	采用动力学步态分析系统，患者从铺设在地面的压力传感器上走过，通过该系统对行走中下肢（髋、膝、踝关节）受力情况进行的反力、关节力矩、人体代谢性能量与机械能转换与守恒等的诊断。人工报告		伴有步行功能障碍的工伤职工	MABXA003
1101007	心功能康复评定	次	包括活动平板试验及功率自行车试验	利用仪器监测生命体征，连接电极、面罩，留取静息心电图，患者在平板或踏车上按运动方案运动，根据心电图S—T段变化、心律失常以及耗氧量、分钟潮气量、呼吸商、代谢当量进行判断，评价运动心功能，指导患者进行有氧运动训练，制定运动处方		伴有心肺功能障碍的工伤职工	MADKA001

续表

项目编码	项目名称	计价单位	计价说明	项目内涵	除外内容	适用范围	标准编码
1101008	肺功能康复评定	次	含主观呼吸症状及肺功能客观检查	利用肺功能测定仪，监测生命体征，连接电极、面罩，留取静息心电图，患者在平板或踏车上按运动方案运动，根据心电图S—T段变化、心律失常以及耗氧量、分钟潮气量、呼吸商、代谢当量进行判断，评价运动肺功能，指导患者进行有氧运动训练，制定运动处方		伴有心肺功能障碍的工伤职工	MADJE001
1101009	菲戈迈耶评价（Fugl—Meyer评价，FMA）	次	含运动控制、平衡、感觉、关节活动度及疼痛方面的检查	评定前说明目的和要求并取得患者配合；采用国际标准测试量表；按评分项目进行检查，并按标准给予评分；统计分数，得出结果		颅脑损伤偏瘫的工伤职工	
1101010	脊髓损伤ASIA评价	次	含关键肌、感觉关键点、损伤水平和程度的检查	评定前说明目的和要求并取得患者配合；采用国际标准测试量表；按评分项目进行检查，通过关键肌的肌力检查、感觉关键点的感觉检查及脊髓休克期状态的判断来确定脊髓损伤的水平和程度，并按标准给予评分；统计分数，得出结果		脊柱脊髓损伤的工伤职工	
1101011	肢体形态测量	次	含肢体外观、长度、肌围度检查	利用量尺对患者肢体的外观、长度、肌围度与肿胀的状况进行测量，并与对侧肢体进行比较、认真记录。人工报告		可能有肢体畸形、肌肉萎缩或肿胀的工伤职工	MAZW6005
1101012	布伦斯特伦评价（Brunnstrom评价，BRSS）	次	含偏瘫侧上、下肢及手功能评价	评定前说明目的和要求并取得患者配合；采用国际评定标准；按评定项目进行偏瘫侧肢体上肢、手及下肢运动功能检查，并按标准评级		脑疾病和损伤的工伤职工	
1101013	肌张力评定	次	含肌紧张、腱反射检查	采用肌张力测定仪对患者进行检查，标准测试体位，将压力传感器垂直置于被测肌腹上，依次在休息位和最大等长收缩状态下各进行5次重复测量。取同名肌双侧比较。人工报告		中枢神经及周围神经系统损伤的工伤职工	MABX8001

项目编码	项目名称	计价单位	计价说明	项目内涵	除外内容	适用范围	标准编码
1101014	等长肌力评价	次/单组肌肉	含相应角度的等长测试	采用等长肌力测试仪器对患者进行不同关节角度下等长肌力的测试。人工报告		可能有肌肉功能障碍的工伤职工	MABX8003
1101015	关节活动度检查	单关节	含关节的屈曲伸展、内收外展及旋转	利用徒手的方式，摆放不同体位，让患者被动或主动地进行关节活动，根据动作完成的状况与质量，利用量角器准确地摆放量角器的移动臂和固定臂，记录关节的活动度与患者的反应或状况。人工报告		有关节功能障碍的工伤职工	MABX7001
1101016	运动协调性检查	次/单肢	含对指、指鼻、跟膝胫试验、轮替试验等	采用计算机辅助的肢体三维运动检查设备，记录指鼻试验，指指试验，跟膝胫试验等的运动轨迹并进行定量分析。人工报告		中枢神经系统损伤的工伤职工	MACZY002
1101017	感觉障碍检查	次		使用定量感觉障碍测定仪，将温度觉探头或振动觉探头置于被测部位，测量受检者的温度觉、振动觉和痛觉。人工报告		存在或可疑存在感觉障碍的工伤职工	MAEBZ001
1101018	单丝皮肤感觉检查	次		采用单丝触觉测量计，即通过采用20种不同直径、不同压力的单丝垂直作用于皮肤，定量测定受检者的触觉。根据感觉减退时所用单丝水平，确定损伤部位、损伤水平、损伤性质以及神经损伤恢复程度。人工报告		存在或可疑存在感觉障碍的工伤职工	MAEYR001
1101019	疼痛综合评定	次	含疼痛部位、性质、程度、诱发因素	进行麦吉尔疼痛问卷评定，视觉模拟评分法评定，慢性疼痛状况分级等，对患者疼痛的部位、程度、性质、频率和对日常生活的影响等方面进行综合评定。人工报告		存在疼痛的工伤职工	MAZZY001

续表

项目编码	项目名称	计价单位	计价说明	项目内涵	除外内容	适用范围	标准编码
1101020	等速肌力测试	次/单关节	含不同角速度下的等速测试	采用等速运动肌力测试系统。依次标定被试体重、被测肢体重量，然后在仪器预先选定的速度（慢速、中速和快速）下进行被测肢体的等速运动测试。人工报告		可能有肌肉功能障碍的工伤职工	MABX8002
1101021	偏瘫肢体功能评定	次	含偏瘫侧上、下肢及手功能评价 该项目不得与同类单项服务项目同时使用并收费	采用偏瘫肢体功能评定量表对偏瘫患者上肢、手指、下肢的联合反应、随意收缩、痉挛、屈伸肌联带运动、部分分离运动、分离运动、速度协调性、运动控制、平衡、感觉、关节活动度及疼痛等方面进行综合检查。人工报告		脑血管意外及颅脑损伤后肢体功能障碍的工伤职工	MABW6001
1101022	跌倒风险评估	次		采用姿势稳定测试系统对患者进行评估，要求患者站立在压力传感器不同硬度的垫上依次完成睁眼，闭眼，头部向前、后、左前、右前等检查动作。给予跌倒风险程度的分析报告。根据测试数据，甄别产生跌倒风险的原因。人工报告		存在跌倒风险的工伤职工	MACZY001
1102	2. 作业评定						
1102001	作业需求评定	次	含日常生活活动、生产性活动、娱乐休闲活动3方面康复需求的评定。使用标准量表，推荐加拿大作业表现量表（COPM）	通过对患者受伤前、现阶段及以后生活中每日主要活动的内容的了解，引导患者找出其最重要、最需要完成的活动并排序，并对重要性、现实表现及满意度打分，通过结果分析，指导作业治疗的方向。人工报告		有作业治疗需求的工伤职工	
1102002	日常生活能力评定	次	包括 Barthel 指数（BI）、改良 Barthel 指数（MBI）量表等	对患者的个人卫生、进食、更衣、排泄、入浴、器具使用、床上运动、移动、步行、交流以及自助具的使用进行评定。人工报告	功能独立程度评定	脑损伤、脊髓损伤、烧伤及骨关节损伤等可能存在日常生活活动障碍的工伤职工	FAD04701 FAD04702

续表

项目编码	项目名称	计价单位	计价说明	项目内涵	除外内容	适用范围	标准编码
1102003	手功能评定	次	包括徒手评定、仪器评定及标准量表评定（如普渡渡钉板试验、Jebsen手功能试验、明尼苏达操作试验等）	利用徒手、仪器或计算机上肢功能评价系统对患者进行手部功能的检查，其中有速度、协调性以及动作完成的准确性等量化指标，同时电脑记录相关数据。人工报告		手外伤、上肢骨关节损伤、脑损伤、脊髓损伤、烧伤等存在手功能障碍的工伤职工	MAHWR001
1102004	蒙特利尔认知评估（Mo-CA）	次		指用于额叶损伤患者认知障碍首诊检查。量表包含12个检查项目，分别测定执行功能、失认症、瞬时和延迟记忆、听觉注意、视觉注意、复述、语言流畅性、抽象分类、时间（或地点）定向、结构性失用等功能。人工报告		脑损伤可疑存在认知障碍的工伤职工	FAP04701
1102005	简明精神状况测验（MM-SE）	次		用于认知缺损筛选。由精神科医师以一对一的方式对患者实施测验，共19大项30个小项，观测被试思维、行为、情绪，记录观测内容，分析测量数据，出具报告		脑损伤可疑存在认知障碍的工伤职工	FAP04703
1102006	成套认知测验	次	包括神经行为认知状态测试（NCSE）、洛文斯顿认知成套测验（LOTCA）等成套认知评定	采用标准成套认知测验量表，如洛文斯顿认知成套测验等，对患者的定向、记忆、注意、结构组织、思维、解决问题等方面进行综合测验。人工报告	记忆力、注意力、思维能力等专项评定	经认知功能筛查存在认知障碍的脑损伤工伤职工	FAP04708
1102007	记忆力评定	次	包括临床记忆测验、中国韦氏成人记忆测验、行为记忆成套测验（RBMT）等	采用标准记忆测验量表对患者进行记忆专项测验。人工报告		经筛查存在记忆障碍的脑损伤工伤职工	FAK04705 FAK04706 FAK04707
1102008	注意力评定	次	包括行为注意测验（TEA）、注意划消测验、注意成套测验、注意网络测验（ANT）等	采用标准注意评定量表，如TEA等，对注意障碍者进行专项注意评定。人工报告		经筛查存在注意障碍的脑损伤工伤职工	FAJ04704 FAJ04702 FAJ04705

续表

项目编码	项目名称	计价单位	计价说明	项目内涵	除外内容	适用范围	标准编码
1102009	失认症评定	次	含物品失认、颜色失认、面容失认、同时失认等内容评定	通过对患者进行物品辨认、面容辨认、图形辨认、颜色辨认等检查，判断患者是否存在物品失认，面容失认，同时失认以及颜色失认。人工报告		脑损伤后可能存在失认症的工伤职工	MAFAZ002
1102010	失用症评定	次	含结构性失用、运动性失用、运动意念性失用、意念性失用等的评定	通过对患者进行空间构成能力、动作模仿、工具运用、系列动作等检查，诊断患者是否存在结构性失用、运动性失用、运动意念性失用、意念性失用等。人工报告		脑损伤后可能存在失用症的工伤职工	MAFAZ003
1102011	失算症检查	次	含对数字序列、点计数、数字符号转换、计算符号、比较大小、心算、估算、书写运算式、笔算、数学常识等项目进行评定	采用失算症评定系统对患者进行数字序列、点计数、数字符号转换、计算符号、比较大小、心算、估算、书写运算式、笔算、数学常识等项目的检查。人工报告		脑损伤后可能存在失算症的工伤职工	MAFAZ004
1102012	生活质量评定	次	含生理、心理、人际关系、周围环境等方面	对患者进行主观生活质量（日常生活满意指数）和客观生活质量（功能性限制分布量表）的评定。人工报告		脑损伤、脊髓损伤、烧伤及骨关节损伤、手外伤等工伤职工	MAMZY002
1102013	家务能力评定	次	含备餐、清洁、整理房间、洗衣、家庭预算、购物等内容	对患者家务能力方面，包括备餐、清洁、整理房间、洗衣、家庭预算、购物等内容进行评定。人工报告		有家务活动需要且存在障碍的工伤职工	
1102014	瘢痕评定	次	包括温哥华瘢痕评定量表（VSS）等	使用瘢痕评定量表，如温哥华瘢痕评定量表（VSS）等，对烧伤或外伤后瘢痕的颜色、血流、硬度、厚度进行评定。人工报告		烧伤、创伤、手术等导致增生性瘢痕的工伤职工	

项目编码	项目名称	计价单位	计价说明	项目内涵	除外内容	适用范围	标准编码
1102015	功能独立程度评定	次	包括功能综合评定量表（FCA）等	应用标准量表对患者的自理能力、行动能力、二便控制、转移、认知、社会功能等方面进行评定，评定独立生活能力及受损程度。人工报告		脊髓损伤、脑损伤、烧伤及骨关节损伤等可能存在独立生活障碍的工伤职工	
1102016	辅助器具使用评价	次	含辅助器具需求评定、适合度评定和使用评定	根据患者需要使用的辅助器具类别评定所用辅助器具是否符合患者功能需要，评价辅助器具的适合性并观察患者使用情况，为确定康复目标和康复治疗方案提供依据，给出具体建议并出具报告		有辅助器具使用需求或正在使用的辅助器具的工伤职工	MAHZZ001
1102017	截肢评价	次	包括截肢患者早期评价、截肢患者中期评价和截肢患者末期评价	在截肢初、中和末期对工伤职工进行截肢评价，包括：残端皮肤条件、有无皮肤破溃、红肿、窦道形成、残端肌肉固定情况、有无锥形残端、有无肌肉固定、有无肌肉成形；残端骨骼处理情况：有无骨刺形成、有无行骨融合术、残端有无压痛；残端皮肤感觉情况：有无感觉减弱或消失、局部有无神经瘤形成、有无残肢痛、有无幻肢痛、残肢相邻关节的活动度、有无功能障碍、残肢周围肌肉力量的大小的综合评价等，确定残端的综合康复治疗以及正式假肢的更换。末期评价，下肢假肢的步态评定：坐位站起，转移，闭目站立，双脚并拢站立，单腿站立，双足一前一后站立等动作，负重平衡评定，负重量的评定，假肢质量的评定：假肢的悬吊情况，接受腔的情况，与残端的匹配情况		截肢后的工伤职工	MAZW6002 MAZW6003 MAZW6004

续表

项目编码	项目名称	计价单位	计价说明	项目内涵	除外内容	适用范围	标准编码
1102018	轮椅肢位摆放评定	次	含轮椅类型、尺寸的评定以及肢体摆位时的坐姿以及臀部和背部压力的测评	利用专业的轮椅系统矫正设备、数据收集设备、坐位和背部传感器、轮椅模拟器和组合式气垫以及电脑软件对轮椅基本功能进行规范的测评，含轮椅类型、尺寸的评定以及肢体摆位时的坐姿以及臀部和背部压力的测评		脑损伤、脊髓损伤等需长期使用轮椅的工伤职工	MAHZZ002
1102019	综合能力评估	次	含肢体运动功能、认知功能、日常生活活动能力、生存质量、就业能力等综合定量评定。该项目不得与上述已包含的单项服务项目同时使用并收费	对肢体运动功能、认知功能、日常生活活动能力、生存质量、就业能力等做综合定量评定。人工报告		存在运动功能、认知功能、职业能力障碍的工伤职工	MAMZY001
1103	3. 言语—语言、摄食—吞咽评定						
1103001	失语症检查	次	含听、说、读、写各项语言功能的检查	使用失语症检查表对患者的听理解、复述、命名、描述、朗读、阅读、描写、抄写、听写、计算各个方面在单词水平、短句水平、复杂句水平方面的残存能力进行检查、评分、分析，人工报告		存在失语的工伤职工	MAGAZ008
1103002	吞咽功能障碍检查	次	含专业检测及分析报告	使用口颜面功能检查表、吞咽功能检查表、吞咽失用检查表对患者的口唇、舌、颊、颌、软腭、喉的运动及功能进行检查，对患者的吞咽动作和饮水过程有无呛咳、所需时间、饮水状况进行分级，人工报告		存在摄食—吞咽障碍的工伤职工	MAGGK001
1103003	100 单词听理解检查	次	含专业检查及分析报告	使用 100 单词听理解检查表对患者单词水平的听理解能力进行评估，并按评分标准给予评分，统计得分，人工报告		存在言语语言功能障碍的工伤职工	MAGAZ011

项目编码	项目名称	计价单位	计价说明	项目内涵	除外内容	适用范围	标准编码
1103004	100单词命名检查	次	含专业检查及分析报告	使用100单词命名检查表对患者单词水平的命名能力进行评估，并按评分标准给予评分，统计得分，人工报告		存在言语—语言功能障碍的工伤职工	MAGAZ012
1103005	实用性语言交流能力检查（CADL）	次	含专业检查及分析报告	使用实用性语言交流能力检查表对患者日常交流能力进行评估，判断语言交流障碍的程度和建议采用的代偿方法，人工报告		存在实际语言交流能力障碍的工伤职工	MAGAZ010
1103006	代币检查（Token test）	次	含专业测验及分析报告	使用代币检查表对患者的听理解在单词水平、短句水平、复杂句水平方面的残存能力进行检查、评分、分析，人工报告		存在听理解障碍的脑损伤工伤职工	MAGAZ009
1103007	失语症筛查	次	含专业测验及分析报告	使用失语症筛查表对患者进行听理解、命名、复述、手语理解、手语表示等方面的测查，人工报告		存在失语症的工伤职工	MAGAZ002
1103008	言语失用检查	次	含专业测验及分析报告	使用言语失用表对患者进行口失用和言语失用的测查，人工报告		存在言语失用或口颜面失用的工伤职工	MAGAZ006
1103009	构音障碍检查	次	含单词、音节及句子水平的发音检查和构音器官运动检查等各项检查	使用构音功能检查表对患者的肺、喉、面部、口部肌肉、硬腭、腭咽机制、下颌等是否存在器官异常和运动障碍进行检查，使用构音检查表对患者的发音清晰度，以及各个言语水平及其异常的运动障碍进行系统评价，使用吹气法、鼻息镜检查法、呼吸流量计对患者的鼻漏气进行检查、评定。人工报告		存在构音功能障碍的工伤职工	MAGAZ005
1103010	鼻流量检查	次	含采用鼻流量检测仪给患者进行发声功能的检查及分析报告	使用鼻流量检查仪，在发音和语言状态下，检查患者异常鼻漏气的定量指标，人工报告		存在发声功能障碍的工伤职工	MAGGA001

续表

项目编码	项目名称	计价单位	计价说明	项目内涵	除外内容	适用范围	标准编码
1103011	语音频谱分析检查	次	含采用计算机语音分析仪进行发声功能的检查及分析报告	使用语音频谱分析仪，根据需要实时采集患者的语音，并对患者的语音进行提取分析，获得共振峰、语谱等参数，分析其发声时构音器官的运动特点。人工报告		存在发声功能障碍的工伤职工	MAGAZ014
1103012	喉发声检查	次	含采用喉发声检查仪进行嗓音功能的检查及分析报告	使用喉发声检查仪，对患者发声时的呼吸、音调、音量、音质进行检测，获得最长声时、基频、强度、基频微扰、振幅微扰等参数，分析其发声时声带闭合的情况、声带振动的规律性等。人工报告		存在嗓音障碍的工伤职工	MAGGM001
1103013	纤维喉镜检查	次	含使用内窥镜进行吞咽检查及分析报告	1%的卡因鼻腔、鼻咽、口腔、下咽黏膜表面麻醉，纤维喉镜经一侧鼻腔进入，检查鼻腔、鼻咽口咽腔，喉咽腔及下咽梨状窝、黏膜情况，是否有肿物、异物或其他情况。人工报告		存在摄食—吞咽功能障碍工伤职工	FGM01602
1103014	上消化道X线造影（吞咽透视检查）	次	含使用对比剂对吞咽障碍患者进行上消化道造影检查及分析报告	选择适宜的患者，准备好口服对比剂，在取得患者配合并去除检查部位体表的金属物品后，让患者根据指令吞咽对比剂，在透视下多角度观察其口腔、咽喉、食道、胃、十二指肠的形态及蠕动，并根据需要点片，冲洗照片（胶片）。人工报告		存在吞咽障碍的工伤职工	EACPB001
1104	4. 心理评估						
1104001	焦虑评估量表测评	次	包括宗（Zung）氏焦虑自评量表、汉密尔顿焦虑量表、贝克焦虑量表、状态—特质焦虑问卷等	用于焦虑症状的评定。由心理师采用特定量表进行评定，并出具报告		存在焦虑情绪的工伤职工	FAL04701 FAL04702

续表

项目编码	项目名称	计价单位	计价说明	项目内涵	除外内容	适用范围	标准编码
1104002	抑郁评估量表测评	次	包括宗（Zung）氏抑郁自评量表、汉密尔顿抑郁量表、贝克抑郁量表等	用于抑郁症状的评定。由心理师采用特定量表进行评定，并出具报告		存在抑郁情绪的工伤职工	FAL04703 FAL04706 FAL04705
1104003	长谷川痴呆测验（HDS－R）	次	含专业评定量表	用于痴呆的筛选。由心理师（或精神科医师）以一对一的方式对患者实施测验，共24个小项，9大项，观测被试思维、行为、情绪，记录观测内容，需要系统地询问，精神科医师分析测量数据，出具报告		存在智力受损的工伤职工	FAC04701
1104004	强迫症状问卷（YALE－BROWN）测评	次	含专业评定及电脑分析报告	用于强迫症状的量化检查。该量表是一个他评的强迫症量表，由精神科医师或心理师根据病人的情况作出相应的评定，用来反映强迫症状的严重程度，分为反映强迫观念和强迫行为各5项，每项按5级评分法，观测被试行为、情绪，记录观测内容，分析测量数据		存在强迫症状的工伤职工	FAY04707
1104005	症状自评量表（SCL－90）测评	次	含专业评定及电脑分析报告	适用于神经症、适应障碍其他轻性精神障碍患者自我评定，在心理测查室的心理师指导、看护下，由被试者完成人机对话式测查，观测被试者的行为、情绪，记录观测内容，指导答题，分析测量数据，出具报告		存在神经症、适应障碍及其他轻性精神障碍的工伤职工	FAX04713
1104006	中国韦氏成人智力测验	次	含专业评定及电脑分析报告	运用最新修订版本的中国韦氏成人智力量表进行智力检查。由心理师以一对一的方式对患者实施测验，含言语量表和操作量表两部分，共10余个分测验，根据被试年龄、受教育年限和职业标化后评分，由心理师或精神科医师分析测量数据并出具报告		存在智力受损的工伤职工	FAC04712

续表

项目编码	项目名称	计价单位	计价说明	项目内涵	除外内容	适用范围	标准编码
1104007	瑞文智力测验	次	包括联合型瑞文测验、瑞文推理测验等，含专业评定及电脑分析报告	用于评定言语障碍患者的智力水平。在心理测查室的心理师看护下，完成人机对话式智力测查。共72项或60项，分析结果并出具报告		有言语障碍的工伤职工	FAC04708 FAC04711
1104008	成人智残评定量表测评	次	含专业评定及电脑分析报告	用于评定被试者的社会适应能力，分7个项目判定。由精神科医师对被试进行检查并询问知情人，将测试结果输入计算机并出具报告		智力低下或可疑智力低下的工伤职工	FAD04705
1104009	明尼苏达多相个性测验	次	含专业评定及电脑分析报告	用于人格检查，在心理师指导、看护下，由被试完成人机对话式测查。共566个题目，这些题目组成14个量表（10个临床量表和4个效度量表），采取两级评定，观测被试心理活动，由心理师或精神科医师分析测量数据并出具报告		无明显认知障碍的工伤职工	FAE04714
1104010	人格诊断问卷测评（PDQ—4＋）	次	含专业评定及电脑分析报告	用于评估被试者的人格障碍，多用于精神病临床或心理咨询门诊。在心理测查室的心理师看护下，完成人机对话式测查（107项），由心理师或精神科医师分析并出具报告		存在人格障碍的工伤职工	FAE04708
1104011	艾森克个性测验	次	含专业评定及电脑分析报告	用于人格检查。在心理测查室的心理师指导、看护下，由被试完成人机对话式测查。共88个项目，含4个分量表，采取2级评分，由心理师或精神科医师分析测量数据并出具报告		无明显认知障碍的工伤职工	FAE04710
1104012	五态性格问卷测评	次	含专业评定及电脑分析报告	可用于评定被试者的性格特征。在心理测查室的心理师看护下，完成人机对话式测查（103项），由心理师或精神科医师分析并出具报告		无明显认知障碍的工伤职工	FAE04709

续表

项目编码	项目名称	计价单位	计价说明	项目内涵	除外内容	适用范围	标准编码
1104013	卡特尔16项人格测验	次	含专业评定及电脑分析报告	用于人格检查。在心理测查室的心理师指导、看护下，由被试完成人机对话式测查。共187个项目，采取3级评分，由心理师或精神科医师分析测量数据		无明显认知障碍的工伤职工	FAE04713
1104014	A型性格问卷（TABP）测评	次	含专业评定及电脑分析报告	用于评定被试者的行为模式。在心理测查室心理师指导下，完成人机对话式测查（60项），计算机出报告		可疑A型性格的工伤职工	FAT04703
1104015	睡眠质量评估量表检查	次	包括匹茨堡睡眠质量指数量表、阿森斯失眠量表，含专业评定及电脑分析报告	由心理师或精神科医师采用特定量表进行评定，并出具报告		有睡眠障碍或存在睡眠障碍的工伤职工	FAG04701 FAG04702
1104016	防御机制问卷（DSQ）测评	次	含专业评定及电脑分析报告	用于心理防御机制方式的调查，在心理测查室的心理师指导、看护下，由被试完成人机对话式测查，共88项，9级评分选择答题，心理师测对被试行为、情绪，记录观测内容，指导答题，分析测量数据，出具报告		无明显认知障碍的工伤职工	FAH04705
1104017	生活事件评定量表(LES)测评	次	含专业评定及电脑分析报告	用于应激事件强度的评定。在心理测查室的心理师指导、看护下，由被试者完成人机对话式测查，本量表共48个项目，观测被试行为、情绪，记录观测内容，指导答题，分析测量数据，并出具报告		无明显认知障碍的工伤职工	FAH04704
1105	5. 其他评定						
1105001	足底压力检查	次		采用足底压力测试系统。让受试者静止站立在压力传感器平台上，检查者通过观察其足底压力分布状况，双侧比较，做出人工报告。可指导医用矫形鞋垫的设计和疗效评估		伴足底压力异常的工伤职工	MAZXU001

续表

项目编码	项目名称	计价单位	计价说明	项目内涵	除外内容	适用范围	标准编码
1105002	坐位压力检查	次		采用压力测试系统。将压力测试板放置在受试者的轮椅上，检查者通过观察其座位压力分布状况，并做出人工报告。可指导防褥疮坐垫的选择、个性化设计及疗效评估		需长期使用轮椅的工伤职工	
1105003	康复综合评定	次		以康复评价会的形式进行。患者的主管医生、护士、物理治疗师、作业治疗师、言语语言治疗师、心理治疗师、假肢矫形师等专业人员针对患者的功能障碍、家庭状况、社会环境等资料分析讨论，制订近期、远期康复目标和训练计划，及时作出康复方案的调整，在患者出院前，判定康复治疗的效果，制订相应的出院计划，为回归家庭、社会提供必要的帮助。分初、中、末期康复综合评定		住院接受康复服务的工伤职工	MAMZY003
1105004	表面肌电图检查	次		采用表面肌电图仪采集患者在某一种特定运动中各组肌群收缩的起止时间，收缩的强度以及不同肌群收缩的顺序情况以及频谱分析特点，进行数据后处理与分析，判断肌肉运动正常与否以及异常发生的原因。人工报告		神经肌肉功能障碍的工伤职工	MAAX8001
12	（二）康复治疗						
1201	1. 物理治疗Ⅰ（运动治疗）						

项目编码	项目名称	计价单位	计价说明	项目内涵	除外内容	适用范围	标准编码
1201001	关节运动训练	30分钟/次	含智能控制下的主动、主被动训练	连接电源，设定并启动关节主动一被动运动动态数据系统。向病人说明训练注意事项。根据患者关节及肢体主被动运动能力选择训练的模式，按操作规程完成训练。记录结果		伴肢体运动控制障碍的工伤职工	
1201002	减重支持系统训练	20~40分钟/次	含系统支持下的减重下转移、平衡及步行训练	利用减重支持仪，穿戴悬吊背心，根据其残存的运动功能状况调整气压，并固定气压阀，拉紧悬吊拉扣后，徒手对患者进行被动的、辅助主动的、主动的减重步行训练，平衡功能训练，下肢协调性训练及转移训练		步行障碍、步态异常的工伤职工	MBBZX009
1201003	下肢机器人康复训练	50分钟/次	含训练前后的肢体参数测量及系统准备	训练前说明目的和要求并取得患者配合；穿戴好减重吊带；安装调试机器臂；悬吊起重，记录患者体重；启动步行器及机器臂，调节悬吊机，同时进行情景模拟，步态反馈；根据患者下肢运动控制能力选择训练的具体参数；训练后关闭步行及减重设施，患者安全转移至轮椅		有负重行走愿望及潜能的偏瘫、截瘫工伤职工	
1201004	电动起立床训练	30分钟/次	含循序渐进的多角度站立训练	训练前说明目的和要求并取得患者配合；通过固定带将患者固定在站立床上；根据病情循序渐进的选择相应的角度；利用电动控制按钮升起起立床并观察其反应；根据反应维持或增减站立角度		自主站立困难、血管舒缩障碍或双下肢需站立负重的工伤职工	MBBZX010
1201005	肢体平衡功能训练	次	含坐位、立位下的平衡训练	指小脑性疾病、前庭功能障碍及肢体功能障碍的平衡训练。利用坐位、爬行位、单膝跪位、双膝跪位、单足立位、双足立位，对患者进行徒手的静态平衡训练，动态平衡训练，保护性姿势反应的动作训练，功能性平衡能力训练		伴有平衡功能障碍的工伤职工	MBBZX013

续表

项目编码	项目名称	计价单位	计价说明	项目内涵	除外内容	适用范围	标准编码
1201006	关节松动训练	每个关节	包括小关节（指关节）、大关节	利用不同手法力度，徒手对患者腕、掌指、指间、踝及足部的关节，进行不同方向的被动手法操作训练，扩大关节活动范围训练，缓解疼痛训练。利用不同手法力度，徒手对患者肩、肘、髋及膝关节进行不同方向的被动手法操作训练，扩大关节活动范围训练，缓解疼痛训练		伴有关节活动受限及疼痛的工伤职工	MBBX7002 MBBX7003
1201007	有氧训练	次	包括应用功率自行车（上、下肢）、跑步机等训练	根据患者具体情况，采用可调速度、可调坡度的康复训练跑台对患者进行康复训练。根据患者具体情况，采用可调速度、可调功率的功率车对患者进行康复训练。训练中心率、血氧饱和度、血压及疲劳程度等进行监测		伴有心肺储备能力下降的工伤职工	MBBZX011 MBBZX012
1201008	等速肌力训练	次	含不同角速度的等速肌力训练	采用等速肌力训练仪，选择不同训练肌群，选择不同的训练配件，将患者固定，选择训练速度，训练模式，设定训练量，包括训练的次数、组数，组间休息时间等		伴有肌肉功能障碍的工伤职工	MBBZX002
1201009	徒手肌力训练	30分钟/次	含向心、离心等张训练	训练前说明目的和要求并取得患者配合；让患者处于标准体位；选择适当训练处方（次数、间歇时间、组数等）；患者按要求完成动作		伴有肌肉功能障碍的工伤职工	
1201010	牵伸技术	次/单组肌肉	四肢及躯干各肌群	治疗前说明目的和要求并取得患者配合；检查牵伸前的关节受限程度或肌张力大小；选择合适的方案（牵伸手法、持续时间5～10秒钟、次数3～5次及频率等）；检查牵伸后的关节受限程度或肌张力大小		伴有关节活动受限、肌痉挛的工伤职工	

续表

项目编码	项目名称	计价单位	计价说明	项目内涵	除外内容	适用范围	标准编码
1201011	神经促进技术	25~30分钟/次	包括选择性应用 Brunnstrom、Bobath、PNF等神经发育疗法及MRP疗法	治疗前说明目的和要求并取得患者配合；检查促通技术训练前完成某功能活动的情况；操作者利用特殊的运动模式、反射活动、本体和皮肤刺激进行训练；检查促通技术训练后的完成某功能活动的情况		中枢神经系统损伤的工伤职工	MBBZX005 MBBZX006 MBBZX007 MBBZX008
1201012	呼吸训练	次	含呼吸体操	徒手为患者胸部及其周围部位的肌肉进行被动的、辅助主动的、主动的放松训练、腹式呼吸训练、呼吸肌训练、缩唇式呼吸训练、咳嗽训练，体位引流，特殊手法操作训练及器械训练。		伴有呼吸功能障碍的工伤职工	MBBVG001
1201013	悬吊治疗	次	含颈部、胸段、腰段含网架下的减重训练、抗阻训练、平衡训练等	指使用滑道、悬吊配件、锁定装置，将病人的相应肢体或整个身体处于悬吊状态进行的治疗。一手抓住悬吊带，另一手抓住悬吊绳，向开放槽一侧慢慢拉动悬吊绳，直到悬吊带放松，把悬吊带调节到所需高度，将悬吊绳向闭锁一侧快速拉动，锁定悬吊绳，以此过程完成对悬吊带高度调节的操作。将患者相应肢体或整个身体固定在悬吊带中，调整所需高度，可以进行弱链测试、肌肉放松训练、关节活动度训练、牵引、关节稳定性训练、感觉运动的协调训练、肌肉势能训练等		伴有肌肉功能、关节活动、平衡能力等障碍的工伤职工	LEJZX001
1201014	站立＋步行能力综合训练	次	含步行及步态纠正训练	利用各种站立与步行能力综合训练设备，为患者进行被动的、辅助主动的、主动的、抗阻的下肢负重训练、立位平衡训练、身体重心转移训练、步态矫正训练、步行的耐力训练，功能性步行训练及器械训练		伴有步行功能障碍的工伤职工	MBBXA002

续表

项目编码	项目名称	计价单位	计价说明	项目内涵	除外内容	适用范围	标准编码
1201015	持续性被动运动（CPM）	次/单关节	包括肩、肘、腕、髋、膝、踝关节等	利用持续性被动关节活动范围训练专用设备，对患者肩、肘、腕、髋、膝、踝关节，设定持续性被动关节活动范围训练的时间、阻力、速度和间歇时间等参数，在监测的状况下，进行被动关节活动范围的训练		伴有关节活动障碍的工伤职工	MBBZX003
1201016	仪器平衡训练	次	含坐位、立位动静态平衡训练	训练前说明目的和要求并取得患者配合；患者在测力板上处于合适的体位；患者按要求完成动作，并根据实时的图像、声音等反馈信息进行静态、单轴或多轴动态平衡或本体感觉训练		伴有平衡能力下降的工伤职工	
1201017	运动协调性训练	次	含不同体位下的协调训练	利用徒手的方式，进行手眼协调性训练，双侧上肢、双侧下肢、上肢与下肢、肢体与躯干间的运动协调性训练		伴有协调功能障碍的工伤职工	MBBZX014
1201018	床边徒手肢体运动训练	次	含相关关节的屈曲伸展、内收外展及旋转	利用徒手的方法，对患者进行早期或维持性的关节活动范围训练，提高肌力或肢体主动活动训练等		伴有运动功能障碍但无法离床治疗的工伤职工	MBBZX004
1201019	肌内效贴布治疗（Taping治疗）	次	包括大小部位	治疗前说明目的和要求并取得患者配合；检查治疗前的疼痛及肌肉运动情况，选择合适的贴布方案；按照贴布技术的操作规范给予治疗；检查治疗后的疼痛及运动情况		伴有肌肉骨骼等运动损伤及疼痛的工伤职工	
1201020	机械辅助排痰治疗	次		评估患者病情、意识状态及呼吸系统情况等，核对患者信息，解释其重要性取得配合，检查排痰机功能状态，取适当体位，根据病情设置排痰机的强度频率及时间，用机械辅助排痰仪，按解剖部位依次震动不同部位，观察患者反应，生命体征变化等，协助患者排痰，评价患者排痰效果及痰液性质，用物处理，记录，做好健康教育和心理护理		适用于脑损伤、脊髓损伤等疾病所引起的排痰困难的工伤职工	ABZA0001

续表

项目编码	项目名称	计价单位	计价说明	项目内涵	除外内容	适用范围	标准编码
1201021	脊柱关节松动训练	次		利用不同手法力度，徒手对患者颈椎、胸椎、腰椎、骶尾各关节进行不同方向的被动手法操作训练，扩大关节活动范围训练，缓解疼痛训练		脊柱关节活动障碍的工伤职工	MBBVF001
1201022	腰背肌器械训练	次		采用腰背肌训练器进行腰背肌训练，训练时根据腰背肌力量选择负荷量		伴有肌肉功能障碍的工伤职工	MBBVG002
1201023	平衡生物反馈训练	次		采用视听觉生物反馈训练仪对双下肢对称负重、重心转移、单腿负重、重心主动控制转移、稳定极限等技能进行训练		伴有平衡能力下降的工伤职工	MBBXA003
1201024	烧伤后关节功能训练	每关节		指除手部以外的肢体关节主动活动。由医生通过按摩、推拿、牵拉的方法以及特殊仪器给予关节被动屈伸活动，以及在医生指导下患者采取主动屈伸活动		烧伤后关节活动障碍的工伤职工	MBBX7001
1201025	耐力训练	次		利用康复训练设备与仪器，辅助或指导患者在结合心肺功能训练的前提下，进行全身性的肌肉耐久性训练		伴有耐力下降的工伤职工	MBBZX019
1201026	截肢术后康复训练	次		指导四肢主要肌肉肌力训练、关节活动度的训练、站立平衡的训练、迈步的训练、假肢穿戴的训练、肌电手的开手和闭手训练、抛物训练、日常生活能力训练		截肢术后的工伤职工	MBBZX017
1202	**2. 物理治疗Ⅱ（理疗）**						

续表

项目编码	项目名称	计价单位	计价说明	项目内涵	除外内容	适用范围	标准编码
1202001	红外线治疗	每个照射区	包括远、近红外线：TDP、近红外线气功治疗、红外线真空拔罐治疗、红外线光浴治疗、远红外医疗舱治疗	指远近红外仪、特定电磁波（TOP）辐射器、频谱仪。仪器准备，核对医嘱，排除禁忌证，告知注意事项，摆位，暴露照射部位，评估皮肤，使用红外线辐射治疗仪局部照射治疗，调节适宜距离，计时。记录治疗单。必要时用治疗巾遮盖非照射部位		软组织炎症吸收期；软组织扭挫伤恢复期、肌纤维组织炎、关节炎、关节纤维性挛缩、术后伤口延迟愈合、慢性溃疡、压疮、烧伤、冻伤、肌痉挛、神经痛等	LEAYR001 LEAYR002 LEAYR003 LEAYC001
1202002	可见光治疗	每个照射区	包括红光照射、蓝光照射、蓝紫光照射、太阳灯照射	指仪器准备，核对医嘱，排除禁忌证，告知注意事项，摆位，暴露治疗部位，评估皮肤，使用白炽灯照射器照射治疗。调节适宜距离，计时，必要时用治疗巾遮盖，戴防护眼镜。治疗后，查皮肤，记录治疗单		软组织炎症浸润吸收期、术后伤口浸润、伤口愈合迟缓、慢性溃疡、软组织扭挫伤、抑郁症；神经痛、神经症等	LEAYR007
1202003	偏振光照射	每个照射区		仪器准备，核对医嘱，排除禁忌证，告知注意事项，摆位，暴露治疗部位，评估皮肤，使用红外偏振光治疗仪照射。调节适宜距离，选择恰当功率和模式，必要时用治疗巾遮盖，戴防护眼镜。治疗后，查皮肤、记录治疗单		多种疾病引起的疼痛、面神经炎、面肌痉挛、自主神经功能紊乱、失眠、高血压病、支气管哮喘、突发性耳聋、中耳炎、外耳道炎、颞颌关节功能紊乱等	LEAYR008
1202004	紫外线治疗	每个照射区	包括长、中、短波紫外线，低压紫外线、高压紫外线，水冷式、导子紫外线，生物剂量测定，光化学疗法	仪器准备，核对医嘱，评估皮肤，排除禁忌证，告知注意事项，使用黑光灯对应用光敏剂的患者进行局部照射。患者照射区外用光敏剂，30分钟后治疗，暴露治疗部位，遮盖非照射区，佩戴防护眼镜，按测定剂量开始照射。治疗后，查皮肤，记录治疗单		局部照射适用于软组织急性化脓性炎症、伤口愈合迟缓、皮下瘀血、急性关节炎、急性神经痛等；体腔照射适用于身体各腔急性感染、溃疡；全身照射适用于骨质疏松症等	LEAYR013 LEAYR014 LEAYR012 LEAYR009 LEAYR010 LEAYR011 LEAYC002

项目编码	项目名称	计价单位	计价说明	项目内涵	除外内容	适用范围	标准编码
1202005	激光疗法	每个照射区	包括原光束、散焦激光疗法、半导体激光照射（500 mW 以上）	指使用激光器对应用光敏剂的患者进行照射治疗。仪器准备，药品准备，核对医嘱，评估皮肤，排除禁忌证，告知注意事项，静脉注射光敏剂，48～72 小时后进行激光照射，照射区暴露，摆位，佩戴防护眼镜，照射中，观察患者一般情况。治疗后，查皮肤，记录治疗单		软组织炎症吸收期、伤口愈合迟缓、慢性溃疡、窦道、烧伤、肌纤维组织炎、关节炎、神经痛等	LEAYR017 LEAYR016 LEAYR015
1202006	直流电治疗	每部位	包括单纯直流电治疗、直流电药物离子导入治疗、直流电水浴治疗（单、双、四槽浴）、电化学疗法	核对医嘱，排除禁忌证，选择合适的铅板和衬垫，将铅板套入已经消毒、温度湿度适宜的衬垫中，患者取舒适体位，暴露治疗部位，评估皮肤，固定电极，告知注意事项，使用直流电疗仪，逐渐增加输出电流至预计强度的 2/3，询问患者感觉，记录时间，治疗 3～5 分钟后根据患者感觉可调整电流强度。治疗后，查皮肤，告知注意事项，记录治疗单，衬垫清洗，消毒，晾干备用		神经系统疾病：周围神经损伤、自主神经功能紊乱、神经痛；循环系统疾病：高血压、血栓性静脉炎；骨关节疾病：关节炎等；多种慢性炎症性疾病；瘢痕、粘连等	LEBYR001 LEBYR002 LEBW6001 LEBEA001
1202007	低频脉冲电治疗	每部位	包括感应电治疗、神经肌肉电刺激治疗、间动电疗法、经皮神经电刺激治疗、功能性电刺激治疗、温热电脉冲治疗、微机功能性电刺激治疗、痉挛肌电刺激治疗	选好治疗所需的电极板、衬垫；先打开机器电源开关，检查输出是否为零，再安放电极，调节输出剂量；治疗结束后，将输出调为零，取下治疗电极，关闭电源，检查皮肤		废用性肌萎缩、肌张力低下、尿潴留、癔症性瘫痪；外周神经损伤、关节疼痛和渗出导致的肌肉活动抑制；多种疾病引起的疼痛、骨折、中枢性瘫痪后感觉和运动功能障碍等	LEBZX006 LEBZX007 LEBZX008 LEBZX009 LEBZX011 LEBZX012 LEBZX013 LEBZX014 LEBZX015

续表

项目编码	项目名称	计价单位	计价说明	项目内涵	除外内容	适用范围	标准编码
1202008	中频脉冲电治疗	每部位	包括中频脉冲电治疗、音频电治疗、干扰电治疗、动态干扰电治疗、立体动态干扰电治疗、调制中频电治疗、电脑中频电治疗	仪器准备，核对医嘱，排除禁忌证，评估皮肤，告知患者注意事项，取舒适体位，暴露治疗部位，使用音频电治疗机或可产生频率为1 000～100 000 Hz等幅正弦电流的仪器，摆放并固定电极，调节电流至所需强度。治疗中，巡视患者。治疗后记录治疗单，衬垫清洗，消毒，晾干备用		挫伤、肌纤维织炎、肌肉劳损、肱骨外上髁炎、关节纤维性挛缩、废用性肌萎缩等；瘢痕、粘连、血肿机化等；周围神经伤病如坐骨神经痛等；溃疡病、迟缓性便秘、尿潴留、尿失禁、神经源性膀胱等	LEBZX016 LEBZX017 LEBZX018 LEBZX019 LEBZX020 LEBZX021 LEBZX022
1202009	共鸣火花治疗	每5分钟		仪器准备，核对医嘱，皮肤评估，排除禁忌证，告知注意事项，确定治疗部位，暴露部位，使用共鸣火花治疗仪，皮肤表面涂少量化石粉，操作者带防护眼镜，选择治疗电极，将消毒后的电极涂润滑剂对准治疗部位往复体表移动，计时。治疗中，注意患者病情变化。治疗后，检查治疗部位状况，记录治疗单，电极清洗，消毒后置于消毒液内		1. 疼痛：头痛、股外侧皮神经炎、截肢后幻肢痛等；2. 神经症、癔症性失语、末梢神经炎等；3. 皮肤慢性溃疡、伤口愈合迟缓等	LEBZX024
1202010	超短波、短波治疗	每部位	包括小功率超短波和短波、大功率超短波和短波、脉冲超短波和短波、体腔治疗	仪器准备，核对医嘱，评估皮肤，排除禁忌证，在屏蔽房间进行，告知注意事项，确定治疗部位，暴露部位，使用大功率超短波治疗仪，选择并固定电极，调节仪器输出，达到治疗量并计时；治疗中，巡视患者；治疗后，检查治疗部位、记录治疗单		软组织炎症、肌痛、神经痛、血栓性静脉炎、胃肠功能低下、胃肠痉挛、软组织扭挫伤、伤口延迟愈合等	LEBZX030 LEBZX025 LEBZX026 LEBZX027 LEBZX028 LEBZX029 LEBZX031 LEBZX032 LEBZX033

项目编码	项目名称	计价单位	计价说明	项目内涵	除外内容	适用范围	标准编码
1202011	微波治疗	每部位	包括分米波、厘米波、毫米波、微波组织凝固、体腔治疗	填写患者基本资料、摆位要求。采用浅部微波热疗仪治疗，热疗范围温度要求40~45℃。仪器准备，核对医嘱，排除禁忌证，告知注意事项在屏蔽房间进行，确定治疗部位，暴露部位，使用分米波治疗仪，选择并固定电极，调节仪器输出并计时；治疗中，巡视患者；治疗后，检查治疗部位，记录治疗单		肌炎、手术后浸润、滑膜炎、关节周围炎、骨关节炎、软组织扭挫伤、神经痛等	LDAZX001 LEBZX034 LEBZX035 LEBZX036 LEBZX037 LEBZX038 LEBZX039 LEBZX040
1202012	射频电疗	次	包括大功率短波、分米波、厘米波	填写患者基本资料、摆位要求。采用射频热疗仪治疗，温度测量，热疗范围温度要求39.5~45℃		骨关节及软组织损伤、周围神经损伤后伴有软组织肿胀、疼痛、肌肉痉挛的工伤职工	LDBZX001 LDBZX002
1202013	静电治疗	每20~30分钟	包括低压、高压静电治疗、高电位治疗	仪器准备，核对医嘱，排除禁忌证，告知注意事项，在单独治疗室中进行，患者双足踏于带有绝缘底座的足踏电极上，使用高压静电治疗仪，另一电极置于头部上方，调节仪器输出并计时；治疗中，巡视患者；治疗后，记录治疗单		全身静电疗法，适用于神经症、失眠、自主神经功能紊乱等；局部静电疗法，适用于慢性溃疡、伤口延期愈合、烧伤等	LEBZX042 LEBZX041 LEBZX043 LEBZX044
1202014	空气负离子治疗	每30分钟		仪器准备，核对医嘱，排除禁忌证，告知注意事项，使用空气负离子治疗仪、在单独治疗室中进行、调节仪器输出并计时；治疗中，巡视患者；治疗后，记录治疗单		神经症、失眠、偏头痛、脑外伤后遗症等神经系统疾病与损伤	LEBZX045

续表

项目编码	项目名称	计价单位	计价说明	项目内涵	除外内容	适用范围	标准编码
1202015	超声波治疗	每5分钟	包括单纯超声、超声药物透入、超声雾化	仪器准备，核对医嘱，排除禁忌证，告知注意事项，取舒适体位，确定清洗治疗部位，确定治疗类型，使用超声波治疗仪，治疗者持超声声头治疗，调节仪器输出并计时；治疗中，巡视患者；治疗后，检查治疗部位，记录治疗单、清洗消毒超声头		软组织损伤、挫伤，瘢痕组织，肢体溃疡、骨折、脑血管意外后遗症等，神经痛等	LECZX001 LECZX002 LDCZX001
1202016	生物反馈疗法	次	包括肌电、皮温、皮电、脑电、心率各种生物反馈	在单独治疗室进行，仪器准备，核对医嘱，排除禁忌证，告知注意事项，取舒适体位，使用肌电生物反馈治疗仪，选择采集信号部位，清洗，酒精脱脂，电极涂导电膏，固定在皮肤上，确定治疗类型，调节仪器输出，指导患者主观参与调节信号并计时；治疗中，巡视患者；治疗后检查治疗部位，记录治疗单，清洗消毒电极，晾干备用		脑损伤后偏瘫、痉挛性瘫痪、脊髓损伤等	LEDZX003 LEDZX002 LEDZX001 LEDYR002 LEDYR001
1202017	磁疗	每20分钟	包括脉冲式、脉动式、交变式等不同机型	仪器准备，核对医嘱，排除禁忌证，告知注意事项，取舒适体位，使用低频交变磁场治疗机，选取合适磁极摆放，并调节治疗参数并计时；治疗中，询问患者感觉。治疗后，移开磁极，记录治疗单		骨折、软组织挫伤、血肿、关节损伤和炎症等	LEEZX001 LEEZX002 LEEZX003 LEEZX004 LEEZX005
1202018	蜡疗	每部位	包括浸蜡、刷蜡、蜡敷	核对医嘱，排除禁忌证，告知注意事项，检查评估皮肤，熔化的石蜡并冷却到一定程度后保温待用、石蜡外敷于治疗部位，包裹后用棉垫毛毯保温并计时；治疗中，观察患者情况；治疗后，检查皮肤。定期洗蜡并加新蜡。不含蜡袋法		软组织挫伤、肩关节周围炎、骨膜炎、肌肉劳损、骨折或骨关节术后关节挛缩、关节纤维性强直；外伤或术后瘢痕增生及粘连等	LEGYR001 LEGYR002 LEGYR003

项目编码	项目名称	计价单位	计价说明	项目内涵	除外内容	适用范围	标准编码
1202019	泥疗	每部位、泥数	包括电泥疗、泥饼	仪器准备，核对医嘱，排除禁忌证，告知注意事项，制作或准备泥饼，检查评估治疗部位皮肤，使用直流电疗机或透热电疗机，将泥饼放置于皮肤表面后按医嘱选择连接电极，调节治疗参数并计时；治疗中，观察患者情况。治疗后，检查皮肤，记录治疗单		骨骼、肌肉系统和周围神经的亚急性、慢性炎症、周围神经损伤后遗症；挫伤、关节炎、腹腔粘连等	LEGYR004 LEGYR005 LEGZY001
1202020	牵引	次	包括颈、腰椎土法牵引、电动牵引、三维快速牵引	指使用三维牵引仪器对腰椎进行三维快速牵引治疗。根据患者身高、体重、性别、年龄、发病部位、病变状态等，确定其牵引距离、成角方向、成角度数、旋转方向、旋转度数等数据，并将其输入计算机。患者解除腰带，俯卧于牵引床上，暴露腰部，并固定好，检查无误时启动牵引床。医者之手置于病变椎间，嘱患者放松，不要屏气，不要对抗。脚踏开关，牵引床按照指令自动完成定距离快速牵引与定角度旋转同步动作，同时医生辅以手法顶推或按压：每次动作1~3下。三维快速牵引后嘱患者平卧3~6小时，可配用消炎利水药物。三天内限制活动，尤其不能弯腰和扭腰，此后配合手法等辅助治疗	同时进行电热敷治疗	椎间盘突出症、椎间盘变性，椎体小关节滑膜嵌顿、椎体关节功能紊乱，椎体侧弯、后凸畸形、关节僵硬、挛缩、粘连等	LEJVT003 LEJVT002 LEJVT001 LEJVH001 LEJVH002 LEJW8001
1202021	气压治疗	每部位	包括肢体气压治疗、肢体正负压治疗	指使用正压顺序循环治疗仪，促使组织经静脉、淋巴管回流以消除肢体局部水肿的治疗。将排空气体的袖（或腿）套套在患肢上，设定气袋压力，开机，从位于肢体末端的气袋开始逐一充气，四只气袋完全充气后，压力维持一段时间，再从肢体近端气袋开始依次排气，直至末端，此为一个作用周期。压力大小可根据患者的感觉和耐受情况随时调节		肢体创伤后水肿，淋巴回流障碍性水肿，截肢后残端水肿，复杂性区域性疼痛综合征，手术后的淋巴水肿，静脉淤滞性溃疡	LEJW6001 LEJW6002

续表

项目编码	项目名称	计价单位	计价说明	项目内涵	除外内容	适用范围	标准编码
1202022	冷疗	每部位		指使用特殊设计的转换器，除去空气中的水分和灰尘，用处理过的冷空气（温度−15℃以下）作用于治疗部位的冷疗方法。仪器准备，核对医嘱，排除禁忌证，评估治疗部位，告知注意事项，取舒适体位，暴露治疗部位，非治疗部位保暖，选择相应的冷空气喷嘴，相隔45 cm左右的距离向治疗部位进行喷射，持续数分钟至十分钟。治疗后，观察局部反应，记录治疗单		软组织急性扭挫伤早期，关节炎急性期，骨关节术后肿痛；神经痛、痉挛等	LEHZX001 LEHZX002 LEHZX003
1202023	电按摩	次	包括电动按摩、电热按摩、局部电按摩	指使用电动按摩床或按摩椅对人体全身进行治疗。仪器准备，核对医嘱，选定记录参数，评估皮肤，告知注意事项，取舒适体位，计时，观察，必要时用治疗巾遮盖，询问患者感觉。治疗后，查皮肤，记录治疗单		慢性疼痛、运动后疲劳等	LEJZX002 LEJZX003 LEJZY001 LEJZY002
1202024	冲击波治疗	每部位	包括散焦式或发散式（气压弹道冲击波）、聚焦式、联合式冲击波治疗，骨骼肌肉疼痛冲击波治疗	应用体外冲击波技术，在超声波定位下，确定治疗区域。使用治疗能量为2～4巴，冲击次数2 000次，冲击频率5～10 Hz，治疗足底筋膜炎、钙化性肌腱炎、非钙化性肌腱炎、跟腱痛、转子滑囊炎、髂胫摩擦综合征、桡侧或尺侧肱骨上髁炎、胫骨缘综合征、常见性附着肌腱炎、肌触发痛点等。不含超声引导、心电图检查、血凝检查		骨折延迟愈合、骨不连、股骨头缺血性坏死、慢性疼痛的工伤职工	LECZX003

续表

项目编码	项目名称	计价单位	计价说明	项目内涵	除外内容	适用范围	标准编码
1202025	膀胱腔内电刺激治疗	次	含脉冲电治疗、神经肌肉电刺激治疗、功能性电刺激治疗	用于刺激膀胱反射的恢复。采用盆底电生理治疗仪,截石位,暴露检查部位,将刺激电极经尿道置于膀胱腔内,向膀胱腔内灌注100~200 mL盐水,给予适当电刺激		各种原因导致的排尿障碍;由于脊髓损伤、脊柱脊髓发育异常等原因造成的神经源性膀胱;膀胱感觉功能减退或消失;逼尿肌无反射的排尿功能障碍;各种原因导致的膀胱顺应性降低	LEBRG001
1202026	经颅重复磁刺激治疗	次	含低频经颅磁刺激、高频经颅磁刺激	用于特定疾病的中枢治疗。在胫前肌或小指展肌安置记录表面电极,地线置于踝部,对侧额叶皮层刺激,观察肌肉动作电位波形,判断运动阈值。据此判断最佳刺激部位并根据阈值设置刺激强度。根据病情需要设置刺激的参数,含强度、频率、间隔时间和总时程,对病人进行治疗。治疗中,观察病人反应并随时调整。治疗后,记录治疗反应		中枢神经损伤后引起的运动功能障碍,认知功能障碍,抑郁状态,器质性精神病	KBA32701
1202027	阴部/盆底肌磁刺激治疗	次		用于刺激和调节盆底神经和肌肉功能。采用盆底电生理治疗仪,患者取坐位,将磁刺激器置于盆底,给予适当刺激治疗			LEEQU001
1203	3. 物理治疗Ⅲ(水疗)						
1203001	旋涡浴治疗	20分钟/次	包括上肢旋涡浴治疗、下肢旋涡浴治疗	核对医嘱,排除禁忌证,告知注意事项,检查涡流装置,将上肢浸入旋涡装置中,定时。治疗中,观察患者情况。治疗后,患者休息数分钟方可离开,记录,消毒浴盆		关节置换后、骨折、肌腱韧带损伤及术后、截肢、脊髓损伤、烧伤恢复期等工伤职工	LEFWA001 LEFXA001

续表

项目编码	项目名称	计价单位	计价说明	项目内涵	除外内容	适用范围	标准编码
1203002	水中浸浴治疗（烧伤）	20分钟/次	含小创面简单处理	利用水疗槽（或池）进行烧伤病人的创面浸泡冲洗，去除死皮等污垢并清洁创面，需要时可在水中加入高锰酸钾等消毒剂（0.5 g/t）。对于烧伤程度严重，无法独立转移的患者，可以结合升降器械辅助患者进出水疗槽（或池）。教会患者在浸泡5～10分钟之后，进行预防疤痕挛缩的自我牵拉，以提高相应肢体的活动功能		大面积烧伤的工伤职工	LEFYR001
1203003	药物浸浴治疗	20分钟/次	含水中牵伸、肌力、协调性等训练	核对医嘱，排除禁忌证，告知注意事项，询问药物过敏史，向专用浴盆加入药物，测量患者心率血压，患者全身浸入药液中，取半卧位，定时，在治疗过程中密切观察患者情况，治疗后再测心率血压，患者休息数分钟无不适主诉后方可离开，记录治疗单，消毒浴盆	药物	大面积烧伤的工伤职工	LEFZY001
1203004	水中运动治疗	30分钟/次	含水中肌力、平衡、关节活动度、步行协调性及耐力训练	准备温水（水温36～38℃），开启消毒循环过滤加热系统，使用无障碍电动升降装置搬运患者，利用水中治疗椅、水中治疗台、水中肋木、水中双杠、救生圈、浮板等设施器具，指导患者进行水中关节活动训练、肌力增强训练、耐力训练、平衡协调性训练和步行步态训练等。水疗后洗浴，进行水疗设备的清洁消毒处理		关节置换后、骨折、肌腱韧带损伤及术后、截肢、脊髓损伤、烧伤恢复期等工伤职工	MBAW6001

项目编码	项目名称	计价单位	计价说明	项目内涵	除外内容	适用范围	标准编码
1203005	气泡浴治疗	每次	含气泡浴和涡流浴	核对医嘱，排除禁忌证，告知注意事项，在浴盆中放置气泡性装置。患者全身浸入水中，检查气泡浴装置，开动气泡发生器，测量患者心率血压，取半卧位，定时，在治疗过程中密切观察患者情况，治疗后再测心率血压，患者休息数分钟无不适主诉后方可离开，记录治疗单，消毒浴盆		关节置换后、骨折、肌腱韧带损伤及术后、截肢、脊髓损伤、烧伤恢复期等工伤职工	LEFZX001
1203006	哈巴氏槽浴治疗	每次		核对医嘱，排除禁忌证，告知注意事项，测量患者心率血压，检查浴槽，治疗师取站立位在槽外指导或帮助患者进行主被动运动，使用"8"字形或葫芦形全身水疗槽，可同时开启涡流、气泡和局部喷射等治疗手段，密切观察患者情况，治疗后再测患者心率血压，患者休息数分钟无不适主诉后方可离开，记录，消毒浴盆		关节置换后、骨折、肌腱韧带损伤及术后、截肢、脊髓损伤、烧伤恢复期等工伤职工	LEFZX002
1203007	水中活动平板训练	每次	含水中活动平板步行训练设备	准备温水（水温36~38℃），开启无障碍出入装置、自动消毒循环过滤及温控装置、喷射装置，设定患者水中活动平板训练参数，经地上水槽侧壁透明玻璃窗，指导进行定量化的水中步行和步态训练，并记录水中步行步态定量结果。水疗后，洗浴，进行水疗设备的清洁消毒处理		关节置换后、骨折、肌腱韧带损伤及术后、截肢、脊髓损伤、烧伤恢复期等工伤职工	MBAZX003
1204	4. 作业治疗						

续表

项目编码	项目名称	计价单位	计价说明	项目内涵	除外内容	适用范围	标准编码
1204001	轮椅功能训练	次	包括轮椅技能训练、轮椅篮球训练、轮椅跑台训练、轮椅体操训练等内容	指导患者进行轮椅技能操作（如乘坐轮椅正确的坐姿以及驱动轮椅的正确技术动作、转移动作，进行驱动轮椅快速起动、急停和转弯训练，绕障碍物行走、抬前轮、上下台阶及坡道练等）、轮椅驱动耐力（轮椅跑台训练）及功能性活动（轮椅篮球、轮椅体操）等训练		脊髓损伤、脑损伤、烧伤、骨关节损伤等需长期使用轮椅的工伤职工	MBHZX001 MBHZX002 MBHZX003 MBHZX004
1204002	徒手手功能训练	次		利用徒手的方法进行的各种手部功能训练或者进行手工艺制作和训练，必要时进行手法治疗或指导		手外伤、上肢骨关节损伤、脑损伤、脊髓损伤、烧伤等存在手功能障碍的工伤职工	MBCWR001
1204003	器械手功能训练	次		利用仪器设定特定的治疗程序或者器械进行手部功能训练，含使用电脑辅助游戏以及手工艺制作活动，必要时给予指导		手外伤、上肢骨关节损伤、脑损伤、脊髓损伤、烧伤等存在手功能障碍的工伤职工	MBCWR002
1204004	计算机辅助手功能训练	次	包括使用E—Link、Hand Tutor、Pablo等专门用于上肢功能评定和训练的手功能训练系统所进行的手功能训练	利用专门的手功能训练设备（软件＋硬件）进行手部肌力、关节活动度、灵活性、协调性等训练		脑损伤、手外伤、上肢骨折等存在手功能障碍的工伤职工	
1204005	文体训练	次	包括艺术活动训练、体育活动训练、园艺活动训练、治疗性游戏训练等	在治疗师指导下，通过文体治疗手段达到改善肢体功能（肌力、关节活动度、灵活性、协调性、感觉等）、调节认知及心理功能、提高社会参与能力及沟通协调能力等目的。治疗在活动分析及任务分析的前提下，有计划、有针对性地进行，训练计划及过程有专门记录		手外伤、上肢骨关节损伤、脑损伤、脊髓损伤、烧伤等较长时间住院的工伤职工	KAZ38909 KAZ38910

续表

项目编码	项目名称	计价单位	计价说明	项目内涵	除外内容	适用范围	标准编码
1204006	身体功能障碍作业疗法训练	次		利用各种运动训练设备,对身体功能障碍的患者进行主动、被动、辅助主动的关节活动度、肌力、缓解局部痉挛以及姿势矫正等功能训练		脊髓损伤、脑损伤、烧伤、手外伤、骨关节损伤等存在躯体、精神、认知障碍的工伤职工	MBCZX001
1204007	精神障碍作业疗法训练	次		应用专业理论和不同的治疗模式对精神障碍的患者进行治疗,患者可以有机会自己选择并积极参与一些有意义符合个人能力和程度以及环境需求的活动。目的是让患者得以重新适应并在其所处的社会文化的环境中生活,选择"适宜"的作业及活动通过有目的的活动实践促使活动功能建立,使生命有意义		脊髓损伤、脑损伤、烧伤、手外伤、骨关节损伤等存在躯体、精神、认知障碍的工伤职工	MBCZX002
1204008	认知功能障碍作业疗法训练	次		针对从各种感觉(刺激)输入到运动性的输出,含知觉与感觉、注意、记忆、计划或者策划能力以及执行能力等,作业疗法在整体过程中都会按一定的顺序,进行评价及制订治疗计划促进肢体机能的恢复与日常生活活动的提高,改善障碍者的自立程度		脊髓损伤、脑损伤、烧伤、手外伤、骨关节损伤等存在躯体、精神、认知障碍的工伤职工	MBCZX003
1204009	认知障碍康复训练	次	包括记忆力、注意力、思维能力等训练	对注意障碍、记忆障碍、失算症、分类障碍、推理障碍、序列思维障碍、执行功能障碍等进行一对一康复训练。训练成绩自动记录		脑损伤存在认知障碍的工伤职工	MBFZX003
1204010	计算机辅助认知功能训练	次	包括应用认知软件进行的各种认知训练	利用专门的认知训练系统所进行的认知综合训练		脑损伤存在认知障碍的工伤职工	

续表

项目编码	项目名称	计价单位	计价说明	项目内涵	除外内容	适用范围	标准编码
1204011	家务劳动训练	次	含备餐、清洗、室内清洁、整理房间、购物、家庭预算等	对家务劳动能力，包括含备餐、清洗、室内清洁、整理房间、购物、家庭预算等进行训练		脑损伤、脊髓损伤、烧伤、骨关节损伤等存在家务劳动能力障碍的工伤职工	
1204012	假肢使用训练	次	含假肢的控制训练及使用假肢进行日常活动的训练	对患者假肢的应用进行控制训练及使用假肢模拟日常生活活动进行的训练		截肢需使用假肢的工伤职工	MBBZX018
1204013	感觉训练	次	含感觉再教育、感觉再训练、感觉脱敏训练	对感觉障碍者患者进行感觉再教育和感觉再训练，对感觉过敏者进行脱敏训练		周围神经损伤、中枢神经损伤、烧伤等各种存在感觉障碍的工伤职工	
1204014	上肢矫形器制作	次	包括各种手及上肢矫形器的制作，材料费按照实际发生情况计算	根据患者上肢功能障碍状况，通过评定、制样、取材、塑型、调试，进行上肢及手的矫形器的制作，达到改善或维持手及上肢功能，使患者最大程度的提高或代偿部分丧失的手及上肢功能的目的。热塑板材、金属材料等材料费另计	低温板材、金属材料等材料	脑损伤、烧伤、脊髓损伤、脑血管意外、骨关节损伤、手外伤等需使用矫形器进行保护、固定、训练和功能代偿的工伤职工	MBLZZ001
1204015	辅助（器）具作业疗法训练	次	包括矫形器、轮椅、洗澡椅、坐便椅等辅助器具的使用训练和日常生活中应用训练	通过各种辅助（器）具与日常生活活动相结合的训练使用，提高患者使用各种矫形器、轮椅、拐杖、洗澡椅、坐便椅等辅助器具的能力，提高患者的个人生活自理能力的训练		脑损伤、烧伤、脊髓损伤等需使用辅助器具的工伤职工	MBCZX005
1204016	上肢综合运动训练	次	包括肌力、关节活动度、灵活性、上肢实用功能等训练	利用各种上肢综合运动训练设备，为患者进行被动的、辅助主动的、主动的、抗阻的关节活动范围训练、肌力训练、局部缓解肌肉痉挛训练、局部肌肉牵拉训练、协调性训练、功能活动能力训练及器械训练		脑损伤、烧伤、脊髓损伤、上肢骨关节损伤等存在上肢功能障碍的工伤职工	MBBWA001

续表

项目编码	项目名称	计价单位	计价说明	项目内涵	除外内容	适用范围	标准编码
1204017	机器人辅助上肢功能训练	次	包括利用AMEO、Multi—Joint System等上肢机器人系统所进行的训练	利用上肢机器人所进行的针对上肢功能的训练。上肢机器人能够提供助力、阻力、生物反馈等功能，并利用趣味性活动进行训练		脑损伤、脊髓损伤、上肢损伤、手外伤等存在上肢功能障碍的工伤职工	
1204018	独立生活能力训练	次	包括生活自理能力训练和社会适应能力训练	针对患者出院后独立生活所必需的能力，如生活自理、参与社会活动、正常的娱乐休闲活动等进行的综合训练		脑损伤、烧伤、脊髓损伤等存在独立生活障碍的工伤职工	
1204019	镜像治疗	次	包括治疗室内训练和家庭中的训练	使用特别制作的镜子，应用专门技术程序针对截肢、脑损伤或慢性疼痛患者进行的训练，以减轻疼痛或改善运动功能		脑损伤、截肢后幻肢痛、慢性区域性疼痛综合征等工伤职工	
1204020	虚拟现实训练	次	含利用各类虚拟技术所模拟的训练	利用专门的虚拟设备，模拟不同的生活场景进行肢体运动功能、认知功能或实际生活能力的训练。通过逼真的情景、可调节的活动、即时的反馈提高训练积极性，增加治疗效果		脑损伤、截肢、脊髓损伤、手外伤、肢体骨折、慢性疼痛等工伤职工	
1204021	下肢矫形器制作	次	包括各种足及下肢低温材料矫形器的制作，材料费按照实际发生情况计算	根据患者下肢功能障碍状况，通过评定、制样、取材、塑型、调试，进行下肢的矫形器的制作，达到改善或维持下肢功能，使患者最大限度地提高或代偿部分丧失的下肢功能。热塑板材、金属材料等材料费另计	热塑板材、金属材料等材料	脑损伤、烧伤、脊髓损伤、骨关节损伤等需要使用矫形器进行保护、固定、训练及功能代偿的工伤职工	MBLZZ002
1204022	躯干矫形器制作	次	包括各种颈托及胸腰骶矫形器的制作，材料费按照实际发生情况计算	根据患者脊椎的功能障碍状况，通过评定、制样、取材、塑型、调试，进行脊椎矫形器的制作以达到限制脊椎运动，保护病变关节，促进病变愈合，辅助康复治疗的作用。热塑板材、金属材料等材料费另计	热塑板材、金属材料等材料	脊髓损伤、骨关节损伤等需要使用矫形器进行保护、固定、训练及功能代偿的工伤职工	

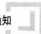

续表

项目编码	项目名称	计价单位	计价说明	项目内涵	除外内容	适用范围	标准编码
1204023	压力衣制作	件	包括压力全面罩、下颌套、头套、上衣、长裤、短裤、普通压力袜、分趾压力袜、上肢套、下肢套、压力手套等的制作，材料费按照实际发生情况计算	根据患者的功能情况，为其制作压力衣裤等，以达控制瘢痕增生、消除肢体肿胀，促进残端塑形的作用。瘢痕评定、量身、计算、画图、剪纸样、画布样、剪布样、缝制、试穿、修改、详细向患者说明穿戴压力衣的作用，注意事项，清洗方法，最后交付患者使用，并定期进行复查及修改，保证压力的有效性	压力布	烧伤、截肢、肿胀、长期卧床的工伤职工	MBKZX007
1204024	自助具制作	件	包括自理、文娱、书写阅读、交流等方面自助具制作，材料费按照实际发生情况计算	针对患者需要使用的辅助器具种类、所用辅助器具的功能需要以及正确使用辅助器具的方法进行评定和制作，使之适合并弥补患者的功能缺失水平，提高患者康复水平和康复治疗效果	板材、手柄、金属等材料	有自助具需求的工伤职工	MBCZZ001
1204025	转移动作训练	次	包括翻身、起坐、站立、床与轮椅（座椅）之间的转移动作的训练	利用各种转移动作训练设备，为患者进行被动的、辅助主动的、主动的床上翻身、起坐、站立、床与轮椅（座椅）之间的转移动作的训练，功能性活动训练及器械训练		存在转移障碍或转移困难的工伤职工	MBBZX001
1204026	日常生活动作训练		含进食、穿衣、修饰、个人卫生、如厕、洗澡、步行、转移等内容	对独立生活而每天所必须反复进行的、最基本的一系列身体动作，即进行衣、食、住、行、个人卫生等日常生活的基本动作进行系统的评定，发现存在的问题并将制订相关的训练计划付诸实施的过程		存在日常生活活动障碍的工伤职工	MBCZX004
1204027	知觉障碍康复训练		包括失认症、失用症的康复训练	对单侧忽略、躯体失认、手指失认、空间知觉障碍、物品失认、面容失认、结构性失用、意念运动性失用、意念性失用等进行一对一康复训练。记录训练成绩		脑损伤后存在知觉障碍的工伤职工	MBEZX001

项目编码	项目名称	计价单位	计价说明	项目内涵	除外内容	适用范围	标准编码
1204028	感觉统合治疗		含触压觉、本体感觉、视觉、听觉、平衡觉等感觉的整合训练	指专人制订训练计划。大肌肉及平衡感触觉防御及情绪本体感及身体协调学习能力发展等方面，制订相应训练计划。专人进行平衡系列、手眼协调系列、特训系列等全程专人看护，独立测查室及训练室		脑损伤后存在感觉统合失调、意识障碍、异常情绪或异行为的工伤职工	KAZ38908
1205	5. 言语—语言/摄食—吞咽治疗						
1205001	失语症训练	30分钟/次	含听、说、读、写等各项语言功能的训练	利用实物、图片或仪器，对患者在听理解、复述、命名、朗读、阅读理解、书写等语言模式及其在单词水平、句子水平、短文水平、文章水平等方面的训练		伴有失语症的脑损伤工伤职工	MBDZX002
1205002	构音障碍训练	次	含发音训练、语音纠正训练、构音器官功能训练	指导患者进行呼吸训练、放松训练、构音改善训练、克服鼻音化训练、克服费力音训练、克服气息音训练、韵律训练、语音工作站、交流系统应用训练等对患者进行发声及矫正错误发音的训练		伴有构音障碍的脑损伤工伤职工	MBDZX0076
1205003	吞咽功能障碍训练	次	含吞咽相关器官的功能训练及摄食吞咽的训练指导	针对患者的吞咽问题，进行口面吞咽器官训练、声门屏气、咳嗽训练以及摄食吞咽的训练指导（食物性状、进食体位姿势等的调整等），改善摄食—吞咽的能力		伴有摄食—吞咽障碍的工伤职工	
1205004	言语矫正治疗	次	含对呼吸、发声、共鸣、构音功能的矫正训练	通过计算机软件，患者应用耳机和麦克风，采用人机对话方式进行训练，对患者呼吸功能、发声功能、共鸣功能和构音功能进行有针对性的训练和矫正		伴有言语障碍的工伤职工	MBDZZ001

续表

项目编码	项目名称	计价单位	计价说明	项目内涵	除外内容	适用范围	标准编码
1205005	吞咽障碍电刺激训练	次	含使用电刺激治疗仪对患者进行低频电刺激治疗	利用电刺激治疗仪对患者的吞咽肌群进行低频电刺激，同时进行冰刺激、舌唇、下颌运动训练、进食训练	电极片	伴有摄食—吞咽障碍的脑损伤等工伤职工	MBDZX010
1205006	发声障碍训练	次	含对嗓音障碍患者进行发声训练	通过体位的改变、呼吸功能的训练、声带放松训练、持续发声训练等多种嗓音训练方法，改善发声障碍患者异常的音调、音量、音质以及正确用声方法的指导		伴有嗓音障碍的工伤职工	MBDZX008
1205007	无喉者发声障碍训练	次	含对喉手术切除后患者进行发声训练	通过食管打嗝的练习、空咽的练习、元音的加入、辅音的加入、加快发音速度、延长气流时间、词和句子的联系、音调和语气的控制等方法对喉摘除患者进行特殊的发声训练，使患者重新发音并掌握发音的技巧		喉切除术后的工伤职工	MBDZX009
1206	6. 心理治疗						
1206001	暗示治疗	次	含暗示用具的使用	在单独房间，安静环境，由受过专业培训的精神科医师或心理师，判断患者的易感性和依从性，根据患者的症状，制订适当的暗示语以达到改善和治疗患者症状的方法，必要时给予一定的药物暗示		伴有心因性疼痛及其他身心障碍，且认知功能正常的工伤职工	KAZ38706
1206002	松弛治疗	次	包括注意集中放松法、腹式深呼吸法、渐进性肌肉放松法等	在单独房间，安静环境。由受过专业培训的精神科医师或心理师使用规范的治疗指导语，使逐步放松。可配合使用生物反馈仪或音像设备		伴有心因性疼痛、失眠、焦虑及其他身心障碍，且认知功能正常的工伤职工	KAZ38911

续表

项目编码	项目名称	计价单位	计价说明	项目内涵	除外内容	适用范围	标准编码
1206003	心理治疗	半小时	包括针对性的心理分析、认知治疗、心理疏导等	在单独房间，安静环境，具有足够的理论知识、实践培训和督导基础的专业人员，进行相关精神心理学诊断，选择相应的心理治疗方法，应用规范化的治疗技术和个体化的治疗方案进行心理调整，解除心理障碍		伴有明显心理症状及情绪障碍但认知功能正常的工伤职工	KAZ38701
1206004	催眠治疗	次	含催眠用具的使用	在单独房间，安静环境，由精神科医师或心理师对患者的易感性和依从性进行评估。按照规范的指导语，或者借助一定的仪器和药物，帮助患者进入催眠状态。根据患者的症状，制订适当的暗示语。催眠结束时，按照一定的指导语，将患者恢复清醒。治疗中应有一名专业人员协助		伴有明显心因性疼痛、失眠、焦虑及其他心身障碍，且认知功能正常的工伤职工	KAZ38707
1206005	森田疗法	次		适用于神经症治疗。分为经典及改良方法。前者含绝对卧床阶段、工作治疗阶段、生活训练阶段。第一阶段要求单独房间、安静环境。后两个阶段及改良方法，针对患者的症状，制订一系列的活动计划，观察和督促患者执行计划。可门诊或住院实施。在这个治疗过程中由精神科医师或心理师给予指导		有强迫症、恐惧症、焦虑症等神经症或类似神经症症状的工伤职工	KAZ38708
1206006	行为矫正治疗	日	含奖励等强化物的使用	由精神科医师或心理师评估患者的症状，分析症状的严重程度和缓急，制订行为矫正的计划。进行基线评估，制订治疗计划。督促患者严格按照计划实施治疗，定期观察监测。根据患者疗效，适当调整治疗计划。治疗工程需精神科护士协助		有情绪行为障碍的工伤职工	KAZ38913

续表

项目编码	项目名称	计价单位	计价说明	项目内涵	除外内容	适用范围	标准编码
1206007	沙盘治疗	次	含沙盘和沙具的使用	由精神科医师或心理师通过沙盘游戏的方式，呈现患者内心深处意识和无意识之间的沟通和对话，由此激发患者治愈过程，身心健康发展以及人格的发展与完善。可以采用个体或团体的方式进行。		有情绪障碍，人际关系障碍，自闭、言语表达障碍或防御心理较强的工伤职工	
1206008	音乐心理治疗	次	含简易乐器、音乐碟的使用	在独立的治疗室，由受过专业培训的治疗师完成治疗，在心理治疗技术指导下，根据患者的情绪状况，选择不同的音乐和简易的乐器。对患者在音乐和乐器影响下表现出来的情绪和心理感受进行分析，帮助他们疏泄负性情绪，引导他们体验正性情绪和积极的认知		有情绪障碍的工伤职工	KAZ38912
13	（三）康复护理						
1300001	综合康复护理评定	次		患者住院期间，护士定期对患者生活自理能力（ADL）、器官功能情况、潜在护理安全隐患、对疾病知识掌握程度、自我护理技巧掌握情况、对住院环境适应能力情况及功能恢复情况等进行评定。根据评定结果制订或调整护理计划，促进康复计划有效的实施	关节活动、肌力、平衡等专业康复评定	各类康复人员，特别是使用辅助器具，病情相对严重的人员	
1300002	膀胱功能训练	次	含饮水计划、盆底肌肉训练、尿意习惯训练、激发技术等	向患者介绍膀胱功能训练方法和目的等相关知识，取得患者配合，判断膀胱类型，选择适宜的膀胱训练方法，按既定程序讲解并示范操作动作，指导患者和家属学习训练方法，观察有无反射性排尿，有无植物神经反射亢进，有无血压升高，膀胱压力升高，记录训练效果，避免因训练方法不当而引起的尿液反流		存在神经源性膀胱的工伤职工	MBZRG001

项目编码	项目名称	计价单位	计价说明	项目内涵	除外内容	适用范围	标准编码
1300003	膀胱容量测定	次		排除禁忌证，向患者解释目的并取得配合。输液架的一侧挂测压标尺，另一侧挂500 mL生理盐水瓶加温至35~37℃，瓶上标记刻度，插上输液管进行排气，将三通管分别与输注生理盐水的输液管和测压管的下端相接。患者排空膀胱后，取仰卧位或坐位，插入无菌导尿管，排空膀胱内的尿液，记录导尿量（残余尿量），固定导尿管，将导尿管的开口与三通管另一端相连，调节输液架使测压管的零点（先少量灌入部分生理盐水以调零）与患者的耻骨联合在同一水平面上，打开输液调节器以适当的速度向膀胱内灌入生理盐水，观察测压管中的水柱波动，当测压管中的压力升至40 cm H_2O以上或尿道口有漏尿时，停止测定，撤除测定装置，引流排空膀胱，拔出导尿管，记录导尿量	三腔导尿管	存在神经源性膀胱功能障碍的工伤职工	在MAZRG001基础上修改项目内涵
1300004	残余尿量测定—导尿法	次		向患者说明残余尿测量方法、测量目的、注意事项等内容，指导患者饮水300~500 mL，观察膀胱是否充盈，膀胱充盈后协助患者坐位或半坐位，诱导患者自行排尿后采取无菌导尿术、排空膀胱内残余尿量，记录残余尿量，计算自解尿量与残余尿量的比例、观察患者有无不适		存在神经源性膀胱功能障碍的工伤职工	FRA02404

续表

项目编码	项目名称	计价单位	计价说明	项目内涵	除外内容	适用范围	标准编码
1300005	体位护理	天	含压疮护理、体位变更技术	指为了预防肩关节半脱位、骨盆倾斜、四肢各关节挛缩、畸形等，应用于各种体位需求的摆放，采用不同规格、类型的枕头按操作规程摆放至治疗性体位。评估患者病情，解释目的取得配合，操作动作轻柔，尽可能发挥残存的能力进行体位转移，各种卧位交替使用，以侧卧为主，避免半卧位。在维持正确治疗体位基础上尽量保持患者体位舒适，穿戴矫形器的患者注意观察血运	功能性敷料	伴有挛缩、畸形、痉挛、瘫痪等神经系统和骨关节损伤的工伤职工	ACBN0001
1300006	病区综合康复延伸训练指导	次	含开展摄食—吞咽、言语—语言、呼吸、肢体活动、转移、康复辅助器具使用和手工艺活动等康复延伸训练指导	为巩固患者康复效果，促使患者尽早恢复日常生活自理功能，并缩短住院时间，护士利用患者在病区的实际生活环境及空余时间长的特点，按照康复治疗师制订的治疗方案，指导患者进行康复延伸训练指导		伴有躯体、言语、认知和精神心理障碍的各类工伤职工	
1300007	截肢残端皮肤护理	次	含健康指导、皮损处护理	评估患者截肢残端情况，解释目的取得配合，指导患者掌握假肢的使用和保养方法、弹力绷带的正确使用方法、控制体重的必要性、假肢的自我操控方法、评定假肢接受腔松紧是否适合，是否全面负重、残肢肌力和Rom的锻炼指导等；正确处理皮损部位，残肢应用弹力绷带包扎，皮损较严重时暂停使用假肢		截肢工伤职工	
1300008	康复清洁导尿培训	次		向患者（如高位脊髓损伤）或家属说明清洁导尿的方法、目的和步骤，要求取得配合，讲解尿道的生理解剖结构及泌尿系相关知识，介绍发生泌尿系感染时的症状，介绍清洁导尿的并发症，指导患者采取适当体位，示范操作清洁导尿的具体步骤及动作要点，操作训练过程中指导患者如何操作正确和动作轻柔，仔细观察训练过程避免损伤尿道	一次性导尿包、尿管	存在神经源性膀胱的工伤职工	MBZRJ001

项目编码	项目名称	计价单位	计价说明	项目内涵	除外内容	适用范围	标准编码
1300009	烧伤皮肤护理	体表面积%/次	含烧伤脱痂处理、皮肤瘙痒处理、创面干燥处理	评估烧伤皮肤情况，解释目的取得配合，用无菌脱脂盐水棉球或棉签轻轻清除肢体疤痕皮肤的污垢，用无菌眼科镊和剪刀轻轻揭剪疤痕残留死痂皮，并用无菌棉签清洗血痂部位，涂抹药物，无菌敷料包扎。彻底清洗创面，祛除焦痂、死皮后涂擦适合皮肤的润滑剂。指导患者或陪护做好皮肤护理。		烧伤后创面已初步愈合，处于疤痕增生期的工伤职工	
1300010	肠道功能训练	次	包括排便操、腹部按摩、便意习惯训练、直肠直接刺激法	评估患者肠道功能障碍情况，解释目的取得配合；指导患者进行排便操、腹部按摩肠道功能训练方法，时间要符合患者的生活规律，根据患者的情况进行调整和评价，建立排便规律。出现腹泻要注意保护肛门周围的皮肤，防止粪便刺激皮肤而发生破溃	灌肠	存在肠道功能障碍的工伤职工	
14	（四）其他治疗						
1400001	肉毒杆菌毒素注射	部位		将神经毒素准确地注射入靶肌肉通过麻痹靶肌肉实现治疗目的，根据患者动态和静态时肌肉状况来决定注射点，并用标记液标记，采用特殊的注射器必要时在肌电图引导下进行准确的肌肉内注射	膀胱镜检查、药物、肌电图引导	脑损伤、脊髓损伤及脑瘫等上运动神经元损伤所致肌肉痉挛的工伤职工	在HX848105基础上做项目内涵修改

二、职业社会康复服务类

项目编码	项目名称	计价单位	计价说明	项目内涵	除外内容	适用范围	标准编码
21	（一）评估类						
2100001	徒手职业能力评定	次	含工作能力配对	对工伤职工进行与职业功能状态相关的徒手技术操作能力评定，含日常生活中与职业相关的各种运动技能和操作技能的评定。人工报告		处于职业年龄阶段并有就业潜能的工伤职工	MAKZY001
2100002	器械职业能力评定	次	包括智能化职业能力评估、工具使用示范，含工作能力配对	利用仪器或器械模拟进行与职业功能状态相关的技术能力评定，含对工伤职工日常生活中与职业相关的各种运动技能和操作技能的评定。人工报告		处于职业年龄阶段并有就业潜能的工伤职工	MAKZY002
2100003	霍兰德职业倾向测验量表测评	次	含专业量表测评、职业分析及讨论	说明目的和要求并取得工伤职工配合，工伤职工按正确的方法如实填写，操作者严格给予评分，电脑统计分析，打印结果。通过标准量表测评工伤职工的职业兴趣和能力特长，从而更好地做出求职择业的决策。包括专业评定量表		计划转换工作岗位或再就业的工伤职工	
2100004	工作模拟评估	次	包括智能化工作模拟评估，各类模拟工作站评估。含工作要求、工作动作模拟、分析结果	说明目的和要求并取得工伤职工配合，工伤职工在非工作现场使用模拟工作的仪器、设备设施完成某指定工作任务，操作者收集反馈信息，记录及分析结果，用于评定工伤职工当前的躯体功能及作业能力。人工报告		有具体职业目标的工伤职工	
2100005	工伤职工职业调查	次	含收集工伤职工的个人、职业相关、工伤相关和雇主相关资料	采用一对一的方式对患者实施测验通过问卷形式进行，收集工伤职工职业相关的资料，分析影响工伤职工就业的因素。人工报告		无严重认知功能障碍的工伤职工	
2100006	就业意愿评估	次	含考虑前阶段、考虑阶段、准备阶段、行动阶段	说明目的和要求并取得工伤职工配合，采用量表评估形式，分析结果，用于评估工伤职工在当前阶段的就业心理状态。人工报告		处于职业年龄阶段的工伤职工	

续表

项目编码	项目名称	计价单位	计价说明	项目内涵	除外内容	适用范围	标准编码
2100007	症状放大症评估	次	包括主动用力一致性评估、变异系数分析、重复测试、行为观测	应用标准化的仪器测试，分析工伤职工是否存在症状放大症等心理功能障碍问题。用于评估工伤职工"身体功能或能力表现的可信度"；评估行为与躯体症状反应的一致性等。人工报告		疑存在社会心理问题的工伤职工	
2100008	腰背功能评估	次	包括腰背功能自评量表、客观评定量表、Oswestry腰椎评定等	说明目的和要求并取得工伤职工配合，采用面谈、查体、量表评估，评分并分析结果，用于工伤职工腰背功能状况的主观评估和客观查体。人工报告		腰背损伤、慢性腰背疼痛的工伤职工；从事体力性工作的工伤职工	
2100009	疼痛信念评估	次	包括身体疼痛信念评估、工作疼痛信念评估	说明目的和要求并取得工伤职工配合，应用疼痛信念自评量表，评估工伤职工对疼痛影响的主观判断，包括自评身体活动与疼痛的关系，以及疼痛对工作的影响。人工报告		急慢性疼痛的工伤职工	
2100010	工作压力评估	次		采用一对一的方式并使用量表进行，评分和分析工伤职工的工作心理压力状况。人工报告		处于职业年龄阶段并有就业潜能的工伤职工	
2100011	工作满意度评估	次	含薪酬满意度、晋升满意度、与同事关系满意度、与上司关系满意度、对工作总体满意情况	说明目的和要求并取得工伤职工配合，采用量表评估形式，从六个方面评估工伤职工对现阶段工作岗位的主观满意程度，分析工伤职工的工作适应情况。人工报告		处于职业年龄阶段并有就业潜能的工伤职工	
2100012	功能性能力评价	次	含移动能力评估、手部功能评估、姿势变化评估、工作平衡评估、力量耐力评估、社会心理能力评估	说明目的和要求并取得工伤职工配合，要求工伤职工按操作标准完成37项身体能力评估项目，治疗师记录及分析数据结果，分析工伤职工的功能能力状况。主要测试工伤职工功能能力水平与特指的工作或某一工作任务两者间相匹配的程度，从而得出个体从事某一工作时躯体功能的水平范围，包括体能、心理、情绪等方面。人工报告		处于医疗稳定期的工伤职工；保留部分或大部分劳动能力工伤职工；无严重高血压、心脏病等禁忌证的工伤职工	

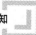

续表

项目编码	项目名称	计价单位	计价说明	项目内涵	除外内容	适用范围	标准编码
2100013	工作需求分析	次	包括工作特性分析、工人能力需求分析	说明目的和要求并取得工伤职工配合，采用量表评估方式，分析结果，评估工伤职工某一特定工种的工作需求，以评估工人能否重返原工作岗位。人工报告		有具体职业目标的工伤职工	
2100014	现场工作分析评估	次		到用人单位的工作现场收集工作职位信息的一种评估方法，可以找出组成一份工作的各种工作细节（Job tasks），以及包含的相关知识、技巧和工人完成工作任务所需的能力；可以根据工伤职工身体功能、工作范畴之间的关系，有系统地分析一份工作。人工报告		处于重返工作岗位或再就业早期的工伤职工	
2100015	职业健康状况评估	次	含躯体功能、生理性及情感性角色功能、活力、精神健康、社会功能、疼痛等方面的评估	说明目的和要求并取得工伤职工配合，使用健康状况调查表评分及分析，得出工伤职工对身体健康情况的主观评价，分析工伤职工对自身健康状况的控制能力。人工报告		处于职业年龄阶段并有就业潜能的工伤职工	
2100016	工作岗位的人体功效学评估与改良	次	包括工作环境评估与改良、手工工具评估与改良、工序任务评估与改良、工作辅具评估与改良。不包括涉及的材料费用	运用人体工效学技术，对岗位条件以及身体要求进行工作归类分析，评估可能存在的风险因素。采用改良技术，为受伤工人进行工作环境、工序任务、手工工具、工作辅具等方面改造，或者提出技术指导意见，协助受伤工人可以安全返回工作岗位，提高工作适应能力及工作效率，预防再受伤。人工报告		处于重返工作岗位或再就业早期的工伤职工	

项目编码	项目名称	计价单位	计价说明	项目内涵	除外内容	适用范围	标准编码
2100017	现场工作能力测评	次		说明目的和要求并取得工伤职工配合，选择在用人单位真实的工作环境中安排工伤职工进行现场操作能力测评。治疗师选出工作流程中关键性的工作任务，通过安全筛选后安排给工伤职工进行测评，含体力操作、设备使用、工作姿势及方法、操作耐力和同事协作等，强调注意工伤职工的反馈，并确定工伤职工完成工作需要协助的程度。人工报告		医疗情况稳定，处于工作准备期或就业期的工伤职工	
2100018	工作行为评估	次		治疗师客观地测试及反映工伤职工在工作上的行为表现，或评估其工作意向及工作上所需的精神状态。评估含工作动力、仪表、出席率、守时、对工序的注意力、自信心、对管理的反应、对建设性批评的接受力、人际关系、生产力、个体对心理压力和挫折的承受能力。人工报告		处于职业年龄阶段并有就业潜能的工伤职工	
2100019	技能操作评估	次	包括电脑技能评估、手工技能评估、各项专业技能评估	对工伤职工的电脑操作技能、手工制作技能及其他各专业技能的知识和实际操作能力进行评估，确定工伤职工是否能达到该工种的工作岗位要求以及工伤职工重返该工作岗位所需要接受的培训内容、培训目标和其他必要的辅助措施。包括对伤残者的工种专业技能知识评估，专业技能实际操作能力评估。人工报告		处于职业年龄阶段并有就业潜能的工伤职工	
2100020	创伤后应激障碍评估	次		包括结构化和半结构化的量表评估，评估受伤是否造成工伤职工创伤后应激障碍综合征，为治疗方案和措施的选择提供依据。人工报告		无严重认知障碍的工伤职工	

续表

项目编码	项目名称	计价单位	计价说明	项目内涵	除外内容	适用范围	标准编码
2100021	家居环境评估	次	包括问卷评估和实地评估	评估工伤职工居家环境是否符合日常活动需要；了解其住宅出入口、通道、门、厕所、厨房、卧室、客厅、开关、手柄、物品放置等方面情况；为进行家居环境改造和环境适应训练提供依据。人工报告		脑外伤、脊髓损伤、截肢等家庭生活受环境限制的工伤职工	
2100022	自我效能评估	次		包括结构化和半结构化量表评估。评估工伤职工对自我能力的认知，为制订恰当的社会心理辅导方案提供依据。人工报告		无严重认知障碍的工伤职工	
2100023	社会与家庭支持评估	次	包括社会支持评估、家庭支持评估等	包括量表评估、结构性面谈或实地调查，对工伤职工的社会与家庭支持的相关资料收集与调查，评估在社区中其社会或家庭的支持程度以及可使用的有效资源等外部环境因素对工伤职工康复的影响。人工报告		所有工伤职工	
2100024	社会适应能力评价	次	包括 SF－36 简明健康状况调查表、社会再适应评估、应付方式评估，社会适应能力评估等	包括结构化或半结构化的量表评估。可使用 SF－36 简明健康状况调查表、社会再适应量表、应付方式量表和社会适应能力量表等进行评估。评估在高应激状态下工伤职工的健康状况、压力程度、压力应付方式以及适应能力，为制订恰当的社会心理干预、危机处理等康复辅导方案提供依据。人工报告		无严重认知障碍的工伤职工	
22	（二）训练类						
2200001	职业功能训练	次		使用仪器或器械模拟对工伤职工进行与职业功能状态相关的训练，含日常生活中与职业相关的各种运动技能和操作技能的训练		处于医疗稳定期的工伤职工；无严重高血压、心脏病等禁忌证的工伤职工	MBKZX002

项目编码	项目名称	计价单位	计价说明	项目内涵	除外内容	适用范围	标准编码
2200002	职前训练	项/次	包括金工、木工、电工、机械维修工、电器维修工、司机、铆工、焊工、钳工、管工、建筑工、操作工、厨工、清洁工、护工、仓管员、文员等	在工作仿真车间进行训练。由专业人员对有就业意向并能从事相关工作的工伤职工，设计工种操作程序，设定工作任务和工作量。通过训练，帮助工伤职工树立正确的工作态度、劳动习惯和价值观，养成良好的工作习惯，恢复和提高工伤职工的职业适应能力。根据工伤职工原工种设定，包括金工、木工、电工、机械维修工、电器维修工、司机、铆工、焊工、钳工、管工、建筑工、操作工、厨工、清洁工、护工、仓管员、文员等		处于医疗稳定期的工伤职工；保留部分或大部分劳动能力工伤职工；无严重高血压、心脏病等禁忌证的工伤职工	
2200003	工作强化训练	次	包括与工作相关的工作推拉力、提拉力、运送能力训练。含肌肉力量、柔韧性、灵活性的强化训练	在相关的工作环境下设计或使用真实或模拟的工作活动，一般配合身体重塑项目进行		处于医疗稳定期的工伤职工；保留部分或大部分劳动能力工伤职工；无严重高血压、心脏病等禁忌证的工伤职工	MBKZX004
2200004	工作模拟训练	次	包括模拟工作站训练、智能化工作模拟训练、工作样本训练	使用仪器或器械模拟系统对工伤职工进行与职业功能状态或就业目标相关的训练，含单个工作任务的训练及提高工伤职工的工作行为意识，重新找回工作者角色		处于医疗稳定期的工伤职工；保留部分或大部分劳动能力工伤职工；无严重高血压、心脏病等禁忌证的工伤职工	MBKZX003
2200005	工作行为教育与训练	次	包括工作行为教育、工作者角色训练	通过治疗与小组学习，协助工伤职工认识自身工作行为问题，提高工伤职工的工作意识，改善工作行为，重新找回工作者角色		处于职业年龄阶段并有就业潜能的工伤职工；工作行为有缺陷的工伤职工	MBKZX005

续表

项目编码	项目名称	计价单位	计价说明	项目内涵	除外内容	适用范围	标准编码
2200006	职业咨询与指导	次	包括职业咨询、职业指导	运用标准化或自我评估的测量工具，帮助工伤职工了解自己在职业上的优势和劣势，找到符合自己兴趣与能力的工作，协助工伤职工成功地就业并维持工作的稳定性		处于职业年龄阶段并有就业潜能的工伤职工	
2200007	职业技能再培训	节	包括电脑技能培训、手工技能培训等各项专业技能培训	对工伤职工进行新的工作技术的培训和指导，并根据工伤职工自身兴趣、身体功能及实际需求制定相应的课程。通过有针对性的课程设计，使工伤职工重新获得一项适合自己体能、身体功能的职业技能，提升工伤职工就业能力，增加被重新聘用的机会		医疗情况稳定，处于工作准备期或就业期的工伤职工	
2200008	工作职务调整及再设计	次/节	包括工作职务调整建议、职业生涯再设计	根据工伤职工自身特点，选择适合的职业岗位，并进行科学配对，通过改善工作方法、整合工序、调整工作流程、使用适当的工具或使用辅助技术等，为工伤职工提供重返工作调整或职业生涯设计。使工作能力暂时受限或有障碍的工伤职工能够重返工作岗位		医疗情况稳定，处于工作准备期或就业期的工伤职工	
2200009	工作重塑	次		在相关的工作环境下设计或使用真实或模拟的工作活动。制订与工作有关的、密集的和以目标为导向的治疗计划，特别设计用来恢复个人的肌力、耐力、移动能力、灵活度、四肢控制能力及心肺功能		无严重高血压、心脏病等禁忌证的工伤职工；医疗情况稳定，处于工作能力障碍期的工伤职工	MBKZX006
2200010	现场工作能力强化	次	包括生产实习法、现场工作能力训练。含工伤预防指导	治疗师在工厂企业等现场对工伤职工进行安全指导、工作任务训练、设备使用训练、社交及综合管理能力训练、工作团队适应等。不包括涉及的材料费用		医疗情况稳定，处于工作准备期或就业期的工伤职工	

项目编码	项目名称	计价单位	计价说明	项目内涵	除外内容	适用范围	标准编码
2200011	工具使用训练	次	包括手工工具训练、机器设备操作训练	针对工伤职工受伤后在工具使用能力上存在的受限情况进行针对性训练，协助病人重新掌握工具的使用技巧。通过工具模拟使用，如螺丝批、扳手、手锤、木刨、钳子、车床等，协助工伤职工重新寻找原工作中工具使用的感觉		无严重高血压、心脏病等禁忌证的工伤职工；医疗情况稳定，处于工作能力障碍期、工作准备期、就业期或职业角色障碍期工伤职工	
2200012	体力操作技巧训练	次	含人力搬抬风险评估、体力处理风险管理技巧	针对工伤职工从事工作活动时所需的体力操作要求进行训练，指导受伤工伤职工学习和建立正确的体力处理技巧，规避受伤风险		无严重高血压、心脏病等禁忌证的工伤职工；医疗情况稳定工伤职工，经医生诊断后确定可以完成相关操作	
2200013	基本工作姿势训练	次	包括工作姿势变化训练、姿势维持耐力训练	纠正及强化工伤职工的工作姿势维持及变化能力，提升工伤职工工作耐力，提高工作安全性。含不同表现形式和不同作用的走、跑、跳跃、投掷、悬垂、支撑、攀登、爬越等能力		医疗情况稳定工伤职工，经医生诊断后确定可以完成相关操作	
2200014	康复辅导	45分钟		应用伤残调适理论和康复辅导技术，选择适当康复辅导技术和辅导环境，对因工伤而导致的社会心理或工作方面的问题及障碍进行个别化的指导，提高工伤职工适应伤残和解决问题的能力		无严重认知功能障碍的工伤职工	
2200015	伤残适应小组辅导	60分钟		应用小组辅导理论和技术，采用封闭式小组，通过小组动力及同辈支持，为工伤职工提供社会心理调适、情绪管理、压力管理、疼痛管理、行为调适、复工动力、社会角色重整、未来生计等方面的训练辅导		无严重认知功能障碍的工伤职工	

续表

项目编码	项目名称	计价单位	计价说明	项目内涵	除外内容	适用范围	标准编码
2200016	工作安置协调	次	包括电话跟进、工场探访等方式	通过面谈、电话跟进、工场探访等方式，提供专业的评估及指导，协调安排符合工伤职工功能要求的工作岗位	工作设备设施改造	需要返回工作岗位的工伤职工	
2200017	社会环境适应干预	60分钟		采用实地探访、会议、电话沟通等形式，对工伤职工社会适应相关的范畴进行干预或协调，促进工伤职工更好地适应和融入社会生活。沟通或协调的对象包括工伤职工、其家庭成员、劳动保障经办部门、雇主、社区组织等，沟通或转介的内容包括社区无障碍环境、政策环境、文化环境、就业环境等方面		有需要的工伤职工	
2200018	医疗依赖者家属辅导	45分钟		采用个别或小组形式，针对医疗依赖者家属的伤残适应、健康教育、压力管理等问题进行辅导，协助他们认识、管理和解决长期照顾过程中出现的问题或困难，提升家庭生活质量		有医疗依赖的工伤职工及其家属	
2200019	家庭康复技巧训练指导	45分钟		根据工伤职工的伤情及社区康复需要，为他们制订出院后的家庭康复计划和书面方案，提供具体的训练指导以及出院后定期的跟进服务		有需要的工伤职工	
2200020	社会行为活动训练	60分钟		应用社会心理行为适应理论和训练方法，在模拟或真实的环境中，为工伤职工提供与个人能力、功能程度以及环境需求相符的社会行为活动训练。包括康复知识、人际交往、沟通技巧、交通工具使用、购物、社区聚会、互助康乐活动、生计等，为其回归社会创造条件		有需要的工伤职工	

续表

项目编码	项目名称	计价单位	计价说明	项目内涵	除外内容	适用范围	标准编码
2200021	出院准备指导	45分钟		根据中重度伤残工伤职工继续康复或照顾的需要，在住院期间提供适当的社区资源的信息和转介服务，含工伤职工出院后所需的社区医疗、社区康复、残疾人公共服务政策、社区服务和就业辅助政策等，使工伤职工能及时、安心且满意地离开医院；顺利回归家庭或转至后续照顾系统，并维持良好的健康状况与生活质量		中重度伤残工伤职工	
2200022	个案管理服务	例		包括提供从受伤开始至重返社会在内的全程个案管理干预服务，并对服务内容进行规范记录。主要包括个人资料、康复服务项目、干预措施与过程、服务转介、疗效转归、工伤处理以及重返工作适应情况等。为建立符合成本效益的工伤康复服务架构流程提供有效参考数据		工伤职工	

附件2

工伤康复服务规范
（试行）

（2013 年修订）

人力资源社会保障部
二〇一三年四月

说　　明

　　工伤康复是在工伤保险制度框架下，利用现代康复的理论和技术，为工伤人员提供康复服务，最大限度地改善和提高其生理功能和职业劳动能力，促进其回归社会和重返工作岗位。

　　本规范针对颅脑损伤、持续性植物状态、脊柱脊髓损伤、周围神经损伤、骨折、截肢、手外伤、关节及软组织损伤和烧伤等九个常见工伤病种的住院康复服务内容，从康复住院标准、康复住院时限、医疗康复、职业社会康复和出院标准等五个方面进行了规范。上述各工伤病种的临床检查、治疗、基础护理以及各种并发症的诊治按照卫生行政部门制定的相关诊疗常规或临床路径执行。

　　一、康复住院标准

　　康复住院标准对工伤职工由临床治疗转入康复治疗的指征进行了规范。工伤职工住院康复的一般标准是：经临床急性期治疗后，生命体征基本平稳，病情相对稳定，但仍有持续性功能障碍（如运动、感觉、言语、认知、精神、吞咽、排尿排便和性功能等障碍）而影响生活自理、劳动能力下降，仍不能回归家庭和社会，且具有恢复潜力和康复价值者，均应及早转入康复协议机构住院康复治疗。对于后遗症期病情变化出现新的功能障碍等问题并且有康复价值的，参照上述标准入院康复治疗。

　　二、康复住院时限

　　根据受伤部位与损伤类型、功能障碍程度和康复潜力大小，对康复住院时间予以合理限制，住院康复时间不超过 12 个月。职业康复住院时限一般为 60 天，最长不超过 180 天，职业康复住院时限可分段累计计算。

　　如住院期间病情发生变化影响康复进程，或已到出院时限，但仍有较大康复治疗价值，需继续康复治疗或安装辅助器具者，必须由康复协议机构出具诊断意见和延期康复建议书、经社会保险经办机构核准后方可适当延长住院时间。

　　三、医疗康复规范

　　医疗康复规范包括功能评定、康复治疗和康复护理等 3 部分。

　　功能评定部分根据不同工伤病种功能障碍特点，结合国际功能、残疾和健康分类方式和康复治疗专业分工，对运动、感觉、吞咽、排尿排便和性功能等躯体功能障碍的评定以及心理、认知和言语等功能的评估进行了规范。

　　康复治疗部分包括物理治疗（含运动疗法、理疗和水疗等）、作业治疗（含日常生活活动训练和认知训练等）、言语治疗、行为心理治疗、中医康复治疗以及康复辅助器具应用等康复治疗和康复辅助技术的应用常规。

　　康复护理部分包括康复护理评估、康复护理技术常规及心理护理、家庭护理及社区康复护理指导。

四、职业社会康复规范

职业社会康复规范是根据近几年我国部分地区职业社会康复的探索经验，并借鉴中国香港和台湾地区以及美国、德国、澳大利亚等职业康复相关的技术、管理标准制定。

工伤职工进行职业康复的一般标准是：工伤职工有就业意愿，没有严重认知功能障碍和相关禁忌证，身体功能大部分恢复，但是仍然受限影响重返工作岗位的；或者由于工伤后各种因素造成身体功能、工作行为、职业技能或就业信心等方面的改变影响重返工作岗位的；或者工伤后不能返回原单位、原岗位需工作能力重建或工作职务再设计的，均应及早安排职业康复治疗。达到退休年龄的工伤职工不进行职业康复介入。

五、出院标准

工伤职工经康复治疗后已达到预期康复目标，各项功能已恢复到一定水平并基本稳定，生活自理能力提高，无明显的并发症或并发症已控制，安装假肢、矫形器者已能够独立完成穿戴和使用。严重功能障碍的工伤职工，须病情稳定，基本达到预期康复目标或已无进一步康复治疗价值。

目　　录

工伤康复业务流程

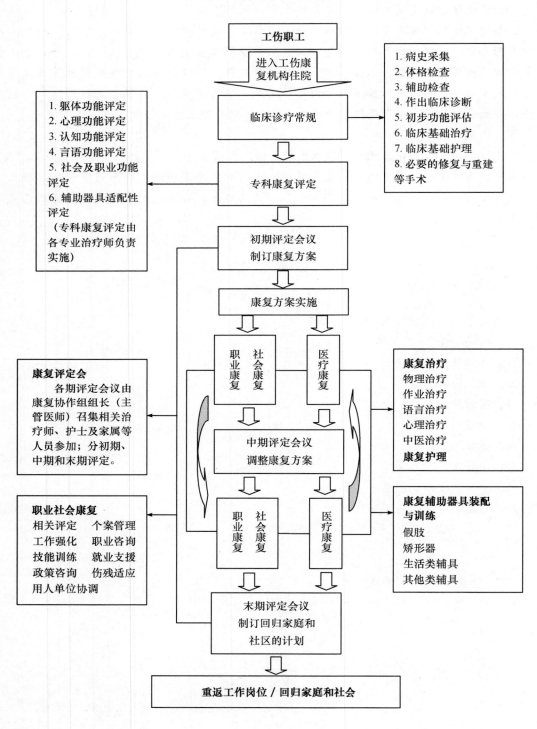

一、颅 脑 损 伤

一、康复住院标准

经急性期临床专科药物和（或）手术治疗一段时间（轻型颅脑损伤 2～3 周或更早，中型 4～6 周或更早，重型或特重型 6～8 周或更早）后，生命体征相对稳定．仍有持续性神经功能障碍或并发症，影响生活自理及回归家庭和社会，并符合下列条件：

1. 神经系统症状不继续加重，CT 等影像学检查未见病变进行性发展；

2. 近期未出现新的需手术处理的病情变化；

3. 脑脊液外引流管已拔除或脑室—腹腔引流管通畅，无脑脊液漏；

4. 无其他重要脏器严重功能障碍。

二、康复住院时限

轻型颅脑损伤（单纯性脑震荡伴或不伴颅骨骨折，昏迷 30 分钟以内）住院时间不超过 3 个月；

中型颅脑损伤（轻度脑挫裂伤伴或不伴颅骨骨折及蛛网膜下腔出血，昏迷在 12 小时以内）住院时间不超过 6 个月；

重型颅脑损伤（广泛颅骨骨折、广泛脑挫裂伤、脑干损伤或血肿等，昏迷在 12 小时以上）和特重型颅脑损伤（脑原发损伤重，伤后昏迷深，有去大脑强直或伴有其他部位的脏器伤、休克等，已有晚期脑疝，包括双侧瞳孔散大，生命体征严重紊乱或呼吸已近停止）住院时间不超过 12 个月；

如工伤职工已到出院时限，仍有较大康复价值，或仍有需住院治疗的并发症，经申请批准后可以适当延长住院时间。

三、医疗康复规范

（一）功能评定

入院后 5 个工作日内进行初期评定，住院期间根据功能变化情况可进行一次或多次中期评定，出院前进行末期评定。评定内容如下：

1. 躯体功能评定

感觉评定、疼痛评定、心肺运动试验、神经电生理检查、肢体形态评定、平衡功能评定、协调评定、关节活动度评定、肌张力评定、肌力评定、上肢及手功能评定、作业需求评定、日常生活活动评定及辅助器具使用评价，可步行者须进行步态分析和跌倒风险评估；需长期使用轮椅者应进行坐位压力检查。

2. 精神心理评估

存在精神心理问题者进行认知功能评估（可先用认知筛查、成套认知测验、知觉障碍筛查表进行评估，然后针对具体情况进行定向、注意、记忆、思维、计算、失认症、失用症及其他知觉功能专项评估）、人格评估、睡眠质量状况评估和（或）情绪评估，存在行为障碍者进行专门行为障碍评估。能完成问卷填写者进行生活质量评定。

3. 言语－语言、摄食－吞咽评定

先进行失语症和构音障碍筛查，根据失语症情况选择进行 100 单词听理解及命名、言语失用检查和（或）实用性语言交流能力检查等，根据构音障碍情况选择进行鼻流量检查、语音频谱分析检查以及喉发声检查等。存在摄食吞咽障碍的工伤职工需进行吞咽功能障碍评定，并根据情况进行纤维喉镜检查及上消化道 X 线造影检查。

（二）康复治疗

1. 物理治疗

（1）运动治疗：早期主要进行床上体位摆放、神经肌肉促进技术、翻身训练、呼吸训练、机械辅助排痰治疗、关节活动度训练（被动活动、牵伸等）、坐位平衡训练、转移训练、直立床训练及床旁主动/被动活动训练等。

恢复期继续进行关节主动和被动运动、神经肌肉促进技术、牵伸训练、呼吸训练和体位变换训练等，并进行患侧肢体的运动控制训练、关节运动训练以及各种体位间的变换和转移训练，同时进行站立床训练及坐、跪、站立位的平衡训练、循序渐进地进行减重步行、辅助步行独立步行、步态训练和等速训练等。

后期在继续加强前期治疗基础上，根据工伤职工运动控制能力、肌力、平衡功能等情况，进一步强化进行减重步行、辅助步行、独立步行及步态训练、等速训练等。

（2）物理因子治疗：根据功能情况选用高压氧、直流电疗法、短波疗法、超短波疗法、微波疗法、红外线疗法、蜡疗、超声波疗法、低中频电疗法、神经肌肉电刺激、痉挛肌电刺激、经皮神经电刺激、功能性电刺激、肌电生物反馈疗法、磁疗、紫外线疗法及气压疗法等。

（3）水疗：根据工伤职工具体功能情况可进行气泡浴＋涡流治疗、水中肢体功能训练和水中步行运动训练等水疗项目。

2. 作业治疗

（1）认知训练：对存在认知障碍者根据认知评定结果进行定向、记忆、注意、思维和计算等训练。严重病例早期可进行多种感觉刺激和提供丰富的环境，有条件的单位可使用专业设备进行认知训练。

（2）知觉训练：对存在知觉障碍者根据知觉评定结果对单侧忽略、体像障碍、空间关系障碍、失认症和失用症等进行康复训练。可以采用卡片或实物训练与实际生活和工作场景训练相结合的方式，有条件的单位应使用专业设备进行知觉障碍的康复训练。对有感觉统合失调、异常情绪和行为者可进行感觉统合治疗。

（3）日常生活活动训练：早期可在床边进行平衡、进食、穿衣、转移等训练，情况允许可到日常生活活动训练室进行训练，内容包括平衡、进食、穿衣、转移、步行、如厕、洗澡和个人卫生等方面，并在工伤职工实际生活环境或接近真实生活的环境中进行训练，出院前进行工具性日常生活活动训练。

（4）上肢功能训练：通过有选择的作业活动来提高运动控制能力、维持和改善上肢关节活动度、降低肌张力、减轻疼痛、提高手灵活性和实用功能。针对上肢功能恢复可选择意象运动治疗、镜像治疗、机器人辅助上肢功能训练和虚拟现实治疗等治疗。

（5）文体训练及虚拟现实训练：文体训练可包括手工艺训练、艺术治疗、园艺治疗、小组治疗（室内小组、户外小组）和治疗性游戏训练等。

（6）功能训练指导：包括日常生活活动指导，辅助器具使用训练和指导，并为有需要的工伤职工提供环境改造指导和环境适应训练。

3. 言语－语言、摄食－吞咽治疗

对有构音障碍者进行构音障碍训练、发声障碍训练、电脑辅助言语训练和交流能力训练等；对存在失语症的工伤职工需进行听、说、读、写和交流能力等内容的语言训练、听觉反馈训练等；对摄食吞咽障碍的工伤职工需进行吞咽功能障碍训练和电刺激训练，存在言语失用者进行针对性训练。

4. 行为心理治疗

对有认知、智力、情绪和人格等心理/行为障碍者可进行心理疏导、心理支持、认知康复、行为矫正和心理减压治疗等。

5. 中医康复治疗

运用针刺治疗，可根据情况选择电针、头皮针等；推拿治疗手法施以滚法、按法、揉法、一指禅推法等。根据情况可选择艾灸、穴位注射、中药内服、外敷治疗、浸浴疗法和熏蒸疗法等。根据工伤职工具体情况可进行中医传统运动治疗（内养功治疗）。

6. 辅助技术

早期或严重病例需配置高靠背轮椅，病情稳定、坐位平衡提高后可使用普通轮椅。根据需要配置防静脉血栓袜预防深静脉血栓形成，配置踝足矫形器以预防足下垂内翻。部分工伤职工需使用手功能位矫形器或抗痉挛矫形器、肩托，步行时需使用四脚杖或手杖，以及生活必要的自助具（如修饰自助具、进食自助具等）。颅骨摘除术后的患者需配置头部矫形器。

（三）康复护理

1. 康复护理评定

包括意识状况、呼吸道功能、进食方式、营养状况、皮肤状况、压疮发生危险因素、意外伤害危险因素、二便功能及对伤病知识掌握程度的评定。

2. 康复护理

（1）体位护理：包括体位摆放、体位变换、体位转移等。

（2）呼吸道管理：对给氧、气管切开等患者，进行相应的护理。

（3）饮食管理：对有吞咽障碍患者，根据医嘱制订合理的进食方式、食物种类及数量，做好饮食管理，保证营养需求及进食安全。

（4）膀胱与肠道功能训练，二便管理。

（5）康复延伸治疗：根据康复治疗师的意见，监督和指导工伤职工在病房进行关节活动度、日常生活活动、吞咽、语言交流等延续性训练。

（6）并发症的预防及护理：预防继发性损伤的护理（如摔伤、烫伤等），各类感染的预防护理，防压疮护理，预防深静脉血栓、关节挛缩及废用综合征的护理，脑室腹腔引流管阻塞的防治护理及癫痫发作的救治与护理。

四、职业社会康复规范

（一）职业康复

1. 职业康复评估

常规进行工作分析、功能性能力评估（包括认知功能评估）、职业调查、就业意愿评估、工作模拟评估和技能操作评估等。如果单位有意向为工伤职工安排某一特定工作，需进行工作岗位的人体工效学评估与改良。

2. 职业康复训练

根据职业能力评估结果得出工伤职工重返工作岗位的潜能。根据患者重返工作岗位的能力，可以进行工作强化训练、工作职务调整与再设计、职业咨询与指导及职业技能再培训等训练，工作强化训练包括工作模拟训练、工作重整和工作行为训练。工伤职工即将重返工作岗位时，可开展职前训练。

（二）社会康复

1. 社会康复评估

一般包括创伤后应激障碍评估、家居环境评估、自我效能评估、社会与家庭支持评估和社会适应能力评价等。

2. 社会康复训练

主要采用康复辅导、社会行为活动训练等方式，协助工伤职工建立合理的康复期望和目标，认识疼痛及疼痛处理方法；出院前给予出院准备指导、提供家庭康复技巧指导、工作安置协调及雇主综合咨询等服务，出院后通过个案管理服务，采用工场探访、电话跟进等形式，对工伤职工工作适应相关的范畴进行干预或协调，促进工伤职工更好地适应工作。

五、康复出院标准

生命体征平稳，病情稳定，并符合下列条件之一即可考虑出院，可继续社区或家庭康复，或回归和调整工作岗位：

1. 各项功能障碍经康复治疗后已改善或恢复。

2. 已达到康复住院时限，且主要的功能评定指标（如日常生活活动等）在 1.5 个月内无进一步改善。

3. 无严重并发症或并发症已控制。

4. 已完成出院准备，做好回归家庭、社区或工作岗位计划。有医疗或康复依赖者安排家庭病床或社区康复服务。

二、持续性植物状态

一、康复住院标准

经临床治疗后，生命体征相对稳定，并符合下列条件：

1. 已脱离呼吸机等重症监护技术；
2. 无中枢或其他脏器严重感染；
3. 无癫痫持续状态反复发作；
4. 近期未出现需手术处理的病情变化；
5. 无其他重要脏器严重功能障碍。

二、康复住院时限

住院康复一般不超过 12 个月。如已到出院时间，但仍有较大康复治疗价值，或出现需继续处理的并发症、仍需住院治疗者，经申请批准后可适当延长住院时间。

三、医疗康复规范

（一）功能评定

入院后 5 个工作日内进行初期评定，住院期间根据功能变化情况可进行一次或多次中期评定，出院前进行末期评定。评定内容如下：

1. 躯体功能评定

进行吞咽功能评定、肢体形态评定、关节活动度评定、肌痉挛评定和辅助器具使用评价。

2. 意识状态评估

通过持续植物状态评分确定植物状态的程度。

3. 摄食—吞咽评定

进行吞咽功能评定。

（二）康复治疗

1. 物理治疗

（1）运动治疗：主要以体位摆放、关节被动运动和肌肉牵伸为主，辅以必要的皮肤或本体感觉刺激、神经肌肉促进技术、辅助呼吸训练、体位引流技术和机械辅助排痰治疗和直立床训练等。

（2）物理因子治疗：根据功能情况及并发症的发生情况酌情选用直流电疗法、短波疗法、超短波疗法、超声波疗法、磁疗、紫外线疗法、激光疗法，红外线疗法、气压疗法、低中频电疗法、神经肌肉电刺激（NMES）等疗法。

2. 作业治疗

主要以促醒训练为主，进行多种刺激并丰富环境刺激以促使工伤职工清醒，可提供视（颜色鲜艳物品、家人照片、电视节目、电脑游戏等）、听（言语、音乐、歌曲、家属录音、动物叫声等)、嗅(气味、食品)、味(食物、果汁等)、触(摸、拍、按摩等)等刺激,并教会家属进行上述训练。

指导家属掌握训练方法及技巧,包括体位放置、喂食、引流排痰、转移搬运和肢体功能维持性训练等,并根据工伤职工及护理者情况提供必要的辅助器具使用指导和环境改造指导。

3. 摄食—吞咽治疗

在病情稳定,生命体征平稳的情况下,需尽早进行吞咽功能障碍训练和电刺激训练。

4. 中医康复治疗

进行针刺治疗,根据情况选择电针、头皮针;进行推拿治疗,手法施以重刺激点按法和揉法等手法为主;根据情况选择艾灸、穴位注射和中药内服、外敷治疗等。

5. 辅助技术

外出或转移时需使用高靠背轮椅,部分体形特殊的工伤职工需进行轮椅的个性化改造。大部分工伤职工需配备矫形器以维持正确体位,常用的有上肢功能位矫形器、抗痉挛矫形器和踝足矫形器等。配备防压疮床垫和(或)坐垫以预防压疮。

(三)康复护理

1. 康复护理评定

包括意识状况、持续植物状态评分、呼吸系统状况、进食方式、营养状况、泌尿系统状况、皮肤状况、压疮发生危险因素和意外伤害危险因素等内容的评定。

2. 康复护理

(1)体位护理:体位摆放和被动体位变换等护理。

(2)促醒护理:通过给予听觉、抚摸、冷热、疼痛和情感刺激,促进工伤职工苏醒。

(3)呼吸道管理:对给氧、气管切开等患者,进行相应的护理。

(4)饮食管理:根据医嘱制订合理的进食方式、食物种类及数量,做好饮食管理,保证营养需求及进食安全。

(5)二便管理:二便监测和护理,可使用排便辅助器具。

(6)体位排痰:翻身叩背、体位引流与辅助排痰相结合。

(7)指导陪护进行关节被动运动等。

(8)并发症的预防及护理:各类感染的防治护理(呼吸系统和泌尿系统等感染),防压疮护理,预防深静脉血栓、骨质疏松、关节挛缩及废用综合征的护理。

3. 家庭康复护理指导。

四、社会康复规范

(一)社会康复评估

一般包括家居环境评估、社会与家庭支持评估和社区环境评估等。

(二)社会康复训练

1. 住院期:主要采用伤残适应小组辅导、医疗依赖者家属辅导及家庭咨询等,对工伤职工家属的伤后情绪问题提供专业支持,舒缓压力,协助他们建立合理的康复期望和目标,适应及接受伤后的生活转变，了解并接受家庭角色的转换。

2. 出院准备期：对工伤职工家属进行出院准备指导、家居环境改造咨询、家庭康复技巧指导及社会环境适应干预等，促进工伤职工顺利回归社区及家庭关系的维持。

3. 出院后：出院后对工伤职工家属提供持续的个案管理服务。通过重返社区的跟进协调服务，对工伤职工家庭社会适应相关的范畴进行干预或协调，促进工伤职工家庭更好融入社会生活，减少照顾者的压力。

五、康复出院标准

生命体征平稳，病情稳定，并符合以下条件：

1. 已达到预期康复目标，或未达到康复目标，但植物状态评估量表指数在康复治疗 6 个月无变化。

2. 已达到康复住院时限。

3. 无严重并发症或并发症已控制。

4. 已完成出院准备，已对家属或陪护进行必要康复护理培训，做好回归家庭或社区计划。有医疗、护理或康复依赖者安排家庭病床或者社区康复。

三、脊柱脊髓损伤

一、康复住院标准

伤后基本完成临床专科处理，经保守或手术治疗后 2～3 周或更早，生命体征相对稳定，仍有神经功能障碍或并发症，影响生活自理及回归家庭和社会，并符合下列条件：

1. 无新的损害或病情恶化；

2. 近期未出现需手术处理的病情变化；

3. 无其他重要脏器严重功能障碍；

4. 已脱离呼吸机等重症监护设备；

5. 无危及生命的严重感染。

二、康复住院时限

颈髓损伤康复住院时间不超过 6 个月。

胸髓损伤康复住院时间不超过 4 个月。

腰髓损伤、脊髓圆锥或马尾损伤康复住院时间不超过 3 个月。

工伤职工已到出院时间，仍有康复治疗价值者，或仍有需住院治疗的并发症，经申请批准后可以继续住院治疗。

三、医疗康复规范

（一）功能评定

入院后 5 个工作日内进行初期评定，住院期间根据功能变化情况可进行一次或多次中期评定，出院前进行末期评定。评定内容如下：

1. 躯体功能评定

脊髓损伤 AIS 评价、感觉评定、疼痛评定、运动心肺功能评定、神经电生理检查、尿动力学评定、排尿排便功能评定、性功能评定、肢体形态评定、平衡功能评定、上肢功能评定（四肢瘫工伤职工适用）、关节活动度评定、肌力评定、牵张反射评定、痉挛评定、作业需求评定、日常生活活动评定和辅助器具适配性评定，可步行者需进行步态分析和跌倒风险评估，需长期使用轮椅者应进行坐位压力检查。

2. 精神心理评估

对事故和脊髓损伤后可能引起创伤后应激障碍、适应障碍、人格障碍、睡眠障碍、情绪问题、心理压力和脑心理活动状态进行评估。能完成问卷填写者进行生活质量评定。

（二）康复治疗

1. 物理治疗

（1）运动治疗：

A. 胸 1 以上平面脊髓损伤（四肢瘫）

急性期主要进行体位摆放、关节被动运动、肌肉牵伸、上肢残存肌肉的肌力训练、机械辅助排痰治疗和呼吸训练等；

早期康复阶段主要进行血管舒缩训练（包括由仰卧至坐起，由床边坐至坐轮椅，向直立床过渡等训练）、平衡功能训练（包括坐位平衡训练、垫上平衡训练、轮椅上的平衡训练）和转移训练（包括床与轮椅间转移训练），同时继续进行关节被动运动、肌肉牵伸、上肢残存肌肉的肌力训练和呼吸训练；

康复后期继续进行肌力训练、平衡功能训练和转移训练，根据情况进行等速训练、轮椅操作训练和站立训练（通过电动起立床、辅助器具和治疗师的帮助）。条件许可者可配戴步行辅助器具进行站立及步行训练。

B. 胸 1 及胸 1 以下平面脊髓损伤（截瘫）

急性期主要进行体位摆放、关节被动运动、肌肉牵伸、躯干残存肌肉和双上肢的肌力训练、呼吸训练等；

早期康复阶段主要进行血管舒缩训练（包括由仰卧至坐起，由床边坐至坐轮椅，向直立床过渡等训练）、平衡功能训练（包括坐位平衡训练、垫上平衡训练、轮椅上的平衡训练）、转移训练（包括床与轮椅、轮椅与凳、轮椅与地面间转移）和轮椅操作训练，同时继续进行关节被动运动、肌肉牵伸、躯干残存肌肉和双上肢的肌力训练以及呼吸训练；

康复后期继续进行肌力训练、平衡功能训练和转移训练，根据情况进行站立训练、减重步行训练，以及借助重心移动式步行矫形器、膝踝足矫形器或踝足矫形器等进行步行训练或辅助步行训练，耐力增强后可以进行跨越障碍、上下台阶、摔倒及摔倒后起立等训练。

（2）物理因子治疗：根据功能情况及并发症的发生情况酌情选用直流电疗法、短波疗法、超短波疗法、微波疗法、超声波疗法、低中频电疗法、神经肌肉电刺激、痉挛肌电刺激、经皮神经电刺激、功能性电刺激、肌电生物反馈疗法、磁疗、气压疗法、紫外线疗法、激光疗法、红外线疗法及蜡疗等。

（3）水疗：根据工伤职工脊柱稳定性和残余肌力等情况可进行气泡浴＋涡流治疗、水中肢体功能训练和水中步行运动训练等水疗项目。

2．作业治疗

（1）床边训练：早期进行体位摆放，并行床边日常生活活动训练，内容包括床上翻身、坐位平衡、进食和修饰等。

（2）日常生活活动训练：首先进行床上翻身及坐位平衡训练，当可独立维持坐位并独立翻身时进行卧位到坐位转移训练，同时加强坐位平衡训练。坐位平衡达到或接近Ⅱ级后可进行轮椅与床、厕座、椅之间的转移训练、穿衣训练、如厕训练和洗澡训练等。

（3）轮椅训练：进行轮椅上减压、平地驱动和转移训练（轮椅与床、椅、厕座、浴缸、交通工具等的转移），上肢功能比较好的工伤职工进行上下斜坡训练，截瘫工伤职工需进行大轮平衡技术训练。

（4）上肢功能训练：强化截瘫工伤职工上肢肌力和增强四肢瘫工伤职工上肢的残存肌力，维持和改善关节活动度，四肢瘫工伤职工进行手灵活性训练，可使用辅助上肢功能训练等。

（5）耐力训练：进行必要的耐力训练，四肢瘫工伤职工还需进行呼吸训练。

（6）辅助器具配置及使用训练：配置辅助器具并对工伤职工进行辅助器具使用训练。

（7）文体训练和虚拟现实训练：文体训练可包括手工艺训练、艺术治疗、园艺治疗、小组治疗（室内小组、户外小组）和治疗性游戏训练等。

（8）功能训练指导：进行家庭康复指导、家居环境改造指导和环境适应训练。

3．行为心理治疗

对有情绪和人格等心理/行为障碍者可进行心理疏导、心理支持、认知调整、行为矫正和心理减压治疗等。

4．中医康复治疗

进行针刺治疗，根据情况选择电针、头皮针、水针等；进行推拿治疗，选穴参照针刺穴位，手法施以滚法、按法、揉法、搓法和擦法等。根据情况选择艾灸、火罐、中药药膳、内服、外敷和熏洗治疗等。根据工伤职工情况，可使用中医传统运动治疗（内养功治疗）。

5．辅助技术

颈椎损伤工伤职工早期配置头颈胸矫形器，胸腰椎损伤配置胸腰骶椎矫形器以加强脊柱的稳定性。大部分脊髓损伤的工伤职工配置防静脉血栓袜预防深静脉血栓形成。配置防压疮床垫和（或）防褥疮坐垫预防压疮。

（1）颈髓损伤：根据患者功能情况选配高靠背轮椅、普通轮椅或电动轮椅。部分患者需进行轮椅个性化改造，以提高其使用轮椅的安全性和便利性。早期活动时可佩戴颈托，部分工伤职工需要配置手功能位矫形器和（或）踝足矫形器等，多数工伤职工需要进食、穿衣、打电话和书写等自助具，坐便器和洗澡椅可根据情况选用。

（2）胸1～4脊髓损伤：常规配置普通轮椅、坐便器、洗澡椅和拾物器。符合条件者可配备截瘫步行矫形器或髋膝踝足矫形器，配合助行架、拐杖和（或）腰围等进行治疗性站立和步行。多数工伤职工夜间需要踝足矫形器维持足部功能位。

（3）胸5～腰2脊髓损伤：大部分工伤职工可通过截瘫步行矫形器或膝踝足矫形器配合助行架、拐杖和（或）腰围等进行功能性步行，夜间使用踝足矫形器维持足部功能位。常规配置普通轮椅。部分工伤职工需要配置坐便器、洗澡椅，可根据情况选用。

（4）腰3及以下脊髓损伤：大部分工伤职工应用踝足矫形器、四脚拐或手杖等可独立步行，但部分工伤职工仍需要轮椅、坐便器和洗澡椅。

（三）康复护理

1. 康复护理评定

包括皮肤状况、压疮发生危险因素、意外伤害危险因素、二便功能和对伤病知识掌握程度的评定。

2. 康复护理

（1）体位护理：体位摆放、体位变换、体位转移和使用体位垫等。

（2）神经源性膀胱护理：开展盆底肌肉训练、尿意习惯训练，以及应用激发技术和行为学疗法进行训练，制订饮水计划，进行膀胱容量测定、膀胱残余尿量测定、间歇导尿清洁导尿、留置尿管和改良膀胱冲洗等。

（3）排便训练：调整饮食结构，早期开始肠道功能训练，如排便操、腹部按摩等，养成每日或隔日的排便习惯。保持大便通畅，3日无大便给予缓泻剂或使用开塞露，必要时进行人工掏便方法排便。

（4）康复延伸治疗：根据康复治疗师的意见，监督和指导工伤职工在病房进行关节活动度、肌力、日常生活活动、站立步行和（或）呼吸功能等延续性训练。

（5）并发症的预防及护理：开展预防体位性低血压、自主神经反射增强、下肢深静脉血栓和骨质疏松等并发症的护理；开展预防泌尿系统和呼吸系统等感染的护理；防压疮护理；开展预防关节挛缩及废用综合征的护理。

3. 心理护理、家庭康复及社区康复护理指导。

四、职业社会康复规范

（一）职业康复

1. 职业康复评估

通过面谈、就业意愿评估、职业咨询及功能性能力评估确定职业康复目标，并选择进行工伤职工职业调查、工作需求分析和工作模拟评估等。

2. 职业康复训练

根据不同的损伤水平和个体差异设计不同的康复方案，四肢瘫工伤职工可利用上肢残余功能，以个体化的技能培训为主，必要时须借助辅助器具或改良设备；截瘫工伤职工按需要进行工作耐力训练、技能培训、就业选配等职业康复训练。训练内容主要包括：职业咨询与指导、职业技能再培训、工作职务调整与再设计及职前训练。

（二）社会康复

1. 社会康复评估

一般包括创伤后应激障碍评估、家居环境评估、自我效能评估、社会与家庭支持评估、社会适应能力评价和社区环境评估等。

2. 社会康复训练

（1）住院期：主要采用康复辅导、伤残适应小组辅导、社会行为活动训练等方式，对工伤职工伤残社会心理适应提供专业支持，协助他们建立合理的康复期望和目标；提供家庭咨询，使工伤职工及其家庭成员循序渐进地接受伤后的生活转变，适应家庭角色的转换，逐步重建生活常规。

（2）出院准备期：为工伤职工提供出院准备指导、家居环境改造咨询家庭康复技巧指导及医疗依赖者家属辅导等，在真实的社区参与活动过程中体验和增强自己的能力，还原社会人的角色，协助工伤职工有效使用社区资源、合理计划未来生活安排、进行家居环境改造，重点解决家庭生活适应和社交退缩问题。

（3）出院后：出院后为严重的脊柱脊髓损伤工伤职工提供持续的个案管理服务及社会环境适应干预，通过重返社区跟进协调，促进工伤职工更好地适应和融入社会生活。

五、康复出院标准

生命体征平稳，病情稳定，并符合以下条件：

1. 已达到预期康复目标。

2. 已达到康复住院时限，且主要功能评定指标在 1.5 个月内无进一步改善。

3. 无严重并发症或并发症已控制。

4. 已完成出院准备，做好回归家庭、社区或工作岗位计划。有医疗或康复依赖者安排家庭病床或社区康复服务。

四、周围神经损伤

一、康复住院标准

经临床治疗 1～2 周后，生命体征稳定，有持续性神经功能障碍，影响日常生活能力及工作能力，并符合下列条件：

1. 合并骨折者，X 光片显示骨折复位良好、内固定稳定；

2. 无神经卡压征象或骨筋膜室综合征；

3. 暂无再次手术探查治疗指征；

4. 无其他康复禁忌证；

5. 近期不适宜作神经移植手术。

二、康复住院时限

康复住院时间不超过 3 个月。如已到出院时间，仍有较大康复价值需继续住院治疗的，经申请批准后可适当延长住院时间。

三、医疗康复规范

（一）功能评定

入院后 5 个工作日内进行初期评定，住院期间根据功能变化情况可进行一次或多次中期评定，出院前进行末期评定。评定内容如下：

1. 躯体功能评定

感觉评定、疼痛评定、神经电生理检查、肢体形态评定、关节活动度评定、肌力评定、作业需求评定、日常生活活动评定和（或）辅助器具使用评定，上肢神经损伤者需进行上肢功能评定和手功能评定，下肢神经损伤者需进行平衡功能评定和步态分析等。

2. 精神心理评估

对事故和身体疾病可能引起创伤后应激障碍、适应障碍、人格障碍、睡眠障碍、情绪问题、心理压力和脑心理活动状态进行评估。能完成问卷填写者进行生活质量评定。

（二）康复治疗

1. 物理治疗

（1）运动治疗：根据患者功能障碍情况选择关节松动术、持续性被动运动（CPM）、肌力训练（如等张肌力训练和等速训练）、牵伸技术、感觉功能训练、平衡训练、步行训练、耐力训练和有氧训练等。

（2）物理因子治疗：根据功能情况及并发症的发生情况酌情选用直流电疗法、短波疗法、超短波疗法、超声波疗法、低中频电疗法、神经肌肉电刺激（NMES）、经皮神经电刺激（TENS）、功能性电刺激（FES）、肌电生物反馈疗法、磁疗、气压疗法、紫外线疗法、激光疗法，红外线疗法及蜡疗等。

（3）水疗：根据工伤职工具体功能情况可进行水中肢体功能训练和水中步行运动训练等水疗项目。

2. 作业治疗

对感觉过敏者进行脱敏训练，对感觉缺失者进行感觉再教育与再训练；上肢神经损伤者需进行手功能训练和辅助上肢功能训练等上肢功能训练；对存在日常生活活动障碍者进行日常生活活动训练和家务劳动训练，独立生活能力受限者进行独立生活能力训练；有需要者可进行包括手工艺训练、园艺治疗、艺术治疗和治疗性游戏训练等的文体训练和虚拟现实训练。

3. 行为心理治疗

对有创伤后应激障碍、适应障碍、人格障碍及情绪问题的工伤职工，可针对性地进行心理疏导、心理支持、认知调整、行为矫正和心理减压治疗。

4. 中医康复治疗

进行针刺治疗，根据情况选择电针和浮针等。推拿治疗选穴参照针刺穴位，手法施以滚法、按法、揉法、搓法、擦法等。根据情况选择艾灸、火罐、中药熏药、内服和外洗治疗等。电针及推拿治疗应在工伤职工骨折固定、安全情况下实施。

5. 辅助技术

根据功能情况，选择性应用功能位矫形器、固定用静态矫形器、功能训练用动态矫形器。下肢神经损伤者常用腋杖、肘杖、手杖等，部分工伤职工需使用轮椅、坐便器和洗澡椅等。

（三）康复护理

1. 康复护理评定

对皮肤状况、感觉障碍情况、疼痛程度、意外伤害危险因素、对伤病知识掌握程度等进行评定。

2. 康复护理

（1）疾病的健康宣教：讲解周围神经损伤的相关康复护理知识及康复流程，指导自我功能锻炼的方法。

（2）体位护理：根据神经损伤的性质和部位予以体位摆放，保持肢体功能位。

（3）康复延伸治疗：在康复治疗师指导下，监督和指导工伤职工在病房利用简易器械或徒手进行关节活动度、肌力、感觉和日常生活活动等延续性训练。

（4）并发症的预防及护理：预防继发性损伤的护理（如摔伤、烫伤等）；开展预防关节挛缩及废用综合征的护理；开展周围循环障碍、肢体肿胀、疼痛的预防及护理。

3. 心理护理、家庭康复及社区康复护理指导。

四、职业社会康复规范

（一）职业康复

1. 职业康复评估

进行常规的职业能力评定，包括工作分析、功能性能力评估及工作模拟评估。如果经功能性能力评估发现工伤职工主动用力一致性低，需再进行症状放大症的评估。

2. 职业康复训练

训练的内容主要包括工作强化训练、工作模拟训练、工作行为教育与训练、工作职务调整与再设计和职前训练。在单位和工伤职工双方同意的情况下，可以进行现场工作能力评估和现场工作强化训练。

（二）社会康复

1. 社会康复评估

一般包括创伤后应激障碍评估、家居环境评估、自我效能评估、社会与家庭支持评估和社会适应能力评价等。

2. 社会康复训练

主要采用康复辅导和社会行为活动训练的方式，协助工伤职工建立合理的康复期望和目标，认识疼痛及疼痛处理方法；出院前协助工伤职工做好出院准备计划，提供雇主综合咨询和工作安置协调等，推动其适时重返工作岗位；出院后进行社会环境适应干预。对工伤职工工作适应相关的范畴进行干预或协调，促进工伤职工更好地适应工作。

五、康复出院标准

生命体征平稳，病情稳定，并符合以下条件：

1. 经综合康复治疗，达到预期康复目标。

2. 已达到康复住院时限，且主要的功能评定指标在 1 个月内无进一步改善。

3. 无严重并发症或并发症已控制。

4. 已完成出院准备，制订回归工作岗位和社区的方案。

五、骨　　折

一、康复住院标准

各种类型骨折，经急性期临床治疗后，生命体征平稳，内/外固定稳定，术后1～2周（或更早）仍存在功能障碍或并发症，并符合下列条件：

1. 无严重伤口感染。

2. 无严重的内脏复合伤或内脏损伤经治疗病情已稳定。

二、康复住院时限

单纯性四肢骨折康复住院时间不超过2个月；复杂性骨折康复住院时间不超过3个月。如已到出院时间，仍需继续住院康复者，经申请批准后可适当延长住院时间。

三、医疗康复规范

（一）功能评定

入院后5个工作日内进行初期评定，住院期间根据功能变化情况可进行一次或多次中期评定，出院前进行末期评定。评定内容如下：

1. 躯体功能评定

感觉评定、疼痛评定、心肺运动试验、肢体形态评定、关节活动度评定、肌力评定、反射评定、作业需求评定、日常生活活动评定，上肢骨折者需进行上肢功能评定和手功能评定，下肢骨折者需进行平衡功能评定、步态分析和足底压力检测，严重损伤需使用辅助器具者进行辅助器具使用评定。

2. 精神心理评估

对事故和身体创伤可能引起工伤职工心理上的急性应激障碍、创伤后应激障碍、适应障碍、人格障碍、睡眠障碍、情绪问题、心理压力和脑心理活动状态进行评估。能完成问卷填写者进行生活质量评定。

（二）康复治疗

1. 物理治疗

（1）运动治疗：早期进行骨折肢体相关肌肉的等长肌力训练、持续性被动关节运动和牵伸等。随着骨折的稳定，进行骨折肢体的肌力训练（可选用等张肌力训练和等速训练）、耐力训练和有氧训练等。若关节伴有被动关节活动度受限或疼痛，则对涉及关节进行关节松动术和肌内效贴布等治疗。

严重多发性骨折、胸廓骨折或长期卧床工伤职工还需进行全身耐力训练和呼吸训练，严重下肢骨折不能站立及行走者进行轮椅训练。

单纯脊柱骨折无神经损伤者，则进行悬吊治疗、腰背肌器械训练等；部分病人可根据需要选用肌内效贴布治疗。

（2）物理因子治疗：根据功能情况及并发症的发生情况酌情选用直流电疗法、短波疗法、超短波疗法、微波疗法、超声波疗法、低中频电疗法、神经肌肉电刺激、经皮神经电刺激、功能性电刺激、肌电生物反馈疗法、磁疗、气压疗法、紫外线疗法、激光疗法，红外线疗法及蜡疗等。

（3）水疗：有条件可进行水中运动治疗，例如肌力训练、关节活动度训练、平衡训练和步行训练等。

2. 作业治疗

上肢骨折者需进行上肢功能训练、手功能训练、日常生活活动训练和家务劳动训练，合并感觉障碍者需进行感觉训练。下肢骨折者可进行日常生活活动训练、家务劳动训练、独立生活能力训练、虚拟现实训练、感觉小组训练、负重小组训练。有需要者可进行文体训练（包括手工艺训练、园艺治疗、艺术治疗和治疗性游戏训练等）、辅助器具作业疗法训练和轮椅功能训练等。

3. 行为心理治疗

对有急性应激障碍、创伤后应激障碍、适应障碍、人格障碍及情绪问题的工伤职工，可针对性地进行心理疏导、心理支持、认知调整、行为矫正和心理减压治疗。

4. 中医康复治疗

进行针刺治疗，可根据情况选择电针等。推拿治疗选穴参照针刺穴位，手法施以滚法、按法、揉法、搓法和擦法等。根据情况选择挑刺、三棱针放血、艾灸、火罐、中药熏药、内服和外敷治疗等。酌情考虑小夹板治疗和手法复位。

5. 辅助技术

根据损伤情况，选择性应用骨折固定矫形器［臂套筒式矫形器、长/短臂铰链矫形器、舟骨骨折矫形器、掌骨骨折矫形器、指骨骨折矫形器和（或）腕固定矫形器等］、功能位矫形器、功能训练矫形器；下肢骨折者可配置相应部位的免荷式矫形器或固定式矫形器。

存在肢体肿胀者需制作压力肢套或压力衣，下肢骨折者可选用腋杖、肘杖或手杖等助行器，部分工伤职工需使用轮椅、坐便器和（或）洗澡椅。

（三）康复护理

1. 康复护理评定

对皮肤状况、皮肤感觉、潜在安全因素、对伤病知识掌握程度等进行评定。

2. 康复护理

（1）疾病的健康宣教：讲解骨折的相关康复护理知识、康复流程以及疾病的愈合。

（2）体位护理：根据不同的骨折部位和愈合情况给予正确的体位摆放、体位变换和体位转移等指导。

（3）康复延伸治疗：根据康复治疗师意见，监督和指导工伤职工在病房内选择性进行简单的关节活动度、肌力、负重和步行等延续性训练。

（4）并发症的防治护理：预防继发性损伤（如摔伤和烫伤等）、废用综合征、下肢静脉血栓、患肢肿胀、疼痛及各类感染的护理。

3. 心理护理、家庭康复及社区康复护理指导。

四、职业社会康复规范

（一）职业康复

1. 职业康复评估

伤后4～7周，进行职业调查、就业意愿评估、工作需求分析、功能性能力评估和现场工作分析评估；腰椎骨折的工伤职工，可增加腰背功能评估。伤后12周，增加工作模拟评估，疼痛较敏感的工伤职工进行疼痛信念评估，对工伤职工的能力表现可疑，可进行症状放大症评估。根据工伤职工身体功能康复进展，还包括现场工作能力测评等评估。

2. 职业康复训练

伤后4～7周进行职业咨询和工作模拟训练。伤后12周，可增加就业选配、工作强化训练和工作适应与调整等。根据工伤职工的身体功能康复及工作安置进展，可开展现场工作强化、体力操作技巧训练和基本工作姿势训练。

（二）社会康复

1. 社会康复评估

一般包括创伤后应激障碍评估、家居环境评估、自我效能评估、社会与家庭支持评估和社会适应能力评价等。

2. 社会康复训练

主要采用康复辅导、社会行为活动训练等方式，协助工伤职工建立合理的康复期望和目标，认识疼痛及疼痛处理方法；出院前给予出院准备指导、提供家庭康复技巧指导、工作安置协调及雇主综合咨询等服务，出院后通过个案管理服务，采用工场探访、电话跟进等形式，对工伤职工工作适应相关的范畴进行干预或协调，促进工伤职工更好地适应工作。

五、康复出院标准

生命体征平稳，病情稳定，并符合以下条件：

1. 功能障碍经综合康复治疗达到预期目标。

2. 无严重并发症或并发症已控制。

3. 已达到康复住院时限，且主要的功能评定指标在1个月内无继续改善。

4. 已完成出院准备，制订回归工作岗位和社区的方案。

六、截　　肢

一、康复住院标准

上、下肢截肢术后，经临床治疗，生命体征稳定，无严重感染及出血征象。

二、康复住院时限

一般不超过2个月，特殊情况经申请批准后延长住院时间1个月。

三、医疗康复规范

（一）功能评定

入院后5个工作日内进行初期评定，住院期间根据功能变化情况可进行一次中期评定，出院前进行末期评定。评定内容如下：

1. 躯体功能评定

感觉评定、疼痛评定、运动心肺功能评定、表面肌电检查、肢体形态评定、平衡评定、关节活动度评定、残端评定、肌力评定、步态分析、作业需求评定、日常生活活动评定和辅助器具使用评价等。

2. 精神心理评估

对事故和截肢可能引起工伤职工创伤后应激障碍、适应障碍、人格障碍、睡眠障碍、情绪问题、心理压力和脑心理活动状态、幻肢痛进行评估，可使用躯体意象评估和截肢者专用生活质量评价。

（二）康复治疗

根据截肢部位选择相应治疗。

1. 物理治疗

（1）运动治疗：进行感觉训练、残肢被动关节运动、牵伸训练、关节松动训练、肌力训练和耐力训练等。上肢截肢患者针对性进行假肢穿戴与使用训练等；下肢截肢者进行渐进负重训练、过渡假肢站立负重训练、减重步行训练，穿戴假肢步行训练、平衡训练、步态训练和有氧训练等。

（2）物理因子治疗：根据功能情况及并发症的发生情况酌情选用冰敷、短波疗法、超短波疗法、微波疗法、超声波疗法、低中频电疗法、神经肌肉电刺激、经皮神经电刺激、磁疗、气压疗法、紫外线疗法、激光疗法、红外线疗法及蜡疗等。

（3）水疗：根据工伤职工具体功能情况可进行药物浸浴、气泡浴、旋涡浴、气泡浴＋涡流治疗和水中肢体功能训练等水疗项目。

2. 作业治疗

上肢功能训练、手功能训练、假肢使用训练、日常生活活动训练、家务劳动训练、独立生活能力训练、感觉训练、虚拟现实训练和功能性作业活动训练等。存在幻肢痛者可进行镜像治疗；有需要者可进行文体训练（包括手工艺训练、园艺治疗、艺术治疗和治疗性游戏训练等）。对有需要的下肢截肢者进行轮椅功能训练。

3. 中医康复治疗

进行针刺疗法，包括体针、电针、耳针、头针和浮针等。推拿治疗以残肢为主要施术部位，手法施以按法、揉法和擦法等。根据情况选择穴位注射、火罐、艾灸、中药内服和外敷治疗等。

4. 行为心理治疗

对有急性应激障碍、创伤后应激障碍、适应障碍、人格障碍及情绪问题的工伤职工，可针对性地进行心理疏导、心理支持、认知康复、行为矫正和心理减压治疗。

5. 辅助技术

上肢截肢工伤职工根据截肢部位、残肢状况予以安装机械假肢、肌电假肢或假手等；下肢截肢工伤职工伤口愈合后即安装临时假肢，残肢塑形后更换为永久假肢，有条件者可术后即使用硬性敷料。

根据功能情况，上肢截肢工伤职工可配置不同类型自助具和压力肢套，下肢截肢可根据功能障碍情况选择配置压力肢套、轮椅、助行架、腋杖、肘杖、手杖、坐便器和（或）洗澡椅等。

（三）康复护理

1. 康复护理评定

对残肢皮肤状况（残端有无肿胀、创面愈合情况、皮温、血运、感觉等）以及对伤病知识掌握程度进行评定。

2. 康复护理

（1）疾病的健康宣教：讲解截肢的相关康复护理知识，康复流程以及疾病的预后情况。

（2）体位护理：保持残肢适合体位，如膝上截肢，患侧髋关节伸直、髋部外侧加垫软枕以防止髋屈曲外展；膝下截肢，膝关节应伸直等。

（3）残肢护理：残肢皮肤、幻肢痛及相关症状的护理与指导。

（4）饮食指导：控制体重，防止身体过胖或过瘦影响假肢接受腔的适配性。

（5）康复延伸治疗：根据假肢矫形师和康复治疗师的意见，监督和指导工伤职工在病房内选择性进行残肢负重、假肢穿戴、步行等延续性训练。

（6）并发症的护理：预防继发性损伤（如摔伤、烫伤等）、废用综合征、下肢静脉血栓、残肢肿胀、疼痛、脂肪沉积、心血管疾病和各类感染等。

3. 心理护理、家庭康复指导。

四、职业社会康复规范

（一）职业康复

1. 职业康复评估

进行常规的职业能力评定，包括工作分析、功能性能力评估及工作模拟评估。对于上肢截肢的工伤职工，如果工作分析表明受伤前工作岗位需要双手协同操作完成工作任务，下一步工作分析评估主要以计划安排的工作内容为主。对于下肢截肢的工伤职工，必须评估其上下班交通的环境及穿戴假肢后步行、站立及上下楼梯的耐力。如果通过功能性能力评估发现工伤职工主动用力一致性低，需再进行症状放大症的评估。

2. 职业康复训练

训练内容主要包括工作行为教育与训练、工作职务调整与再设计和职前训练。在单位和工伤职工双方同意的情况下，可以进行现场工作能力评估和现场工作强化训练。对于上肢截肢的工伤职工需根据工作分析情况进行工具使用训练，下肢截肢的工伤职工需要进行模拟社区步行、上下交通工具的训练。

（二）社会康复

1. 社会康复评估

一般包括创伤后应激障碍评估、家居环境评估、自我效能评估、社会与家庭支持评估、社会适应能力评价、社区环境评估等。

2. 社会康复训练

（1）住院期：主要采用康复辅导、伤残适应小组辅导及社会行为活动训练等，对工伤职工伤后和佩戴假肢后的社会心理适应提供专业支持与疏导，协助建立合理的康复期望；协助工伤职工逐渐改变受伤后的社交退缩行为，循序渐进地接受和适应伤后生活的转变。

（2）出院准备期：对工伤职工进行出院准备指导和社会环境适应干预、雇主综合咨询等或工作安置协调，协助工伤职工有效使用社区资源、合理计划未来生计、学习家庭康复技巧或进行家居环境改造，以适应出院后的工作和家庭生活，重点解决社交退缩和工作安置等问题。

（3）出院后：出院后提供持续的个案管理服务，在工伤职工社会适应或工作适应相关的范畴内进行干预或协调，促进工伤职工更好地适应社会生活或工作。

五、康复出院标准

生命体征平稳，假肢（指、趾）安装完成，并符合以下条件：

1. 能够独立完成假肢的穿戴，并达到预期康复目标。

2. 残端塑形良好，皮肤无破溃及感染。

3. 达到康复住院时限，且主要的功能评定指标在 1 个月内无继续改善。

4. 已完成出院准备，制订回归工作岗位和社区的方案。

七、手 外 伤

一、康复住院标准

伤后经临床治疗 1～3 周，生命体征平稳，内/外固定稳定，仍有明显功能障碍，并符合下列条件：

1. 无出血征象和严重伤口感染。

2. 断指再植术后无末梢血运障碍。

二、康复住院时限

康复住院时间一般不超过 3 个月，遇特殊情况经申请批准后可延长 1 个月。

三、医疗康复规范

（一）功能评定

入院后 5 个工作日内进行初期评定，住院期间根据功能变化情况可进行一次或多次中期评定，出院前进行末期评定。评定内容如下：

1. 躯体功能评定

感觉评定、疼痛评定、根据功能情况选择神经电生理检查、自主神经功能评定、肢体形态评定、上肢功能评定、手功能评定、关节活动度评定、作业需求评定、日常生活活动评定和（或）辅助器具使用评价。

2. 精神心理评估

对事故和手功能损伤可能引起工伤职工心理上的急性应激障碍、创伤后应激障碍、适应障碍、人格障碍、睡眠障碍、情绪问题、心理压力和脑心理活动状态进行评估。能完成问卷填写者进行生活质量评定。

（二）康复治疗

1. 物理治疗

（1）运动治疗：早期主要以被动运动和相关肌肉的等长肌力训练为主，若无肌腱损伤或损伤已愈合，酌情进行肌肉肌腱的牵伸训练。随着工伤职工病情的稳定，则进行肌力训练、耐力训练和有氧训练、受限关节的关节松动术训练和手部肌肉的肌力训练等，伴感觉神经损伤者则需要进行感觉再训练。

（2）物理因子治疗：根据功能情况及并发症的发生情况酌情选用冰敷法、直流电疗法、短波疗法、超短波疗法、微波疗法、超声波疗法、低中频电疗法、功能性电刺激、肌电生物反馈疗法、磁疗、气压疗法、紫外线疗法、激光疗法，红外线疗法及蜡疗等。

（3）水疗：根据工伤职工具体功能情况可进行药物浸浴、气泡浴和旋涡浴治疗等水疗项目。

2. 作业治疗

（1）手功能训练：包括握力/捏力训练、关节活动度训练、感觉训练、手灵活性训练和辅助手功能训练等。

（2）其他训练：日常生活活动训练、家务劳动训练、独立生活能力训练、虚拟现实训练、文体训练（包括手工艺训练、园艺治疗、艺术治疗和治疗性游戏训练等）和小组治疗等。

3. 行为心理治疗

对有急性应激障碍、创伤后应激障碍、适应障碍、人格障碍及情绪问题的工伤职工，可针对性地进行心理疏导、心理支持、认知调整、行为矫正和心理减压治疗。

4. 中医康复治疗

进行针刺治疗，包括电针、水针和梅花针等。推拿治疗以受伤部位为主要施术部位，手法施以滚法、按法、揉法、拔伸法和擦法等。根据情况选择艾灸、火罐、中药内服和外敷熏洗治疗等。

5. 辅助技术

主要应用矫形器维持、改善或代偿患手功能，如手部骨折者根据骨折部位和功能情况使用舟骨骨折矫形器、掌骨骨折矫形器、指骨骨折矫形器、腕固定矫形器和（或）手功能位矫形器；肌腱损伤者使用夜间固定矫形器、屈/伸肌腱损伤动态矫形器、锤指矫形器和（或）腕固定矫形器等；断指再植/拇指重建可使用指固定矫形器和（或）对掌矫形器等。对于部分永久性功能丧失者，需配置自助具，以辅助完成日常生活活动。对于手指、掌部截肢者需根据具体情况给予配置假肢，以代偿部分功能和弥补外观缺失。

（三）康复护理

1. 康复护理评定

对术后皮肤状况（炎性症状及肿胀、瘢痕、残余创面、色泽、血运情况、自主神经损伤症状如出汗、潮湿、干燥等）、生活自理情况及对伤病知识了解程度进行评定。

2. 康复护理

（1）疾病的健康宣教：讲解手外伤的相关康复护理知识、康复流程以及疾病的预后情况。

（2）体位摆放：根据损伤部位和愈合情况分别将患手置于休息位、功能位或保护位等。

（3）康复延伸治疗：根据康复治疗师意见，监督和指导工伤职工在病房内使用简易器械对患手进行手的握力、捏力、对指和对掌等关节活动度、肌力以及手的灵活性、协调性等自我功能延伸练习。同时指导工伤职工进行手的脱敏训练，利手交换训练等。

（4）并发症的护理：预防继发性损伤（如擦伤、烫伤和冻伤等）、肢体废用综合征、患手肿胀以及各类感染的发生等。

3. 心理护理、家庭康复护理。

四、职业社会康复规范

（一）职业康复

1. 职业康复评估

进行职业调查、就业意愿评估、工作需求分析、功能性能力评估、现场工作分析评估、技能操作评估和工作模拟评估，疼痛较敏感的工伤职工进行疼痛信念评估，对工伤职工的能力表现可疑，可进行症状放大症评估。

2. 职业康复训练

可根据工伤职工功能能力情况和职业特点进行工作重整及强化训练、职前训练、工具使用训练和现场工作强化等职业康复训练。

（二）社会康复

1. 社会康复评估

一般包括创伤后应激障碍评估、自我效能评估、社会与家庭支持评估和社会适应能力评价等。

2. 社会康复训练

主要采用康复辅导的方式，协助工伤职工建立合理的康复期望和目标；出院前协助工伤职工做好出院准备指导、雇主综合咨询、提供家庭康复技巧指导、提供工作安置协调等，协助工伤职工克服工伤后影响，适时返回工作岗位。出院后对工伤职工进行社会环境适应干预或协调，促进工伤职工更好地适应工作。

五、康复出院标准

生命体征平稳，并符合以下条件：

1. 疼痛消失或减轻，不影响日常生活活动。

2. 手功能恢复至基本正常或达到预期康复目标。

3. 达到康复住院时限，且主要的功能评定指标在 1 个月内无继续改善。

4. 已完成出院准备，制订回归工作岗位和社区的方案。

八、关节、软组织损伤

一、康复住院标准

伤后经临床治疗 2 周或更早，生命体征稳定，仍有功能障碍，并符合下列条件：

1. 无其他重要器官严重功能障碍。

2. 无出血征象和严重伤口感染。

二、康复住院时限

关节及关节软骨、韧带、肌肉、肌腱等软组织损伤的工伤职工，康复住院时限一般不超过 2 个月；膝关节交叉韧带损伤伴有半月板损伤的工伤职工，康复住院时限一般为 3～6 月；经申请批准后可以适当延长住院时间。

三、医疗康复规范

（一）功能评定

入院后 5 个工作日内进行初期评定，住院期间根据功能变化情况可进行一次或多次中期评定，出院前进行末期评定。评定内容如下：

1. 躯体功能评定

疼痛评定、肢体形态评定、平衡功能评定、上肢功能评定、关节活动度评定、肌力评定、步态分析、作业需求评定、日常生活活动评定、足底压力检查和辅助器具适配性评定等。

2. 精神心理评估

人格评估、睡眠质量评估和情绪评估等。能完成问卷填写者进行生活质量评定。

（二）康复治疗

1. 物理治疗

（1）运动治疗

早期主要进行相关肌肉的本体感觉训练、等长肌力训练、持续性被动运动治疗等，随着工伤职工病情及功能的变化，有针对性选择牵伸训练、关节松动训练、肌力训练和耐力训练等；部分病人可根据需要选用肌内效贴布治疗。

（2）物理因子治疗：根据功能情况及并发症的发生情况酌情选用冰敷、短波疗法、超短波疗法、微波疗法、超声波疗法、冲击波、低中频电疗法、经皮神经电刺激、磁疗、气压疗法、紫外线疗法、激光疗法，红外线疗法及蜡疗等。

（3）水疗：根据工伤职工具体功能情况可进行药物浸浴、气泡浴、旋涡浴、气泡浴＋涡流治疗和水中肢体功能训练等水疗项目。

2. 作业治疗

上肢功能训练、手功能训练、作业疗法训练、日常生活活动训练、家务劳动训练、独立生活能力训练、虚拟现实训练、矫形器制作、压力治疗和文体训练（包括手工艺训练、园艺治疗、艺术治疗和治疗性游戏训练等）等。

3. 行为心理治疗

对有伤后适应障碍、睡眠障碍、情绪行为问题的工伤职工，可针对性地进行心理疏导、心理支持、认知调整、行为矫正和心理减压治疗。

4. 中医康复治疗

进行针刺治疗，可选用电针、水针、浮针、腕踝针；进行推拿治疗，手法施以滚法、按法、揉法、拔伸法和擦法等。根据情况选择艾灸、三棱针放血、小针刀、火罐、中药内服、外敷、熏蒸治疗和浸浴治疗等。根据工伤职工情况，可选用中医传统运动治疗（内养功治疗）。

5. 辅助技术

根据工伤职工病情可能需配置固定矫形器或训练用矫形器，部分工伤职工需配置轮椅或拐杖等。

（三）康复护理

1. 康复护理评定

对皮肤状况（肿胀、瘢痕、残余创面、炎性症状、色泽、自主神经损伤症状等）和对伤病知识掌握程度进行评定。

2. 康复护理

（1）疾病的健康宣教：讲解软组织损伤的相关康复护理知识，康复流程以及疾病的预后情况。

（2）体位护理：体位摆放，损伤部位肿胀明显者应抬高患肢，减少活动，避免患处受压。

（3）康复延伸治疗：根据康复治疗师意见，监督和指导工伤职工在病房内选择性进行肌力、关节活动度、步行和日常生活活动等延续性训练。

（4）并发症的防治护理：预防继发性损伤（如摔伤、烫伤和冻伤等）、肢体废用综合征、损伤部位肿胀、疼痛、并发症和各类感染的护理等。

3. 心理护理、家庭康复及社区康复护理指导。

四、职业社会康复规范

（一）职业康复

1. 职业康复评估

进行职业调查、就业意愿评估、工作需求分析、功能性能力评估、现场工作分析评估和工作模拟评估，疼痛较敏感的工伤职工进行疼痛信念评估，对工伤职工的能力表现可疑，可进行症状放大症评估。

2. 职业康复训练

根据工伤职工功能能力情况和职业特点，可开展工作重整及强化训练、工具使用训练和现场工作强化。

（二）社会康复

1. 社会康复评估

一般包括创伤后应激障碍评估、自我效能评估、社会与家庭支持评估和社会适应能力评价等。

2. 社会康复训练

主要采用康复辅导、伤残适应小组辅导及社会行为活动训练等方式，协助工伤职工建立合理的康复期望和目标，学习应对伤后疼痛的管理方法；出院前提供出院准备指导、家庭康复技巧指导，提供工作安置协调、雇主综合咨询等，协助其社会适应能力技巧提升、工作关系的协调与适应；出院后对工伤职工进行社会环境适应干预，通过工场探访、电话跟进等形式，对工伤职工工作适应相关的范畴进行干预或协调，促进工伤职工更好地适应工作岗位。

五、康复出院标准

生命体征平稳，病情稳定，并符合以下条件：

1. 关节、肌肉功能恢复至基本正常或达到预期康复目标。

2. 疼痛消失或减轻，不影响日常生活活动。

3. 达到康复住院时限，且主要的功能评定指标在 1 个月内无继续改善。

4. 已完成出院准备，制订回归工作岗位和社区的方案。

九、烧　　伤

一、康复住院标准

烧伤面积＞10％或Ⅲ度＞5％以上，经过临床治疗后，生命体征稳定，呼吸道通畅，有瘢痕增生影响关节活动或外观，无重要脏器严重功能障碍。

二、康复住院时限

轻中度烧伤住院时限不超过 2 个月；重度烧伤住院时限不超过 4 个月；特重度烧伤住院时限不超过 10 个月。

到出院时限，仍有较大康复价值或仍有合并症需要治疗者，经申请批准后可适当延长住院时间。

三、医疗康复规范

（一）功能评定

入院后 5 个工作日内进行初期评定，住院期间根据功能变化情况可进行一次或多次中期评定，出院前进行末期评定。评定内容如下：

1. 躯体功能评定

感觉评定、疼痛评定、心肺功能评定、肢体形态评定、平衡评定、上肢功能评定、手功能评定、关节活动度评定、肌力评定、步态分析、瘢痕评定、作业需求评定、日常生活活动评定、足底压力检查和辅助器具使用评价，穿戴压力衣者必要时可进行压力测定。

2. 精神心理评估

对事故和烧伤可能引起工伤职工心理上的急性应激障碍、创伤后应激障碍、适应障碍、人格障碍、睡眠障碍、情绪问题、心理压力和脑心理活动状态进行评估。能完成问卷填写者进行生活质量评定。

（二）康复治疗

1. 物理治疗

（1）运动治疗：主要以主被动运动、牵伸训练、关节松动训练、烧伤后关节功能训练、持续性被动运动、肌力训练、呼吸训练、耐力训练和有氧训练，下肢烧伤的工伤职工可同时进行平衡训练（可选择平衡生物反馈训练和电脑控制平衡功能训练）、步行训练和户外运动适应性训练等。

（2）物理因子治疗：根据功能及并发症情况酌情选用直流电疗法、短波疗法、超短波疗法、超声波疗法、低中频电疗法、磁疗、气压疗法、紫外线疗法、激光疗法、红外线疗法及蜡疗等。

（3）水疗：根据工伤职工具体功能情况可进行烧伤的水中浸浴治疗和水中运动疗法等水疗项目。

2. 作业治疗

（1）压力治疗：包括制作压力衣（压力衣裤、压力头套、压力肢套、压力手套、压力袜、压力面罩、下颌套、透明压力面罩等）、压力支架及使用绷带加压等。

（2）上肢功能训练：增强肌力训练、改善关节活动度训练、灵活性及协调性训练。

（3）其他训练：日常生活活动训练、手工艺训练、家务训练、辅助器具作业疗法训练、环境改造、虚拟现实训练、文体训练（包括手工艺训练、园艺治疗、艺术治疗和治疗性游戏训练等）和小组治疗（室内或室外）等。

3. 行为心理治疗

对有急性应激障碍、创伤后应激障碍、适应障碍、人格障碍及情绪问题的工伤职工，可针对性地进行心理疏导、心理支持、认知调整、行为矫正和心理减压治疗。

4. 中医康复治疗

推拿治疗施以滚法、按法和揉法等手法。另可选择性开展中药外敷、中药化腐清创术、内服、外洗等治疗。

5. 辅助技术

矫形器常用肩外展矫形器、屈/伸肘矫形器、保护位矫形器、拇外展矫形器、屈掌指关节矫形器、屈指矫形器、动态牵引矫形器、补高踝足矫形器、矫形鞋垫、矫形鞋等。

另根据功能情况选择其他辅助器具，如轮椅、自助具和助行器具等。

（三）康复护理

1. 康复护理评定

对皮肤状况、意外伤害危险因素和对伤病知识掌握程度进行评定。

2. 康复护理

（1）疾病的健康宣教：讲解烧伤的相关康复护理知识、康复流程以及疾病的预后情况。

（2）病房环境及饮食护理。

（3）体位护理：体位摆放、体位变换、体位转移等。

（4）残余创面护理：保持皮肤清洁，及时清除皮屑。

（5）疤痕皮肤护理：疤痕皮肤的清洁、瘙痒及保养护理。

（6）进行压力用品、助行器具、支具等辅助器具的使用和保养指导。

（7）康复延伸治疗：根据康复治疗师意见，监督和指导工伤职工在病房内使用简易器具进行肌力、关节活动度、手功能、步行及步态和日常生活活动等延伸训练。

（8）并发症的防治护理：预防残余创面扩大及感染、抑制瘢痕增生、预防压疮、防止继发性损伤和预防肢体废用性综合征。

3. 心理护理、家庭康复及社区康复护理指导。

四、职业社会康复规范

（一）职业康复

1. 职业康复评估

通过面谈、就业意愿评估、职业咨询及功能性能力评估确定职业康复目标，并选择进行工伤职工职业调查、工作需求分析、技能操作评估、症状放大症评估、工作行为评估、工作模拟评估和现场工作分析评估等。

2. 职业康复训练

根据工伤职工烧伤部位进行针对性训练。手部烧伤者需针对手部功能进行工作重整训练和工作模拟训练。躯干部烧伤者需进行工作姿势及正确的人力搬抬和运送训练。下肢烧伤者需进行移动能力训练。根据职业康复评估的结果，对不能重返原单位原工作岗位的工伤职工可进行职业咨询与指导、职业技能再培训及工作职务调整或再设计。

（二）社会康复

1. 社会康复评估

一般包括创伤后应激障碍评估、家居环境评估、自我效能评估、社会与家庭支持评估、社会适应能力评价和社区环境评估等。

2. 社会康复训练

（1）住院期：主要采用康复辅导、伤残适应小组辅导，对工伤职工烧伤后的社会心理适应问题提供专业支持，并建立合理的康复期望和目标；学习情绪及压力纾缓方法；通过社会生活适应性训练，让工伤职工循序渐进地接受并适应伤后身体意向或容貌的改变；提升自我效能感，有能力重新建立生活规划。

（2）出院准备期：对工伤职工进行出院准备指导、社会环境适应干预或工作安置协调及家庭康复技巧指导等，协助工伤职工及其家庭成员了解并接受受伤后社会角色、家庭角色的转换，计划未来生计；重点协助工伤职工适应和应对陌生人的眼光和态度；为重新融入社会做好准备。

（3）出院后：出院后提供持续的个案管理，通过重返社区跟进协调，对工伤职工的社会适应或工作适应进行干预，使工伤职工与现实社会生活或工作保持联结，避免社交退缩和心理适应改变。

五、康复出院标准

病情稳定，创面愈合或仅有少量残余创面，并符合以下条件：

1. 功能及外观恢复至基本正常或达到预期目标。

2. 无严重并发症或并发症已控制。

3. 已达到康复住院时限，且主要的功能评定指标在 1 个月内无继续改善。

4. 已完成出院准备，做好回归家庭、社区或工作岗位计划。有医疗或康复依赖者安排家庭病床或社区康复服务。

人力资源社会保障部关于印发
《工伤保险职业康复操作规范（试行）》的通知

（人社部发〔2014〕88号）

各省、自治区、直辖市及新疆生产建设兵团人力资源社会保障厅（局）：

为进一步推进工伤康复工作，规范职业康复管理和服务，我部组织制定了《工伤保险职业康复操作规范（试行）》（以下简称《操作规范》），现印发给你们，并就有关问题通知如下：

一、《操作规范》是对我部2013年印发的《工伤康复服务项目（试行）》（修订版）中所列46项职业社会康复服务项目的内涵、设备用具和操作方法等内容的具体描述和说明，是工伤保险机构和工伤康复协议机构开展职业康复管理和服务工作的重要依据。工伤保险行政部门和经办机构要密切配合，认真做好《操作规范》的实施工作。

二、各地要指导工伤康复协议机构加强职业康复服务设施建设。职业康复场地设计与布局应包括功能性能力评估区域、工作能力训练区域、工作模拟训练区域、常用的仿真或真实环境下评估及训练的区域、个案辅导室、小组辅导室或示教室、技能培训及就业指导区域等，并按照安全、实用原则购置必要的设备和用具。

三、各地要督促和指导工伤康复协议机构强化职业康复专业技术人员的培训培养，不断提升职业康复专业技术人员专业技能素质和服务水平。

四、各地要加强对康复机构的协议管理，完善职业康复管理业务流程，强化对职业康复服务的全程监督和质量评估，推进职业康复服务的规范化。

五、各地要进一步提高工伤康复信息化管理水平，稳步推行经办机构与协议康复机构直接联网结算，积极探索工伤康复服务结算和付费方式，为工伤职工提供高效便捷的康复服务。

六、各地在《操作规范》试行过程中，要不断加强探索，继续开展深入研究，我部将根据各地职业康复实践情况适时予以补充完善。如有重大问题，请及时报告我部。

附件：工伤保险职业康复操作规范（试行）

人力资源社会保障部

2014年12月9日

附件：

工伤保险职业康复操作规范
（试行）

人力资源社会保障部

二〇一四年十二月

目　　录

编 制 说 明

为进一步落实我部《关于进一步做好工伤康复试点工作的指导意见》（人社部发〔2013〕83 号）和《关于印发〈工伤康复服务项目（试行）〉和〈工伤康复服务规范（试行）〉（修订版）的通知》（人社部发〔2013〕30 号）文件精神，指导各地规范开展职业康复服务，在借鉴我国香港、台湾以及美国、德国、澳大利亚等地区和国家职业康复操作规范的基础上，结合国内探索实践经验，编制本规范。

本规范围绕列入我部颁布的《工伤康复服务项目（试行）》中 46 项职业社会康复服务项目，具体描述和说明了各项目的内涵和目的、设备和用具、操作方法等内容，并对职业社会康复常用术语进行了整理。本规范适合工伤康复管理和服务机构人员开展职业社会康复管理和服务时使用。

一、评估类项目

（一）徒手职业能力评定

1. 内涵和目的　根据已知的或特指的工作名称及内容，应用调查表和面谈分析的资料，结合当前工伤职工自我感知的功能性能力评估的结果，将工伤职工的能力和关键性工作任务进行配对。该评估可以协助职业康复治疗师判断工伤职工就业的可能性，并为下一步的训练计划提供基线参考。

2. 设备和用具　无。

3. 操作方法

（1）收集工伤职工主要的工作任务和相应的身体要求、姿势、工具及重量，从而得出受伤前工作主要的工作力量分级水平（5 个级别：极轻、轻、中等、重、非常重）；然后，根据 18 个身体要求（坐、站、步行、提、携、推、拉、攀爬、平衡、弯腰、跪、蹲、蹲伏、爬行、伸手拿取、操作、手指、触觉），评估当前身体功能情况与工作要求的身体功能情况的配对水平。

（2）记录功能能力状况及受限情况，撰写评估报告。

（二）器械职业能力评定

1. 内涵和目的　在徒手职业能力评定的基础上，使用职业康复器械对工伤职工主要的工作任务所对应的身体要求进行测量，将工伤职工的能力和关键性工作任务配对，评估工伤职工重返工作岗位的可能性。该评估为下一步的训练计划提供基线评估，评估结果比徒手职业能力评定更加客观。

2. 设备和用具　职业康复模拟或真实的器械，如平衡杠、推拉/提举箱等。

3. 操作方法　该操作方法与徒手职业能力评定接近，使用职业康复器械对身体功能情况进行测量，整个评估过程大约需要 60～90 分钟。

（三）霍兰德职业倾向测验量表测评

1. 内涵和目的　根据人—职匹配理论测评工伤职工的职业兴趣和能力特长，协助工伤职工做出求职择业的决策。适用于计划转换工作岗位或再就业的工伤职工。

2. 设备和用具　霍兰德职业倾向测验量表。

3. 操作方法

（1）按照预约时间面见工伤职工，提前准备好霍兰德职业倾向测验量表。

（2）介绍评估目的及需要收集的资料，告知整个评估过程大约需要 45～60 分钟。

（3）测试开始前请工伤职工阅读指导语，然后指导工伤职工按正确的方法如实填写评估量表。

（4）结果说明：得分最高的职业类型意味着是最适合的职业。解释的结果须参考职业索引提供的职业倾向相关资料。

（5）撰写评估报告。

（四）工作模拟评估

1. 内涵和目的　通过模拟工伤职工受伤前或复工后的工作状况和要求，评估工伤职工的工作表现。工作模拟评估依据工作分析结果设计评估的方法和内容，是功能性能力评估的有效补充。

2. 设备和用具　包括工作样本、工作模拟器或真实的工具等。常用真实的工作任务和工具来模拟相应的工作要求。

3. 操作方法

（1）根据工作分析的结果确定主要的工作任务，然后根据主要的工作任务确定对应的身体要求及工作方法和程序。

（2）应用工作样本、工作模拟器或真实的工具等仪器设备，模拟工作任务和程序，评估工伤职工的工作表现。例如，工伤职工受伤前从事搬运工作，评估人员首先需要应用动态提举测试或渐进性提举能力测试的方法评估工伤职工当前提举能力，从而判断其是否可以匹配受伤前的搬运工作。采用渐进性提举能力测试的，男性提举重量从 5.90 kg（13 磅）开始，女性提举重量从 3.63 kg（8 磅）开始。每节提举时间为 20 秒，每节重复 4 次提举动作。依此类推，下一节男性增加 4.54 kg（10 磅）的提举负荷，女性增加 2.27 kg（5 磅）。

（3）根据观测的结果和时间计算出功能能力状况、受限情况和工作行为，结合上述步骤撰写评估报告。

（五）工伤职工职业调查

1. 内涵和目的　通过结构性面谈的方式获得影响工伤职工重返工作岗位的相关因素，收集个人、职业、工伤情况和用人单位等资料，主要了解工伤职工的受伤处理经过、功能状况和与利益相关者的关系，以确定并建立职业康复服务计划。

2. 设备和用具　工伤职工职业调查问卷。

3. 操作方法

（1）按照预约时间面见工伤职工，提前准备好职业调查问卷。

（2）说明这次评估的目的及需要收集的资料，告知整个评估过程大约需要 30～45 分钟。

（3）通过面对面交谈的方式完成问卷，可以由工伤职工自我自主填写或由评估人员协助完成。

（六）就业意愿评估

1. 内涵和目的　根据阶段转变模型理论，使用量表测试工伤职工当前的就业心理状态及所处的转变阶段，评估工伤职工的就业意愿。阶段转变模型将就业意愿分为四个维度，分别是考虑前阶段、考虑阶段、准备阶段和行动阶段。专业人员可以根据每个准备阶段的特征，设计针对该特征的就业准备介入方法，以推动工伤职工从考虑前向行动阶段转变。

2. 设备和用具　林氏就业意愿量表。

3. 操作方法

（1）按照预约的时间面见工伤职工，提前准备好就业意愿量表。

（2）说明这次评估的目的及需要收集的资料，告知整个评估过程大约需要 15～20 分钟。

（3）指导工伤职工按正确的方法如实填写评估量表。

（4）评分：按照林氏就业意愿量表要求，分别计算考虑前阶段（总分30分）、考虑阶段（总分20分）、准备阶段（总分20分）、行动阶段（总分20分）各阶段评分。各阶段评分为得分除以各阶段总分乘以100%。

（5）结果说明：某个阶段分数越高，越倾向于该维度。①考虑前阶段的特征为：工伤职工对于今后工作问题根本没有任何意愿。在行为上，工伤职工认为自己被"强迫"接受职业康复的治疗和训练，实际上他们可能期望改变外在的环境或系统，而不是改变自己。②考虑阶段的特征为：工伤职工已经开始意识到问题的存在，开始考虑一些转变或尝试，但是没有决定或下决心去改变。该阶段工伤职工处于权衡利弊之间，他们可能会考虑是否尽快处理工伤赔偿问题而重新投入到工作岗位中。③准备阶段是当工伤职工意图在不久的将来重返工作岗位，但仍然没有获得任何成功的行动。工伤职工可能付出努力去找工作，但是仍然没有符合就业的一些准则或标准。④行动阶段是工伤职工有明显的针对问题而进行的行为上的改变，已经准备好去重返工作岗位，例如，准备面试和投简历，或主动与原单位沟通工作安排的事宜。

（七）症状放大症评估

1. 内涵和目的　应用最大主动用力一致性进行测试，评估工伤职工是否存在症状放大症。症状放大症是一种自我破坏、社会增强行为的反应方式，通常以三种形式出现：逃避者、游戏者、病人角色认同者。在职业康复治疗过程中这些病态行为不但会阻碍工伤职工的康复进展，而且会影响专业人员对工伤职工身体状况的了解。

2. 设备和用具　工作模拟器或标准化的握力计。

3. 操作方法

（1）最大主动用力一致性测试的设备可以采用提供等长收缩的工作模拟器设备，3个设备附件包括＃302大号旋钮、＃502中等螺丝刀、＃504大号螺丝刀。

（2）测试前先进行一般资料的收集和测试内容的解释工作。

（3）测试工具的安装顺序按＃302、＃502和＃504进行。测试内容为前臂旋前和旋后。测试体位为站姿、肘关节屈曲90°、旋前测试时前臂在最大旋后位置、旋后测试时前臂在最大旋前位置。

所有测试内容的运动模式均采用静态等长运动模式。要求工伤职工按照先利手后非利手或先健侧后患侧的顺序使用测试工具分别进行三次相同的测试，中间间隔休息10秒，每次等长收缩最大用力保持3～6秒，更换工具期间要求被试者休息60秒。

（4）结果说明：在所有的36个测试项目中，共得出12个变异系数值（CV, Coefficient of Variance）。如果在12个变异系数值中，有两个或两个以上CV值大于15%，表明最大主动用力一致性差。

4. 注意事项

测试期间电脑屏幕始终背对被试者，以免影响被试者的最大用力水平。

（八）腰背功能评估

1. 内涵和目的　采用专业量表评估工伤职工腰背功能对其日常生活和工作力量分级的影响水平。

2. 设备和用具　腰背功能评估量表。

3. 操作方法

（1）按照预约的时间面见工伤职工，提前准备好腰背功能评估量表。

（2）说明这次评估的目的及需要收集的资料，告知整个评估过程大约需要15～20分钟。

（3）指导工伤职工按正确的方法如实填写评估量表，然后统计分值。统计每个分值（1～6分）所得项目的个数，分值为1分的个数乘以4，结果为a；分值为2分的个数乘以3，结果为b；分值为3分的个数乘以4，结果为c；分值为4分的个数乘以1（结果为d）；分值为5分和6分的不需进行计算。

（4）结果说明：量表总分为a＋b＋c＋d。将该得分与工作力量分级进行对照比较，"极轻"为100～110；"轻"为125～135；"中"为165～175；"重"为180～190；"极重"为＞196；其中条目17、29重复，测试个体的可信度。

（5）电脑统计分析，打印结果。

（九）疼痛信念评估

1. 内涵和目的　采用专业量表评估工伤职工对疼痛影响的主观感受，包括对身体动作和工作活动的影响。

2. 设备和用具　疼痛信念评估量表。

3. 操作方法

（1）专业人员按照预约的时间面见工伤职工，提前准备好疼痛信念评估量表。

（2）说明这次评估的目的及需要收集的资料，整个评估过程大约需要10～15分钟。

（3）指导工伤职工正确、如实地填写评估量表，然后统计分值。

（4）结果说明：量表包含两个维度，一是身体疼痛信念，最高为30分（5个条目，0～6分，分值越高，受影响程度越大）；二是工作疼痛信念，最高为66分（11个条目，0～6分，分值越高，受影响程度越大）。根据评分结果分为疼痛影响较低、中等、较大和非常大。分值越高，受影响程度越大。

（5）电脑统计分析，打印结果。

（十）工作压力评估

1. 内涵和目的　工作压力是指因工作负担过重、变换生产岗位、工作责任过大或改变等对人产生的压力。分析工伤职工的工作压力源，以便于在重返工作岗位阶段有重点地控制压力源。

2. 设备和用具　工作压力分析量表。

3. 操作方法

（1）专业人员按照预约的时间面见工伤职工，提前准备好工作压力分析量表。

（2）说明这次评估的目的及需要收集的资料，整个评估过程大约需要15～20分钟。

（3）指导工伤职工正确、如实填写评估量表，然后统计分值。

（4）结果说明：评估量表主要包含与11个压力源相关的领域：意见不一致和优柔寡断、工作冲突、与上司沟通、与工作相关的健康担忧、工作过劳压力、工作不足压力、厌倦产生的压力、工作不稳定性问题、时间压力和工作障碍压力。每个领域又分别包含5个条目，每个条目分值为1~5分。在每个领域里面，如果分值总和等于或大于14，说明是主要的压力源。

（5）分析工伤职工的工作压力水平，撰写评估报告。

（十一）工作满意度评估

1. 内涵和目的　评估工伤职工对其受伤前工作的满意程度，包括对薪酬、晋升、人际关系及工作总体状况等方面的感受与态度，以便在重返工作岗位阶段有重点地分析及解决导致工作不满意的问题，促进工伤职工返回原工作岗位。

2. 设备和用具　工作满意度量表。

3. 操作方法

（1）专业人员按照预约的时间面见工伤职工，提前准备好工作压力分析量表。

（2）说明这次评估的目的及需要收集的资料，整个评估过程大约需要15~20分钟。

（3）指导工伤职工正确、如实填写评估量表。

（4）结果说明：含薪酬满意度、晋升满意度、与同事关系满意度、与上司关系满意度、对工作总体满意情况共5个维度。分值越高，满意度越高。

（5）分析工伤职工主观评估的工作满意度水平，撰写评估报告。

（十二）功能性能力评估

1. 内涵和目的　收集工伤职工功能受限的信息。对力量、耐力、姿势、灵活性、平衡能力和心肺功能等进行标准化评估。根据工作描述所要求的功能水平，用以配对及决定工伤职工能否完整地完成某项工作任务。

2. 设备和用具　功能性能力评估量表。

3. 操作方法

（1）说明评估的目的及需要收集的资料。

（2）要求工伤职工按操作标准完成指定的身体能力评估。功能性能力评估量表共有37项条目，含移动能力评估、手部功能评估、姿势变化评估、工作平衡评估、力量耐力评估和社会心理能力评估等。

（3）专业人员记录数据结果，分析工伤职工的功能能力状况，撰写评估报告。

（十三）工作需求分析

1. 内涵和目的　工作需求分析是对工作任务、工作环境和与人体工效学相关的事项进行结构化分析，进而确定工伤职工所从事的工作性质和所需的基本功能要求。信息收集方法包括在已建立的数据库中搜索（例如，职业分类大典，O＊NET）、采访、参观和评估工作地点等。工作需求分析通过观察和描述特定工作任务和工作状态，系统地分析某项工作的各种组成，包括该项工作任务需要的躯体功能、智力和性格特征以及相关的知识、能力和技巧，以及该项工作任务的工作范畴、程序、机器或工具、物料和产品等。工作需求分析是人体工效学分析、教育和职前评估的基础。

2. 设备和用具　工作分析表。

3. 操作方法

（1）专业人员按照预约的时间面见工伤职工，提前准备好工作分析量表。

（2）说明这次评估的目的及需要收集的资料，整个评估过程大约需要30～45分钟。

（3）收集资料主要有以下四种方法。一是面对面与工伤职工面谈交流获得信息；二是通过现场察看和测量获得信息；三是通过查找资料获得信息，例如，中国或美国职业分类大典；四是通过电话与雇主或工伤职工的同事交流获得信息。综合考虑成本效益等因素，通常以一种方法最常用。

（4）专业人员收集工伤职工主要的工作任务和相应的身体要求、姿势、工具及重量，得出受伤前工作主要的工作力量分级水平。根据美国职业分类大典的18个身体要求，评估当前身体功能情况与工作要求的身体功能情况的配对水平。

（5）计算功能能力情况及受限情况，撰写评估报告。

（十四）现场工作分析评估

1. 内涵和目的　在工作岗位现场进行工作任务的操作过程中，评估工人完成某项工作任务的能力。评估内容包括完成某项工作所需要的基本功能、身体能力、心理社会因素、认知因素、使用的工具和机器，同时描述该项工作的工作环境、危险因素以及在竞争性工作环境中的压力因素。评估结果作为制订训练方案的基线资料。

2. 设备和用具　磅秤、钢卷尺、红外线测距仪、照相机、快速全身姿势分析量表。

3. 操作方法

（1）在征得工伤职工的同意后，与其用人单位联络，确认是否可以在工作场所中测量相关数据。

（2）在用人单位同意后，陪同工伤职工回到原工作岗位或新的工作岗位，测量工作中涉及的搬抬或推拉重量、距离和工伤职工的工作平台尺寸等。工伤职工也可以进行现场试工，专业人员分析其姿势，姿势分析可以应用 OWAS、RULA 或 NIOSH Lifting Equation 的方法。

（3）评估功能能力情况及受限情况，撰写评估报告，并根据评估报告设计训练方案。

（十五）职业健康状况评估

1. 内涵和目的　使用健康状况调查表评分并分析，得出工伤职工对生活质量及身体健康情况的主观评估，分析工伤职工对自身健康状况的控制能力，以便掌握对重返工作岗位的影响程度。

2. 设备和用具　可选择 ShortForm36 简明健康状况调查表。含躯体功能、生理性及情感性角色功能、活力、精神健康、社会功能、疼痛等方面的评估。

3. 操作方法

（1）说明目的，要求工伤职工认真填写每个条目选项。

（2）记录及分析数据结果。

（3）分析工伤职工的健康状况。

（4）撰写评估报告。

（十六）工作岗位的人体工效学评估与改良

1. 内涵和目的　评估工作任务、工序安排、工作环境情况等可能存在的风险因素，确定造成肌肉、骨骼疾病或损伤，且与工作有关的风险因素，指导工伤职工做好工伤预防。例如，工作环境评估与改良、手工工具评估与改良、工序任务评估与改良、工作辅具评估与改良。

2. 设备和用具　工作场所人体工效学评估分析量表及现场工作分析中所涉及使用到的设备和用具。

3. 操作方法

（1）专业人员参照工作分析评估步骤，在真实的工作环境中进行工作分析，记录并分析评估结果。

（2）分析工伤职工的职业安全风险状况并给出受伤风险的评估结果。职业安全风险状况分级：①没有风险；②有一些风险，待下次检查时再纠正；③应该尽快纠正；④应该立即纠正。

（3）撰写评估报告。

（十七）现场工作能力测评

1. 内涵和目的　在真实或现场工作环境中对工伤职工完成工作任务的能力进行评估。了解工伤职工的工作能力及工作行为，并确定工伤职工复工需要协助的程度。

2. 设备和用具　职业能力评估量表及工作现场评估需要的设备。

3. 操作方法

（1）专业人员参照职业能力评估步骤，在真实的工作环境中进行评估。根据工伤职工在现场工作过程中的工作表现及工作行为来判断其职业能力水平。

（2）根据工作分析结果选出工作流程中关键性的工作任务，通过安全筛选后安排工伤职工进行测评，含体力操作、设备使用、工作姿势及方法、操作耐力和同事协作等，重视工伤职工的反馈，并确定工伤职工完成工作需要协助的程度。

（3）撰写评估报告。

（十八）工作行为评估

1. 内涵和目的　结合实际操作观察，评估工伤职工在工作中的行为表现、精神状态及工作意向，反映工伤职工实际的工作行为情况及与工作相关的心理状况（例如，自知力、对疼痛的信念与行为表现和认真工作的持久性等）。

2. 设备和用具　工作行为检查表。

3. 操作方法

（1）按照预约的时间面见工伤职工，提前准备好工作行为检查表。

（2）说明这次评估的目的及需要收集的资料，整个评估过程大约需要30~45分钟。

（3）要求工伤职工在模拟工作环境中完成工作行为检查单上所列举的项目，在此过程中进行评分。

（4）得出评估结论，撰写评估报告。

（十九）技能操作评估

1. 内涵和目的　对工伤职工的电脑操作技能、手工制作技能及其他各专业技能的知识和实际操作能力进行评估，确定工伤职工是否能达到该工种的工作岗位要求以及工伤职工重返该工作岗位所需要接受的培训目标、培训内容和其他必要的辅助措施。

2. 设备和用具　各个相关技能所涉及的设备。如电脑技能操作评估需使用到的电脑、打印机和扫描仪等相应设备。

3. 操作方法

以文员岗位的电脑打字技能评估为例：

（1）专业人员按照预约的时间面见工伤职工，提前准备好仪器设备。

（2）说明这次评估的目的及需要收集的资料，整个评估过程大约需要30~45分钟。

（3）采用任务式评估方法对其进行技能操作的评估，提供与该工伤职工工作相关的文字档案作为工作任务，评估的指标包括打字速度（打字速度＝时间/字数）和质量（打字出现的错误字数，错误率＝错误字数/总字数）、维持坐位姿势的耐力（时间），评估其技能水平是否符合工作岗位的要求。

（4）如实撰写评估报告。

（二十）创伤后应激障碍评估

1. 内涵和目的　评估工伤职工是否存在创伤后应激障碍综合征。创伤后应激障碍是指个体经历一个或多个涉及自身或他人的死亡，或受到死亡的威胁，或严重的受伤，或躯体完整性受到威胁后，所导致的个体延迟出现或持续存在的精神障碍。创伤后应激障碍与交通事故和火灾等外伤因素相关，个体精神创伤程度与受伤程度非正向关系。

2. 设备和用具　美国心理协会出版的《精神障碍诊断与统计手册（第五版）》的诊断标准或创伤后应激障碍自评量表。

3. 操作方法

以创伤后应激障碍自评量表的评估为例：

（1）按照预约的时间面见工伤职工，选择合适的评估场地，准备好评估量表。

（2）专业人员要熟练准确地使用评估量表。评估开始时专业人员向工伤职工口头说明指导语，要求工伤职工准确填写量表要求的一般背景资料。

（3）让工伤职工自己填写量表中的所有项目，尽可能避免缺失，让其做出独立、不受任何人影响的自我评定。如果工伤职工文化程度低或视力较差，专业人员可逐项念题，并以中性、不带任何暗示和偏向的方式把问题本身的意思告诉工伤职工。

（4）计分：创伤后应激障碍自评量表由24个条目构成。条目划分为：对创伤事件的主观评定（条目1）、反复重现体验（条目2、3、4、5、17、18、19）、回避症状（条目6、8、9、10、16、21、22）、警觉性增高（条目7、11、12、15、20、23）和社会功能受损（条目

14、24) 5 个部分。每个条目根据创伤事件发生后的心理感受分为"没有影响"到"严重影响"1~5 级评定。累计 24 个条目得分为创伤后应激障碍自评量表的总分。

（5）评估结果的解释和报告：得分越高应激障碍越重。报告评估结果。

（二十一）家居环境评估

1. 内涵和目的　评估工伤职工的居家环境是否符合日常活动需要，为进行家居环境改造和环境适应训练提供资料。专业人员对工伤职工的居家物理环境的安全性、可进出性、物件的可获得性以及工伤职工在实际情形中的功能表现等进行评估和资料收集，主要包括对其住宅出入口、通道、门、厕所、厨房、卧室、客厅、电源开关、柜橱或门窗手柄等环境或物件条件与工伤职工功能相匹配的情况进行评估，并根据评估结果制订居家物理环境改造方案或改造建议。

2. 设备和用具　标准化或非标准化的评定工具，如康复环境和功能安全检查表；评定工具、摄影和/或录像设备、绘图设备等。

3. 操作方法

（1）与工伤职工及其家属或用人单位相关人员一起制订评估计划，确定评估的内容、项目和方法。

（2）提前准备好评估所需物资，按照约定的时间到达评估地点。

（3）据所选择的评定工具步骤进行评定，必要时拍摄照片或录像。评估的重点包括室外入口处的门宽、开门的方向、光线的明暗、地面的光滑程度、斜坡的长度、台阶、楼梯的高度、是否有扶手等；室内的门宽、是否有门槛、通道宽度、物件的摆放是否稳妥、物件是否易于拿取、物件高度是否合理、厨房用品及物件是否符合工伤职工的需要、厕所能否满足工伤职工的特殊需要等。

（4）撰写评估报告。专业人员与工伤职工及其家属或用人单位一起，对居家物理环境中存在的障碍、危险因素和需要改造之处进行讨论，提出对环境、建筑结构、室内物件改进和需要采用的辅助设备的建议。在此基础上结合现场测量的结果，画出建筑改造和物件安装平面草图，用书面文字描述物理环境的位置、结构、条件、工伤职工在该环境中完成活动情况、对工伤职工能否方便地使用公共设施做出评估并给出建议，撰写评估报告。

（二十二）自我效能评估

1. 内涵和目的　评估工伤职工对个人能力的自我感受。为制订恰当的社会心理辅导方案提供依据。评估工伤职工在执行某一行为操作之前对自己能够在什么水平上完成该行为所具有的信念、判断或主体自我感受。

2. 设备和用具　半结构化问卷和一般自我效能感量表。

3. 操作方法

以一般自我效能感量表的评估为例：

（1）按照预约的时间面见工伤职工，选择合适的评估场地，准备好评估量表。

（2）专业人员要熟练准确地使用评估量表。评估开始时专业人员向工伤职工口头说明指导语，要求工伤职工准确填写量表要求的一般背景资料。

（3）让工伤职工自己填写量表中的所有项目，尽可能避免缺失，让其做出独立、不受任何人影响的自我评定。如果工伤职工文化程度低或视力较差，专业人员可逐项念题，并以中性、不带任何暗示和偏向的方式把问题本身的意思告诉工伤职工。

（4）计分：一般自我效能感量表共10个条目，涉及个体遇到挫折或困难时的自信心。一般自我效能感量表采用李克特4点量表形式，各条目均为1～4评分。对每个条目，工伤职工根据自己的实际情况回答"完全不正确""有点正确""多数正确"或"完全正确"。评分时，"完全不正确"记1分，"有点正确"记2分，"多数正确"记3分，"完全正确"记4分。必须答齐10个条目，否则无效。

（5）评估结果的解释和报告：一般自我效能感量表为单维量表，因此只统计总量表分。10个条目得分总和除以10即为总量表得分。1～10分：你的自信心很低，甚至有点自卑；10～20分：你的自信心偏低，有时候会感到信心不足；20～30分：你的自信心较高；30～40分：你的自信心非常高，但要注意正确看待自己的缺点。

（二十三）社会与家庭支持评估

1. 内涵和目的　评估工伤职工的社会和家庭支持网络的构成情况与支持程度。调查与收集工伤职工的社会与家庭支持相关资料，评估其在社区中社会或家庭的支持程度、可使用的有效资源等外部环境因素对工伤职工康复的影响。

2. 设备和用具　自我评估量表、结构性面谈问卷或实地调查报告。

3. 操作方法

以社会支持评定量表的评估为例：

（1）按照预约的时间面见工伤职工，选择合适的评估场地，准备好评估量表。

（2）专业人员要熟练准确地使用评估量表。评估开始时专业人员向工伤职工口头说明指导语，要求工伤职工准确填写量表要求的一般背景资料。

（3）让工伤职工自己填写量表中的所有条目，尽可能避免缺失，让其做出独立、不受任何人影响的自我评定。如果工伤职工文化程度低或视力较差，专业人员可逐条念题，并以中性、不带任何暗示和偏向的方式把问题本身的意思告诉工伤职工。

（4）计分：第1～4及8～10条，每条只选一项，选择1、2、3、4项分别计1、2、3、4分，第5条分A、B、C、D四项计总分，每项从无到全力支持分别计1～4分，第6、7条如回答"无任何来源"则计0分，回答"下列来源"者，有几个来源就计几分。

（5）评估结果的解释和报告：社会支持评定量表的总分为10个条目计分之和。客观支持分：2、6、7条评分之和；主观支持分：1、3、4、5条评分之和；对支持的利用度：第8、9、10条。正常情况：总分≥20分。分数越高，社会支持度越高，一般认为总分<20分，为获得社会支持较少；20～30分为具有一般社会支持度；30～40分为具有满意的社会支持度。

（二十四）社会适应能力评价

1. 内涵和目的　评估工伤职工的个人生活自理能力、基本劳动能力、社会交往能力，为制订恰当的社会心理适应能力干预方案提供依据。通过结构化或半结构化的量表，或现实生活观察法等方法，评估工伤职工在应激状态下的社会适应能力。

2. 设备和用具　ShortForm36 简明健康状况调查表、社会再适应量表、应付方式量表或社会适应能力量表等、结构性面谈问卷或实地调查报告。

3. 操作方法

以社会适应能力量表的评估为例：

（1）按照预约的时间面见工伤职工，选择合适的评估场地，准备好评估量表。

（2）专业人员要熟练准确的使用评估量表。评估开始时专业人员向工伤职工口头说明指导语，要求工伤职工准确填写量表要求的一般背景资料。

（3）让工伤职工自己填写量表中的所有条目，尽可能避免缺失，让其做出独立、不受任何人影响的自我评定。如果工伤职工文化程度低或视力较差，专业人员可逐项念题，并以中性、不带任何暗示和偏向的方式把问题本身的意思告诉工伤职工。

（4）计分：凡是单数号条目（1，3，5，7…）"A 是"为−2 分，"B 无法肯定"为 0 分，"C 不"为 2 分。凡是双数号条目（2，4，6，8…）"A 是"为 2 分，"B 无法肯定"为 0 分，"C 不"为−2 分。将各条目得分总和即为总分。

（5）评估结果的解释和报告：社会适应能力量表得分高，说明工伤职工社会适应能力强。35～40 分：社会适应能力很强。29～34 分：社会适应能力良好。17～28 分：社会适应能力一般。6～16 分：社会适应能力较差。5 分以下：社会适应能力很差。

二、训练类项目

（一）职业功能训练

1. 内涵和目的　使用仪器或器械模拟对工伤职工进行与职业功能状态相关的训练，含日常生活中与职业相关的各种运动技能和操作技能的训练，用以提高工伤职工职业运动和操作能力。

2. 设备和用具　工作任务所涉及的设备和治疗记录表格。

3. 操作方法

以受伤前从事桶装水搬运的工伤职工的职业功能训练为例：

（1）专业人员根据评估的结果制订循序渐进的治疗方案。

（2）提前准备好模拟或真实的、不同重量的桶装水和治疗记录表格。

（3）介绍训练目的及注意事项，包括动作、姿势及需要停止训练的指标（如自我感觉疼痛或不舒服时需要停止训练），整个评估过程大约需要 30～45 分钟。

（4）测量并记录心率和血压，治疗前需排除训练禁忌证。

（5）从轻强度训练开始，如提举训练时可以先从 3～5 kg 开始，之后逐渐增加负荷。

（二）职前训练

1. 内涵和目的　工伤职工返回工作岗位前，主要针对工伤职工拟重返的工作岗位进行就职前的工作任务训练。通过训练，帮助工伤职工树立正确的工作态度、劳动习惯和价值观，养成良好的工作习惯，恢复和提高工伤职工的职业适应能力，让工伤职工更好地过渡到工作岗位。

2. 设备和用具　工作任务所涉及的设备。

3. 操作方法

（1）由专业人员对有就业意向并能从事相关工作的工伤职工，设计工种操作程序，设定工作任务和工作量。

（2）准备训练设备，以电脑技能操作训练为例，需使用的设备包括电脑、打印机、扫描仪等。可在模拟工作环境中进行训练。

（三）工作强化训练

1. 内涵和目的　工作强化是以工作任务为导向，对工伤职工进行结构化和个体化的训练，旨在最大限度地提高其重返工作岗位的能力。工作强化通过模拟的或真实的工作活动，循序渐进地开展训练，逐渐增强工伤职工的工作适应能力。

2. 设备和用具　训练工种涉及的设备，可以使用各种工作站。

3. 操作方法

（1）专业人员按照预约的时间面见工伤职工，提前准备好仪器设备。

（2）根据职业能力评估的结果设计个体化的工作强化训练方案。

（3）实施训练方案，每1～2个星期调整一次训练方案。

（四）工作模拟训练

1. 内涵和目的　使用仪器或器械模拟系统，依据工伤职工受伤前或受伤后拟安排的工作岗位的工作环境需求和工作任务目标进行系统的训练，含单个工作任务的训练。用以改善工伤职工工作表现和工作行为的适应性和持久性，提高工伤职工的工作行为意识、重新找回工作者角色。

2. 设备和用具　工作模拟训练器和按照不同环境和工作任务设计的工作站。

3. 操作方法

（1）专业人员按照预约的时间面见工伤职工，提前准备好仪器设备。

（2）根据职业能力评估的结果设计个体化的工作模拟训练方案。

（3）实施训练方案，每1～2个星期调整一次训练方案。

（五）工作行为教育与训练

1. 内涵和目的　根据工作行为评估的结果制订训练方案，协助工伤职工认识自身工作行为问题，提高工伤职工的工作意识，改善工作行为，强化就业能力。

2. 设备和用具　工作行为列表项目。

3. 操作方法

（1）专业人员分析评估工伤职工工作行为。

（2）通过小组或个人面谈的方式，有针对性地对工伤职工进行再教育。

（3）定期回顾教育的成效。

（六）职业咨询与指导

1. 内涵和目的　设定就业方向及提供可能的就业资源，提高工伤职工在公开就业市场的就业能力。运用标准化或自我评估的测量工具，帮助工伤职工了解自己在职业上的优势和劣势，找到符合自己兴趣与能力的工作，协助工伤职工成功就业并维持工作的稳定性。

2. 设备和用具　职业咨询指导表格。

3. 操作方法　说明这次评估的目的及需要收集的资料。指导分为三节，每节大约需要30～45分钟。

第一节主要是了解工伤职工一般就业相关的资料。

第二节探讨可行的职业发展方向。

第三节是指导工伤职工按照其职业发展方向订立可行的行动方案并实施。

（七）职业技能再培训

1. 内涵和目的　根据工伤职工身体功能及职业性向制定相应的课程，对其进行新工作技术的培训和指导，使工伤职工重新获得一项适合自己体能、身体功能的职业技能，掌握新的职业技能，提升就业能力和市场竞争力，增加就业机会。

2. 设备和用具　根据所能提供的职业技能项目选择设备和用具。

3. 操作方法

（1）根据霍兰德职业倾向结果确定工伤职工可能回归的就业方向。

（2）与工伤职工一起探讨职业技能发展的可能性。

（3）开展针对性的培训。

（八）工作职务调整及再设计

1. 内涵和目的　根据工伤职工自身特点，选择适合的职业岗位，并进行科学配对，分析每个工作任务及工作程序，通过改善工作方法、整合工序、调整工作流程、使用适当的工具或使用辅助技术等，为工伤职工提供重返工作调整或职业生涯设计，旨在使工作能力暂时受限或有障碍的工伤职工能够安全地返回工作岗位。

2. 设备和用具　工作职务调整及再设计量表。

3. 操作方法

（1）专业人员分析工伤职工的工作流程及配对的身体要求。

（2）根据评估的结果确定工伤职工工作受限的领域。

（3）调整工作任务或再设计工序。

（九）工作重塑

1. 内涵和目的　在真实或模拟的工作环境下制定与工作有关的、密集的和以目标为导向的工作训练活动，帮助工伤职工恢复个人的肌力、耐力、移动能力、灵活度、四肢控制能力及心肺功能，以提升工作耐力和工作适应性。

2. 设备和用具　职业康复器械。

3. 操作方法

（1）确定工伤职工的主要工作活动。

（2）在真实或模拟的工作环境下，实施工作训练计划。

（十）现场工作能力强化

1. 内涵和目的　在工作岗位现场，观察工伤职工的工作任务操作，对工伤职工进行安全指导、工作任务训练、设备使用训练、社交及综合管理能力训练和工作团队适应等，用以提升其重返工作岗位的能力。训练内容包括完成某项工作所需要的基本功能、身体能力、心理社会因素、认知因素、使用的工具和机器。

2. 设备和用具　各个相关任务所涉及的设备。使用仪器或器械模拟对工伤职工进行与职业功能状态相关的训练，含日常生活中与职业相关的各种运动技能和操作技能的训练。

3. 操作方法

（1）专业人员须做好解释说明工作，请工伤职工签署知情同意书。

（2）与用人单位协商确定开展训练的工作岗位、位置及时长。

（3）工作前进行10~15分钟的热身运动，特别是针对伤情设计的牵伸动作。

（4）采用渐进性工作时间设计，在开始阶段先进行2小时左右的工作量，然后再慢慢增加工作时间。

4. 注意事项

（1）专业人员应注意该工作的工作环境、危险因素及在竞争性工作环境中的压力因素。

（2）训练过程需要注意工伤职工疼痛处理的方法。

（十一）工具使用训练

1. 内涵和目的　针对工伤职工在工具使用能力上存在的受限情况，通过工具模拟使用训练，协助工伤职工重新寻找原工作中工具使用的感觉或重新掌握工具使用技巧，有利于其重新建立"工作者"角色。

2. 设备和用具　各式不同类型工具，如螺丝刀、扳手、手锤、木刨、钳子、车床等。

3. 操作方法

（1）确定工伤职工的主要工作活动及相对应的工具。

（2）设计任务式方法，例如，对于机械维修工设计维修任务，提供任务过程中需要使用到不同的工具，如螺丝批、铁锤等。

4. 注意事项　严格遵守职业康复的风险预防管理指引。

（十二）体力操作技巧训练

1. 内涵和目的　针对工伤职工所从事工作活动时所需的体力操作要求进行训练，指导工伤职工学习和建立正确的体力处理技巧，规避受伤风险。训练内容含人力搬抬风险评估、体力处理风险管理技巧，最终有利于工伤职工安全返回工作岗位。

2. 设备和用具　体力操作技巧训练表格。

3. 操作方法

（1）分析需要处理的物件，包括大小、重量及物体提举的高度。

（2）指导工伤职工采用正确的体力处理方式（下肢用力方式）进行提举物件。

4. 注意事项　严格遵守职业康复的风险预防管理指引。

（十三）基本工作姿势训练

1. 内涵和目的　对工伤职工的工作姿势维持及变化能力进行纠正及强化，工作姿势维持及变化是指不同表现形式和不同作用的走、跑、跳跃、投掷、悬垂、支撑、攀登、爬越等能力，以提升工伤职工工作耐力，提高工作安全性。包括工作姿势变化训练、姿势维持耐力训练。

2. 设备和用具　各式职业康复设备，根据工作任务而定。

3. 操作方法

（1）专业人员按照预约的时间面见工伤职工，提前准备好仪器设备。

（2）专业人员进行正确姿势的讲解和示范。

（3）工伤职工按照正确的姿势及动作完成设定的工作任务，重点训练正确姿势的维持或姿势的转换。

（4）通过重复提醒强化正确的工作姿势。

（十四）康复辅导

1. 内涵和目的　提升工伤职工的心理社会适应能力，提升他们解决问题的能力，改善人际关系，重建伤后正常生活态度和秩序。应用社会心理学、伤残调适理论以及康复辅导技术，选择适当的康复辅导技术和辅导环境，对因工伤而导致的社会心理、工作和家庭方面的问题进行个别化的指导。

2. 设备和用具　独立辅导室、茶几或圆桌、座椅、面谈需要的问卷或记录纸。

3. 操作方法

（1）环境布置：双方呈九十度座位，茶几或小圆桌放在中间稍靠后处，辅导过程中能够传达安全和尊重，也利于双方非语言行为表达的观察。

（2）辅导员提前准备辅导用具，按照预约的时间面见工伤职工或家属。

（3）遵守知情同意和保密原则，向工伤职工或家属说明面谈的目的，取得理解和合作；会谈过程中保持开放的身体姿势，适当的目光接触，恰当的面部表情和专注的态度，与工伤职工建立信任及适当的辅导关系。

（4）辅导目标明确，节奏有序。第一阶段协助工伤职工澄清需要转变的关键问题；第二阶段协助工伤职工探索问题的根源，应对问题的方式，选择改变的策略和目标；第三阶段贯彻计划并获得结果。

（5）及时、准确、真实地撰写面谈记录。

（十五）伤残适应小组辅导

1. 内涵和目的　应用小组辅导理论和技术，通过小组动力及小组治疗因子，提高工伤职工伤后社会心理和行为的适应能力。采用小组辅导形式，为工伤职工提供社会心理行为调适、情绪管理、压力管理、疼痛管理、复工动力、社会生活角色重整、未来生计计划等方面的训练。

2. 设备和用具　合适的场地、多媒体设备、相机、纸张以及小组辅导内容要求的其他设备实施。

3. 操作方法

（1）根据工伤职工的社会康复需要，确定小组的目的，选择合适的小组辅导技术和活动内容安排，制订小组辅导计划。

（2）筛选组员，解释和探讨小组功能及目标，修正小组目标或活动安排，确保小组目标和内容与工伤职工的需要匹配。

（3）确定小组辅导的频率和长度，准备小组的所需物资和小组辅导的场所。

（4）在小组过程中，第一步要澄清专业工作人员和组员对小组目标的期望，建立小组规则。小组辅导初始阶段，建立专业工作人员和组员之间的信任，形成小组的凝聚力。小组辅导中期，重点是小组规范及小组治疗性因素的应用，推动工伤职工小组目标的实现。小组辅导结束阶段，巩固小组过程中所学，回顾小组经历，增强行为改变练习，处理分离焦虑，提出和接受反馈。小组辅导结束后，保证后续访谈，对小组效能进行评估，包括目标的达成、组员的进步状况等，并如实记录。

4. 注意事项

（1）根据工伤职工的需要和功能情况选择合适的小组辅导目标和活动，必要时需进行调整。

（2）小组辅导场所通风、光线良好，安全防护设施齐全，活动工具符合工伤职工功能需要，工伤职工出入无障碍。

（3）注意小组活动过程中的安全防护，轮椅坐位的工伤职工注意定时减压。注意小组流程和时间的控制。

（十六）工作安置协调

1. 内涵和目的　通过面谈、电话跟进和工场探访等方式，提供专业的评估及指导，协调符合工伤职工功能要求的工作岗位安排，推动工作岗位适应。

2. 设备和用具　工作岗位安置建议报告、电话、纸张、相机等。

3. 操作方法

（1）召开由工伤职工、职业康复治疗师和社会康复工作人员参加的个案会议，讨论工伤职工的工作岗位安排和复工安排的可能性。

（2）征得工伤职工同意，联系用人单位报告重返工作建议，并商讨复工方案的可行性。

（3）应按照约定的时间与工伤职工和用人单位代表进行电话或现场面谈，讨论工作岗位安排计划，取得同事配合并建立融洽的工作气氛。

（4）定出复工时间表，执行复工计划。

（5）定时电话或现场跟进，调整复工计划或进度，确保复工方案顺利进行。

（十七）社会环境适应干预

1. 内涵和目的　采用实地探访、会议和电话等形式，对工伤职工重返社区或工作岗位等社会适应相关的范畴进行干预或协调，促进工伤职工更好地适应和融入社会生活。沟通或协调的对象包括工伤职工及其家庭成员、社会保障经办部门、用人单位和社区组织等。沟通或转介的内容包括社区无障碍环境、政策环境、文化环境、就业环境等方面。

2. 设备和用具　社会环境或家居环境评估报告、相关政策文件、电话、纸张和相机等。

3. 操作方法

（1）召开由专业人员、工伤职工和（或）其家属参加的个案会议，讨论工伤职工社会环境适应的计划和可能的安排。

（2）征得工伤职工同意，联系用人单位代表报告社会环境适应干预计划方案，并商讨该方案的可行性。

（3）按照约定的时间与工伤职工和（或）其家属、用人单位代表进行电话或现场面谈，讨论社会环境适应干预计划，获得他们的配合。

（4）如需要其他社会资源的帮助，例如社会保障经办部门和社区组织等，应先与他们建立联系，获得他们的支持或提供转介服务。

（5）确定社会环境适应干预计划实施时间表，执行该计划。

（6）定时电话或现场跟进，调整社会环境适应干预计划，确保社会适应方案顺利进行。

4. 注意事项

（1）社会环境适应干预计划是一个渐进的过程，涉及多部门及其当地社区资源。制订计划前，应全面了解和准备相关资料，与工伤职工及其单位协商并取得其理解后，再制订方案。

（2）如社会环境适应干预计划涉及行政管理部门和当地社区资源，应先按有关规定与相关部门协商，再实施方案。

（3）社会环境适应干预计划实施过程中要尊重工伤职工的意愿和文化背景等。

（十八）医疗依赖者家属辅导

1. 内涵和目的　采用个别或小组辅导形式，针对医疗依赖者家属的伤残适应、压力管理和健康教育等问题进行辅导，协助他们认识、管理和解决长期照顾过程中出现的问题，改善及提升家庭生活质量。

2. 设备和用具　合适的场地、与辅导内容相关的资料和用具等。

3. 操作方法　个别辅导参考康复辅导内容，小组辅导参考伤残适应小组辅导内容。

（十九）家庭康复技巧训练指导

1. 内涵和目的　根据工伤职工的功能状况及社区康复需要，为他们制订出院后的家庭康复计划方案，提供具体的训练指导以及定期的出院跟进服务。

2. 设备和用具　家庭康复计划方案、家庭康复技术指导资料、适合居家使用的康复训练用具等。

3. 操作方法

（1）召开由社会康复工作人员、康复治疗师和工伤职工和（或）其家属参加的个案会议，说明工伤职工功能状况，讨论工伤职工家庭康复训练计划和实施方法。

（2）在康复治疗师的指导下，协助工伤职工及其家属学习家庭康复训练内容，循序渐进的练习和掌握具体的家庭康复训练技术。

（3）出院后，定期跟进家庭康复训练的情况，调整家庭康复训练的计划或方法。

（4）及时书写跟进记录。

4. 注意事项

（1）须在康复治疗师的指导下练习家庭康复训练技术。

（2）保障家庭康复训练过程中的安全。

（二十）社会行为活动训练

1. 内涵和目的　应用社会心理行为适应理论和训练方法，在模拟或真实的环境中，为工伤职工提供与个人的需要、功能、能力以及环境相匹配的社会行为活动训练，包括康复技巧、人际交往、沟通技巧、交通工具使用、购物、社区聚会、康乐活动和生计训练等，为其回归社会创造条件。

2. 设备和用具　根据训练内容准备合适的训练场地及用具。

3. 操作方法

（1）根据综合评估结果制订社会行为活动训练方案，选择适合的训练活动。

（2）设计活动内容、方式、活动场地、路线和参加人员等，准备活动需要的物品。

（3）向工伤职工说明活动的目的、意义和目标。

（4）在指定场所实施训练计划，保障训练过程中的安全。

（5）训练过程中专业人员进行观察、指导和反馈，必要时给予帮助。

（6）训练结束后，进行反馈和总结，撰写训练报告。

4. 注意事项

（1）注意安全防护。

（2）尽量选择在真实的生活场所进行训练。

（3）提前做好周密计划，训练方式可采用个别训练或小组训练的方式。

（二十一）出院准备指导

1. 内涵和目的　根据工伤职工康复或社区医疗照顾的需要，在住院期间提供适时的出院指导、适当的社区资源信息和资源转介服务，包括工伤职工出院后所需的社区医疗、社区康复、残疾人公共服务政策、社区服务和就业政策等，使工伤职工及时、安全地离开医院，顺利回归家庭，有需要的可转至社区康复或医疗系统，维持良好的健康状况与生活质量。

2. 设备和用具　政策资料、社区资源资料、合适的辅导场地和纸张等。

3. 操作方法

（1）在工伤职工出院前，召开由专业人员和工伤职工及其家属参加的个案会议，评估和确定工伤职工出院后可能的安排。

（2）向用人单位说明工伤职工出院的安排计划，并取得配合和支持。

（3）协调工伤职工及其家属和康复医疗团队，提供适当的专业服务，保障出院目标的达成。

（4）如工伤职工的出院安排涉及当地的社区资源，专业人员应提供必要的支持和转介服务。

（5）协调出院后居家环境改造或其他社区康复的支持。

（6）保障出院后的定期跟进。及时、客观地撰写记录。

4. 注意事项

（1）专业人员应掌握工伤职工的背景资料，准确评估其出院目标。

（2）广泛、真实、有针对性地提供各类资料信息。

（3）宜在入院初期即启动实施出院计划。

（二十二）工伤职工个案管理服务

1. 内涵和目的　为工伤职工提供符合成本效益的全面的工伤康复服务。个案管理服务是从工伤职工受伤开始，直至其重返社会全过程的、连续的及综合的协调、干预和管理，并对所有服务内容进行客观记录。记录内容主要涉及工伤职工背景资料、工伤处理情况、康复服务过程、职业康复和社会康复过程、社区资源转介、康复效果转归以及重返工作和社区后的适应情况等。

2. 设备和用具　个案档案记录纸、电脑、电话和档案柜等。

3. 操作方法

（1）专业人员根据工伤职工的个人资料及工伤情况，评估其工伤康复个案管理的目标。

（2）协调与工伤职工康复有关的人员，广泛、真实、有针对性地提供各类资料信息，整合并提供其需要的各项康复资源。

（3）提供直接的服务，例如康复辅导，家庭康复指导，社区资源转介等。

（4）保障出院后的定期跟进。

（5）及时、真实、准确记录个案管理档案文件，并妥善保管。

4. 注意事项　专业人员需要熟悉和掌握工伤康复相关政策法规。

附录 1

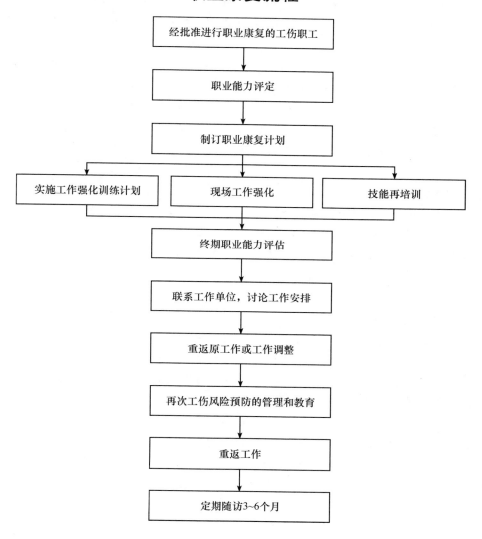

职业康复流程

经批准进行职业康复的工伤职工

↓

职业能力评定

↓

制订职业康复计划

↓

实施工作强化训练计划　　现场工作强化　　技能再培训

↓

终期职业能力评估

↓

联系工作单位，讨论工作安排

↓

重返原工作或工作调整

↓

再次工伤风险预防的管理和教育

↓

重返工作

↓

定期随访3~6个月

附录 2

常 用 术 语

本术语适合工伤康复管理和服务机构人员进行职业社会康复服务时使用。按每个术语首字拼音顺序排序。

1. 成效测量（Outcome Measures）：收集服务系统效能信息的工具，用于评估是否达到特定目标或具体目标。成效测量的指标主要分为首要成效和次要成效两部分。重返工作岗位率是职业康复成效测量的首要指标。

2. 出院计划（Discharge Planning）：在工伤职工入院时，专业人员评估和确定他们的出院目标，有计划地协调工伤职工、家属或照顾者、康复医疗团队及社区资源，为工伤职工提供完整和连续性的服务，包括住院期间的辅导、支持和社区资源转介以及出院后健康安全环境的协调。

3. 辅导/咨询（Counseling）：是由受过专门训练的专业人员，运用心理学及社会学的理论和技术，帮助、启发和教育服务对象，使其改变认知、情感和态度，解决其生活、学习和工作等方面的问题，促进服务对象人格的发展和社会适应能力的改善。

4. 个案管理（Case Management）：通过评估、计划、协作和参与，为服务对象提供康复服务，并在服务过程中对康复服务内容和方式进行倡导、协调和沟通，保障其所获得的服务符合成本—效益原则。

5. 个案管理员（Case Manager）：负责协调和跟进个案管理服务的专业人员。个案管理员须具备专业资格背景，包括职业健康护士、物理治疗师、职业治疗师和社会工作者等。

6. 功能评估（Functional Assessment）：是对工伤职工的活动和行为进行观察性评估，通过评估判断其能否完成某个特定工作角色所要求的全部工作任务。

7. 功能限制（Functional Limitations）：因主观或客观因素导致工伤职工不能按照标准和有效的方式完成某个动作、活动或任务。

8. 功能性能力评估（Functional Capacity Evaluation）：根据工作描述所要求的功能水平，对包括力量、耐力、姿势、灵活性、平衡能力和心肺功能等内容进行标准化评估，用以配对工作分析的结果，最终决定工伤职工能否从事一系列完整的工作任务。

9. 工作重整（Reasonable Accommodation）：为了让工伤职工有平等的工作机会，用人单位对工作环境进行适应性调整，包括提供辅助性设备、用具及调整工作岗位等。

10. 工作分析（Job Analysis）：观察和描述特定工作任务和工作状态的过程，系统分析某份工作的组成，包括该项工作任务需要的躯体功能、智力和性格特征以及相关知识、技巧和能力，以及该项工作任务的工作范畴、程序、机器或工具、物料和产品等。工作分析是人体工效学分析、教育和职前评估的基础。

11. 工作教育（Work Education）：在特定的工作环境中进行的目标性和生产性的技能及行为学习。

12. 工作描述（Job Description）：关于某一特定工作岗位的定义、特征和具体参数等信息的书面报告。

13. 工作满意度（Job Satisfaction）：工伤职工从事与工作相关的活动时产生的积极的感受程度。

14. 工作耐受力（Work Tolerance）：指个人如何应对其工作环境，包括处理工作压力，以及不断保持其生产力、质量和效率的能力。

15. 工作能力评估（Job Capacity Evaluation）：根据已知的工作分析结果，通过真实或模拟的工作活动，评估和测试个人完成该项工作的身体能力。

16. 工作强化训练（Work Hardening）：通过循序渐进的模拟或真实的工作活动逐渐增强个体的工作适应性，包括心理、生理和情感的适应能力，从而提升他们的工作耐力、生产力及就业能力。

17. 工作模拟训练（Work Simulation Training）：是一种治疗阶段的过渡训练，是用模拟的工作任务或在模拟的工作环境下开展的工作训练。

18. 工作适应（Work Conditioning）：与工作相关的、个性化的强化训练体系，用来有针对性地恢复躯体功能，包括力量、耐力、姿势、灵活性及运动控制和心肺功能。

19. 工作行为（Work Behaviors）：成功参与某项工作或独立生活所必需的行为。

20. 工作样本（Work Samples）：真实或模拟的工作或工作任务，用来测试工伤职工完成工作任务的能力。

21. 康复辅导（Rehabilitation Counseling）：通过咨询服务，帮助工伤职工达到重返工作（包括获得职业以及可转移知识或技能）或独立生活的目标。

22. 面谈（Interview）：用对话的方式获得个体的主观性资料。面谈通常作为辅导首次评估的方法，可以提供丰富的个人信息，还可以观察个体的思维方式、表达能力、情绪、情感、记忆、计划以及处理问题的能力。

23. 求职（Job Acquisition）：确定并选择工作机会，完成申请和面试的过程。

24. 人体工效学分析（Ergonomics Work Site Analysis）：对某项工作需要的躯体功能要求和所需要的其他条件，包括工作方法、设备、工具、工序以及工作安排管理等进行归类分析，确保工伤职工可以安全地完成某项工作。

25. 伤残适应（Disability Adjustment）：是指使用心理科学、行为科学及残疾康复学的方法，调整工伤职工的认知、情绪、意志、意向、知识及行为，以保持或恢复正常状态以及可适应周围环境的实践活动能力。

26. 社会康复（Social Rehabilitation）：是社会康复工作者从社会的角度，运用医学、康复医学、社会学、社会心理学、工程学和护理学等多专业综合工作方法，帮助工伤职工补偿自身缺陷、克服环境障碍，采取各种有效措施为工伤职工创造一种适合其生存、创造性发展、实现自身价值的环境，使他们能平等参与社会生活、分享社会发展成果。

27. 社会适应能力（Social Adaptability）：是指个体为了在社会中更好地生存而进行的心理、生理以及行为上的各种适应性的改变，与社会达到和谐状态的一种执行适应能力。社会适应能力一般包括以下五个方面：个人生活自理能力、基本劳动能力、选择并从事某种职业的能力、社会交往能力和用道德规范约束自己的能力。

28. 社区康复（Community-based Rehabilitation）：是通过联合伤残人员（包括工伤职工）及其家庭、社区服务和适当的卫生、教育、职业、社会服务等社会资源，共同努力帮助伤残人员的一种康复形式。

29. 团体辅导（Group Counseling）：是在团体情境下，以团体为对象，运用适当的辅导策略与方法，通过团体成员间的互动，促使工伤职工在交往中通过观察、学习和体验来认识自我、探讨自我和接纳自我，调整和改善人际关系，学习新的态度与行为方式，激发潜能，增强适应能力的助人过程。

30. 行为评估（Behavior Assessment）：一种定量的、系统的、专门用来观察及评估行为的方法。

31. 现场评估（On-The-Job Evaluation）：通过在工作现场观察工伤职工进行工作操作，评估其完成某项工作任务的能力。评估内容包括完成某项工作所需要的基本功能、身体能力、心理社会因素、认知因素、使用的工具和机器，同时描述该工作的工作环境、危险因素及在竞争性工作环境中的压力因素。

32. 诈病（Malingering）：通常是为了逃避上班、获得赔偿或获得同情而假装生病或遭受苦楚。

33. 自我效能（Self-Efficacy）：在执行某一行为操作之前个人对自己能够在什么水平上完成该行为所具有的信念、判断或主体自我感受。

34. 职业康复（Occupational Rehabilitation）：以个体化的服务为导向，以重返岗位为目的，旨在降低工伤职工受伤风险以及提升其工作能力的一种系统康复服务。

35. 职业能力评定（Work Capacity Evaluation）：根据标准化的工作要求，通过真实的或模拟的工作活动，测量个体承受或保持工作任务要求的能力，包括躯体、心理和职业适应性三方面的内容，发现个体返回原工作岗位或重新再就业的潜力，为今后进行工作强化训练和职业训练提供基线评估。

36. 职业咨询（Vocational Counseling）：评估分析工伤职工的工作兴趣及能力或潜能，包括对现有技能、能力、智能、兴趣、偏好、限制和工作能力等进行描述，并将之与适当的工作环境配对，以此确定合理的职业选择。

关于印发工伤保险辅助器具配置目录的通知

（人社厅函［2012］381号）

各省、自治区、直辖市及新疆生产建设兵团人力资源社会保障厅（局）：

为进一步贯彻落实《工伤保险条例》，规范工伤保险辅助器具配置管理工作，提高工伤保险服务水平，我部按照保障基本、普遍适用、安全稳定、循序渐进的原则，制定了《工伤保险辅助器具配置目录》（以下简称《目录》），现印发给你们。

各地可根据本地区工伤保险辅助器具配置工作开展情况、工伤保险基金支付能力等实际情况适当增加目录的品种。《目录》中辅助器具配置工伤保险基金最高支付限额，由各地社会保险行政部门根据本地区实际情况组织制定。各地在公布本地区工伤保险辅助器具配置目录前15天，将本地区工伤保险辅助器具配置目录连同最高支付限额报部工伤保险司备案。今后，各地调整工伤保险辅助器具配置目录和最高支付限额，应及时报部备案。涉及工伤保险辅助器具配置管理的相关问题，我部将制定《工伤保险辅助器具配置管理办法》予以明确。

人力资源和社会保障部办公厅

二〇一二年八月十五日

工伤保险辅助器具配置目录

辅具编号	辅具名称	单位	主要部件或材料要求	功能	适用范围	最高支付限额	最低使用年限
				一、假肢（23 项）			
10001	假手指	只	硅胶，定制仿真手指	弥补外观缺损	适用于单个手指缺损者或多个手指缺损		1
10002	部分手假肢	只	硅胶，仿真定制，内带填充物	弥补外观缺损、辅助持物	适用于掌骨截肢		1
10003	装饰性腕离断假肢	具	装饰手或被动手、硅胶手套，定制接受腔	弥补外观缺损、辅助持物等被动功能	适用于不选择穿戴功能性假肢的腕部截肢者		3
10004	索控式腕离断假肢	具	标准机械手、硅胶手套，定制双层接受腔及肩背带	自身力源，利用牵引索控制假手开、闭，能主动持物	适用于腕关节离断或前臂长残肢的截肢者		3
10005	腕离断肌电假肢	具	单自由度肌电手、硅胶手套，定制双层接受腔	电动力源，肌电信号控制假手的开、闭	适用于双侧截肢且残肢肌电信号达标的腕部或半掌截肢者		4
10006	装饰性前臂假肢	具	定制接受腔、腕关节、装饰手或被动手、硅胶手套	弥补外观缺损、辅助持物等被动功能	适用于不选择穿戴功能性假肢的前臂截肢者		3
10007	索控式前臂假肢	具	标准机械手、硅胶手套，被动式腕关节，定制接受腔及肩背带	自身力源，利用牵引索控制假手开、闭，腕关节可被动屈伸、旋转	适用于前臂截肢者		3
10008	前臂肌电假肢	具	单自由度肌电手、硅胶手套，定制双层接受腔	电动力源，肌电信号控制假手开、闭，腕关节被动屈曲或旋转	适用于双侧截肢且肌电信号达标的前臂截肢者		4
10009	装饰性肘离断假肢	具	定制接受腔、装饰性假肢组件、装饰手或被动手、硅胶手套	弥补外观缺损、辅助持物等被动功能	适用于不选择穿戴功能性假肢的肘部、前臂极短残肢截肢者		3
10010	索控式肘离断假肢	具	标准机械手、硅胶手套，铰链式肘关节，定制接受腔及肩背带	牵引索控制假手开、闭，肘关节被动屈、伸	适用于肘关节离断或上臂残肢过长的、前臂极短残肢截肢者		3
10011	肘离断肌电假肢	具	单自由度肌电手、机械肘关节、硅胶手套，定制双层接受腔	电动力源，肌电信号控制假手开、闭，腕关节被动屈曲或旋转，肘关节被动屈伸	适用于双侧截肢且肌电信号达标的肘离断、前臂极短残肢截肢者		4

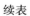

续表

辅具编号	辅具名称	单位	主要部件或材料要求	功能	适用范围	最高支付限额	最低使用年限
10012	装饰性上臂假肢	具	全接触接受腔、装饰性假肢组件、装饰手或被动手、硅胶手套	弥补外观缺损、辅助持物等被动功能	适用于不选择穿戴功能性假肢的上臂截肢者		3
10013	索控式上臂假肢	具	标准机械手、硅胶手套，机械肘关节，定制树脂接受腔及肩背带	牵引索控制假手开、闭和肘屈、伸功能	适用上臂截肢者		3
10014	上臂肌电假肢	具	单自由度肌电手、机械肘关节、硅胶手套，定制双层接受腔	电动力源，肌电信号控制假手开、闭，腕关节被动屈曲或旋转，肘关节被动屈伸	适用于双侧截肢且肌电信号达标的上臂截肢者		4
10015	装饰性肩离断假肢	具	骨骼式装饰性假肢组件，硅胶手套	弥补外观缺损、具有被动开、闭手和屈、伸肘功能，肩关节自由摆动	适用于肩关节离断或上臂残肢过短的截肢者		3
10016	部分足假肢	具	定制硅胶制作足套式假半脚	补缺并改善行走功能	适用于跖骨近端截肢者		3
10017	赛姆假肢	具	定制接受腔、低踝假脚	代偿行走和站立功能	适用于踝部截肢、赛姆截肢或小腿残肢过长的截肢者		3
10018	组件式小腿假肢	具	定制接受腔、根据残肢部位皮肤和身体功能经评估后，选择适宜内衬、关节及假脚	代偿行走和站立功能	适用于小腿截肢者		3
10019	组件式膝离断假肢	具	定制接受腔、根据残肢部位皮肤和身体功能经评估后，选择内衬、关节及假脚	代偿行走和站立功能	适用于膝关节离断、小腿极短残肢截肢者		3
10020	组件式大腿假肢	具	定制接受腔、根据残肢部位皮肤和身体功能经评估后，选择内衬、关节及假脚	代偿行走和站立功能	适用于大腿截肢者		3
10021	组件式髋离断假肢	具	定制接受腔、根据残肢部位皮肤和身体功能经评估后，选择内衬、关节及假脚	代偿行走和站立功能	适用于髋关节离断或大腿残肢过短的截肢者		3

续表

辅具编号	辅具名称	单位	主要部件或材料要求	功能	适用范围	最高支付限额	最低使用年限
10022	大小腿假肢硅凝胶套	只	带增强织物凝胶残肢套	软化瘢痕、保护残肢，悬吊和控制假肢	适用于大面积植皮、皮肤粘连、疤痕皮质、糖尿病、脉管炎、大小腿极短残肢的截肢者		1
10023	大小腿假肢硅凝胶套锁具	套	铝合金	锁住带锁具的硅凝胶套，实现硅凝胶套的悬吊作用	适用于大面积植皮、皮肤粘连、疤痕皮质、糖尿病、脉管炎、大小腿极短残肢的截肢者		3
			二、矫形器（23项）				
20001	静态型手指矫形器	具	聚乙烯高温板材、低温板材、金属或织物	单指或五指的矫正（含展开指蹼）与固定	适用于指骨骨折及韧带损伤术后固定		2
20002	动态型手指矫形器	具	聚乙烯板材、金属条、弹性装置	手指畸形矫正及手指功能恢复锻炼	适用于并指畸形，矫正手指槌状、鹅颈、扣眼等畸形及术后		2
20003	静态型掌指矫形器	具	聚乙烯高温板材、低温板材、金属或织物	掌指关节固定保护	适用于指骨近节骨折及术后固定		2
20004	动态型掌指矫形器	具	热塑板材、金属条、弹性装置	手指展开及手指功能恢复锻炼	适用于指骨近节骨折、手指挛缩畸形、尺神经、正中神经麻痹引起手指内在肌的麻痹及术后功能恢复锻炼		2
20005	静态型腕手矫形器	具	热塑板材，固定带	腕部损伤固定，保持功能位或中立位	适用于腕部骨折、单纯性脱位及术后		2
20006	动态型腕手矫形器	具	热塑板材，金属条，弹性装置	辅助掌指关节与拇指的伸展，功能恢复与锻炼	适用于桡神经损伤及术后的功能恢复		2
20007	前臂（肘腕手）矫形器	具	聚乙烯高温板材或低温板材，可以带或不带肘关节铰链	限制前臂旋前旋后，前臂保护固定	适用于前臂骨折及术后		1
20008	上臂（肩肘）矫形器	具	热塑板材，可以带或不带肩关节、肘关节铰链	上臂固定	适用于上臂骨折及术后		1
20009	肩外展矫形器	具	成品，热塑板，泡沫衬材，金属件	肩关节及肱骨固定（可调式）	适用于肩关节及肱骨骨折、肩袖韧带损伤、臂丛神经损伤及术后固定		1

续表

辅具编号	辅具名称	单位	主要部件或材料要求	功能	适用范围	最高支付限额	最低使用年限
20010	颈托	具	成品，EVA泡沫塑料	减轻颈椎的负荷，控制颈椎活动	适用于颈椎病或颈椎轻度损伤及术后		1
20011	颈胸矫形器	具	定制，热塑板材	起支撑、固定、减荷、保护、矫正的作用	适用于颈椎单纯性脱位、损伤术后		1
20012	胸腰骶矫形器	具	定制，热塑板材	起支撑、固定、减荷、保护、矫正的作用	适用于胸腰椎损伤的康复和术后		1
20013	脊柱过伸矫形器	具	金属支条或高强度热塑板材，框架式结构	控制或矫正胸腰椎后凸畸形	适用于腰椎和低位胸椎压缩性骨折的保守治疗或术后固定，胸腰椎后凸畸形及术后，老年人的退行性病变		1
20014	硬性围腰	具	背部采用半硬性塑料制成的框架式背托，腹部采用宽大的软垫式腹压垫，两侧采用弹性束紧带	加强胸腰部支撑，稳定脊柱；增强腹压，减轻脊柱负担	适用于胸腰部软组织损伤、椎间盘突出、轻度滑脱等，腰椎轻度骨性损伤的保守治疗及术后固定		1
20015	弹性围腰	具	成品，弹性针织材料	增强腹压以减轻腰骶椎负担，对腰椎起支撑、保护作用	适用于腰骶部软组织损伤、腰肌劳损、腰椎间盘突出等引起的疼痛，以及软骨骨性损伤的预防和保守治疗		1
20016	矫形鞋	双	定制，牛皮	补高或补缺或矫治	适用于下肢不等长及足部缺损、畸形		1
20017	固定式踝足矫形器	只	成品，由热塑板制成（泡沫软衬）带拉带和固定带	将踝关节固定在功能位，稳定和保护踝关节	适用于踝足损伤，卧床病人预防足下垂及跟腱挛缩		2
20018	功能式踝足矫形器	具	热塑板材定制或由踝铰链支条等构成	限制踝关节运动，矫正足内、外翻，保持足内外侧的稳定	适用于矫治足下垂、足内外翻、足内外旋及踝关节不稳定等		1
20019	免荷式踝足矫形器	具	定制，热塑板材，髌韧带承重式	限制踝关节活动，减轻足部和小腿负重	适用于小腿外伤、胫腓骨远端骨折及术后		3
20020	膝踝足矫形器	具	定制，热塑板材，铝合金或不锈钢支条	固定膝关节、踝关节或矫正畸形	适用于大腿、小腿骨折或神经损伤及术前、术后		1

续表

辅具编号	辅具名称	单位	主要部件或材料要求	功能	适用范围	最高支付限额	最低使用年限
20021	膝矫形器	只	定制,热塑板材	固定下肢,矫正畸形,帮助恢复膝关节功能	适用于大腿、小腿骨折或神经韧带损伤及畸形和术后		1
20022	髋膝踝足免荷式矫形器	只	定制,热塑板材,金属支条,由腰骶矫形器和大腿矫形器用髋铰链连接组成	用坐骨支撑体重,腰骶部辅助固定	适用于大腿骨折、下肢肌力比较弱,大腿、小腿骨折或神经损伤及术前、术后需要坐骨负重的		1
20023	截瘫行走矫形器	副	定制,热塑板材,机械组件	帮助截瘫病人站立或近距离行走	适用于第四胸椎以下截瘫,上肢功能良好的伤残者		1
三、生活类辅助器具(13项)							
30001	防褥疮床垫	个	内胆为橡塑气道型:双通道自动程控气囊换气,具有压力调节旋钮;全包覆式床罩,采用PVC面料或其他具有良好的防水透气性和吸湿功能的材质,且不产生滑动	增加接触面积和分散压力,可每天24小时连续使用	适用于长期卧床的重度伤残者		3
30002	防褥疮坐(靠)垫	个	内胆包括橡塑气囊,外材料具有防水、防霉、抗菌性能,坐垫与轮椅适配	增加接触面积和分散压力	适用于需长时间乘坐轮椅者		2
30003	坐便椅	只	铝合金材料,坐便部分为塑料材质,并配有可拆卸坐垫和马桶	辅助如厕,可折叠、可调节高度	适用于行动不便者		3
30004	腋杖	副	木质、不锈钢或铝合金材质	可调节高度,减轻下肢承重,获得辅助支撑力,提高行走的稳定性	适用于下肢支撑能力较差的伤残者		4
30005	肘杖	只	铝合金材料,可调节高度;肘托为塑料材质	减轻下肢和腋下承重,获得辅助支撑力,提高行走的稳定性	适用于下肢支撑能力较差的伤残者		4
30006	手杖	只	铝合金材料,可调节高度	提高行走的稳定性	适用于平衡能力较差者		4

续表

辅具编号	辅具名称	单位	主要部件或材料要求	功能	适用范围	最高支付限额	最低使用年限
30007	框式助行器	个	铝合金材质	稳定性优于各类拐杖,适合下肢伤残者辅助行走	适用于平衡能力较差的下肢伤残者		4
30008	轮式助行器	个	铝合金材质	稳定性优于各类拐杖,适合下肢伤残者辅助行走	适用于平衡能力较好的下肢伤残者		4
30009	普通轮椅	辆	铝合金车架	代偿步行	适用于具备自行站立功能,但需借助轮椅代步的伤残者		3
30010	坐便轮椅	辆	铝合金车架、硬座,带坐便桶	代偿步行及如厕	适用于长期借助轮椅代步的重度伤残者		4
30011	高靠背轮椅	辆	铝合金车架,配备头枕、身体固定带、腿托等配件	代偿步行,靠背可在全躺位、半躺位、直立之间调整	适用于需较长时间借助轮椅活动的重度伤残者		3
30012	手摇三轮车	辆	包括双手前摇和单手平摇两种方式操控三轮车,设有倒挡,车架为钢质	由使用者依靠自身力量手动驱动	适用于下肢残疾但上肢健全具有相应体力的伤残者		3
30013	盲杖	个	成品,塑料、碳纤或金属等,分为直杖及折叠杖	辅助行走	适用于盲人		3

四、其他辅助器具(11项)

辅具编号	辅具名称	单位	主要部件或材料要求	功能	适用范围	最高支付限额	最低使用年限
40001	耳背式助听器	台	电子产品,综合材料	用于听力伤残人员补偿听力	适用于听力损失大于90 dB(HL)的听力伤残人员		6
40002	耳内式助听器	台	电子产品,综合材料	用于听力伤残人员补偿听力	适用于听力损失小于90 dB(HL)的听力伤残人员		6
40003	耳道式助听器	台	电子产品,综合材料	用于听力残疾人补偿听力	适用于听力损失小于81 dB(HL)的听力伤残人员		6
40004	光学助视器	个	眼镜式或台式,光学镜片	放大功能,放大倍数固定	适用于低视力者		3

续表

辅具编号	辅具名称	单位	主要部件或材料要求	功能	适用范围	最高支付限额	最低使用年限
40005	假眼	只	定制，新型高分子材料	弥补眼球缺陷	适用于眼球缺损者		4
40006	假鼻	只	定制，硅胶	弥补鼻部缺陷	适用于鼻部缺损者		3
40007	假耳	只	定制，硅胶	弥补耳部缺陷	适用于耳部缺损者		3
40008	假乳房	只	成品，硅胶	弥补乳房缺陷	适用于乳房缺损者		3
40009	假发	只	人造假发	弥补缺发或无发缺陷	适用于整体毛发缺损者		3
40010	全口假牙	件	复合树脂牙、塑料基托（甲基丙烯酸甲酯）、铸造金属基托（钴铬合金、钛）	代替缺失牙齿及相关组织，恢复咀嚼、发音、美观功能，需摘下清洗	适用于上颌或下颌牙齿的全部缺失者		4
40011	半口假牙	件	复合树脂牙、塑料基托（甲基丙烯酸甲酯）、金属弯制卡环铸造金属基托及卡环（钴铬合金、钛）	代替缺失牙齿及相关组织，恢复咀嚼、发音、美观功能，需摘下清洗	适用于上颌或下颌牙列从缺失一颗牙齿到仅剩一颗牙齿		4

备注：安装编号为 10005、10008、10011、10014 的肌电假肢时，一侧安装肌电假肢，另一侧则安装装饰性假肢或索控式假肢。